ROCCO DISPIRITO

SCHLEMM DICH
SCHLANK!

Mit Minuskalorien spielend zur Traumfigur

BOOKS 4 SUCCESS

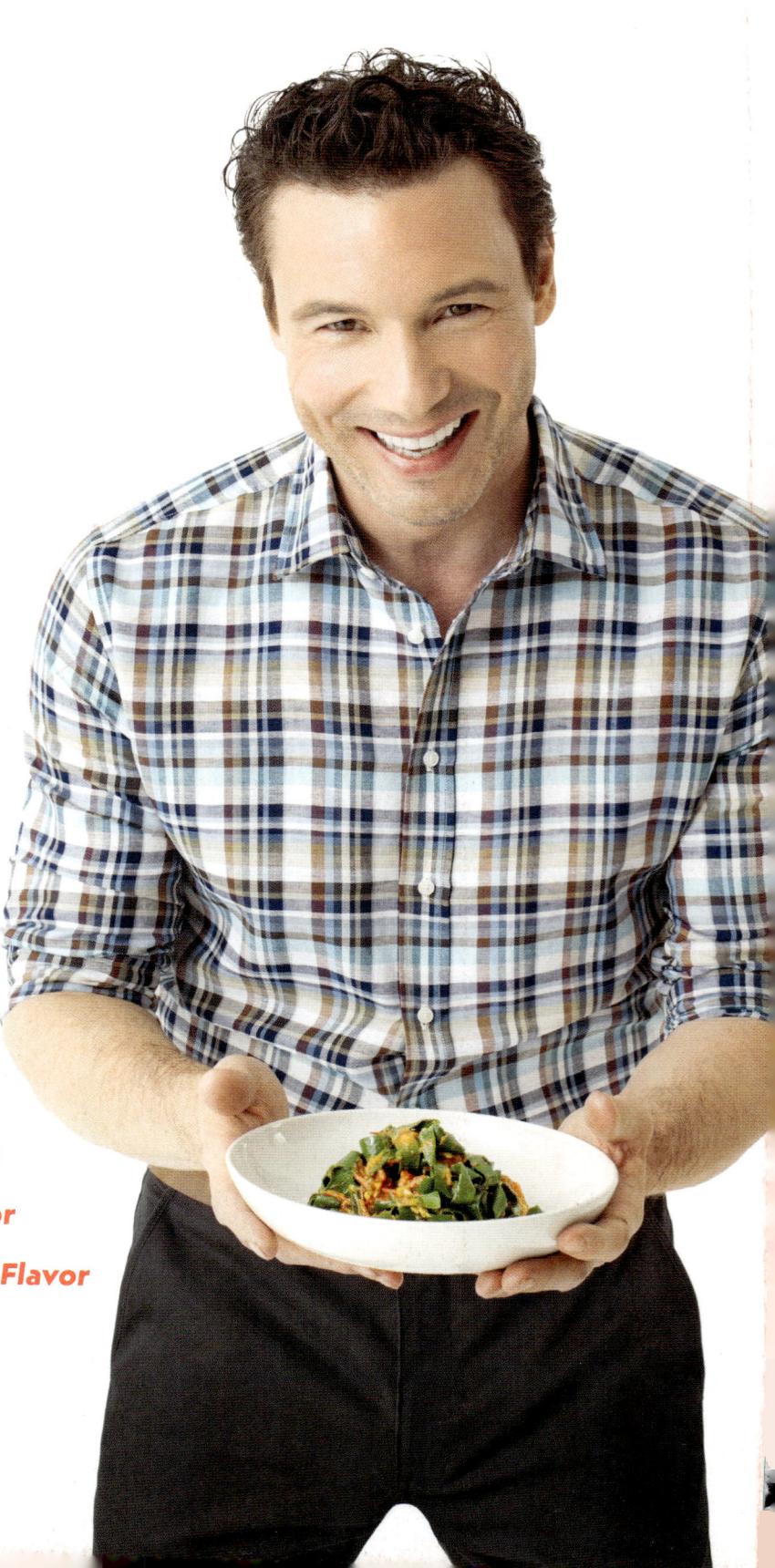

INHALT

SMOOTHIES

FRÜHSTÜCK

SUPPEN UND SALATE

HAUPTGERICHTE

SNACKS

DESSERTS

EINLEITUNG

Vor vielen Jahren sorgte ich in der Welt des Kochens für *großes Aufsehen*, weil ich sogenanntes „Comfort Food" – Lieblingsgerichte wie etwa Brathähnchen, Cheeseburger, Makkaroni mit Käse oder auch Eiscreme – auf neue Art servierte. Ich gestaltete die Originalrezepte so um, dass das Essen nach wie vor köstlich schmeckte, jedoch weniger Kalorien und weniger Fett enthielt. Dabei verwendete ich auch ganz arglos Zutaten wie Schmelzkäse, künstliche Süßstoffe, Puddingpulver und kalorienfreie Zusatzstoffe. Das Ergebnis schmeckte stets fantastisch. Dann kam jedoch von einigen Lesern und Kunden heftiger Gegenwind: „Beim Kochen sollten keine künstlichen Süßstoffe oder Fettimitate verwendet werden, *überhaupt nichts* Künstliches!", protestierten sie. Die Kritik war wirklich nicht zu überhören. Also informierte ich mich darüber, was in verarbeiteten Lebensmitteln enthalten war, und begann, meine Ernährungsglaubenssätze schneller zu demontieren, als ein Autodieb auf einer New Yorker Nebenstraße um drei Uhr nachts einen Porsche zerlegt. Ich stellte fest, dass meine über lange Zeit verfolgte Strategie, zur Erhaltung von Gewicht und Gesundheit einfach nur die Kalorien und das Fett zu reduzieren, bei Weitem nicht ausreichte. Also setzte ich immer mehr Vollwertprodukte aus biologischem Anbau auf meinen Speiseplan – frisches Obst und Gemüse sowie natürliche, fettarme Eiweißquellen.

Aus diesem spannenden Versuch entwickelte ich schließlich eine ganz neue Art von Rezepten, die noch viel leckerer waren und satter und zufriedener machten als die auf „Lebensmittelimitaten" beruhenden Gerichte, auf die ich vorher gesetzt

hatte. Dabei nahm ich dann nicht nur 10 Pfund ab, die ich überflüssigerweise mit mir herumgeschleppt hatte – ich stellte auch fest, dass ich mich durch den Genuss von Vollwertkost besser *fühlte* als je zuvor.

Mit jedem neuen Buch, das ich schreibe, entwickelt sich meine Ernährungsphilosophie ein Stück weiter. Meine Ernährungsempfehlungen entsprechen inzwischen mehr den Grundsätzen des Clean Eating. Ich trete verstärkt dafür ein, dass Bioprodukte gegessen werden anstelle von Massenprodukten, die auf giftigen Böden angebaut, durch chemische Zusatzstoffe verfälscht und von den großen Lebensmittelherstellern unserer Nation vor allem mit Blick auf den Profit zusammengebraut werden. Für mich schließt sich auf vielerlei Weise der Kreis: Die Art, wie ich heute koche, ist eine vollkommene Rückbesinnung darauf, wie bereits meine Mutter und meine Großmutter gekocht haben, wenn ich ihnen als Kind dabei zusah – sie verwendeten Zutaten, die im eigenen Familiengarten angebaut worden waren.

Kaum hatte ich mit dieser Ernährungsweise begonnen, bekam ich Anfragen von Leuten, die ich bei meinen Fernsehauftritten und anderen Veranstaltungen traf, auch ihnen gesunde Mahlzeiten zuzubereiten und zu liefern. Ich kam der Bitte nach, und ehe ich mich versah, hatte ich durch einen glücklichen Zufall ein brandneues Business ins Leben gerufen. Im Laufe der letzten Jahre habe ich eine Küche entwickelt, in der ich mit einem kleinen Stab an Mitarbeitern gluten- und zuckerfreie, nährstoffreiche Mahlzeiten aus Biozutaten für eine Handvoll Kunden kreiere; sie sind ganz individuell auf die medizinischen Ernährungsbedürfnisse dieser Kunden zugeschnitten. Es ist so, als ob ich wieder ein Restaurant führen würde, aber ohne den damit verbundenen Ärger – und mit *sehr* viel nährstoffreicheren Gerichten auf der Speisekarte! Das Geschäft ist dermaßen schnell gewachsen, dass wir vor Kurzem in ein größeres Gebäude mit einer größeren Küche umgezogen sind, und wir können kaum mit der Nachfrage mithalten.

Anfangs basierten die von uns zubereiteten Mahlzeiten auf Rezepten aus einem meiner früheren Bücher, „The Pound a Day Diet", aber so nach und nach enthielten sie immer mehr Lebensmittel mit Minuskalorien. Nach der Markteinführung unserer Geschäftsidee konnten wir uns mit unseren Ernährungsplänen über einen enormen Erfolg freuen: Meine Kunden nahmen nicht nur ab, sie liebten das Essen auch. Bei einigen verbesserte sich ihr Gesundheitszustand dermaßen, dass sie ihre Diabetesmedikamente absetzen konnten. Andere berichteten von einem drastischen Anstieg ihres Energielevels und davon, dass sie weniger Koffein benötigten, um durch den Tag zu kommen. Einige meiner Kunden fragten sogar, ob ich ihren Mahlzeiten Zusatzstoffe aus Energy Drinks beigemischt hätte!

Bei all dem erlebte ich noch ein weiteres kleines Wunder: Die Minuskalorien-Diät sorgte für Durchhaltevermögen. Niemand sprang ab. Das war ungewöhnlich, denn bei vielen Abspeckprogrammen ist die Ausfallquote sehr hoch. Vor einigen Jahren berichtete das *International Journal of Obesity*, dass von den mehr als 60.000 Diätwilligen, die sich für ein großes, kommerzielles Programm zur Gewichts-

reduktion angemeldet hatten, nach 26 Wochen nur noch 13.000 Teilnehmer übrig geblieben waren, nach einem Jahr sogar nur noch 3.900. Wenn Sie mich fragen, ist das eine verflixt hohe Ausfallquote.

Ich betreue keine 60.000 Diätwilligen (zumindest noch nicht!), aber diejenigen, die an meinem Lieferprogramm für hausgemachtes Essen teilnehmen, erweisen sich als enorm treu. Die meisten von ihnen beachten inzwischen bereits im zweiten Jahr die Prinzipien meines Ernährungsplans – und nehmen dabei weiter ab, ohne das Gefühl zu haben, auf „Diät" zu sein.

Offensichtlich ist die Minuskalorien-Diät weit mehr als ein 30-Tage-Programm; mit ihr verbindet sich ein ganz neuer Lebensstil. Sie dürfen damit rechnen, am Ende von 30 Tagen schlanker zu sein – das heißt, 10 bis 20 Pfund weniger auf die Waage zu bringen –, jünger auszusehen, über mehr Energie zu verfügen und sich gesünder zu fühlen. Auf der Basis von dem, was ich bei meinen Kunden gesehen habe, sollten sich bei Ihnen auch Verdauung, Blutdruck, Blutzuckerspiegel, das Energieniveau sowie die Blut- und Laborwerte (auch der Cholesterinspiegel) spürbar verbessert haben.

Ich habe einige Jahre damit zugebracht, diesen Ernährungsplan mit meinen Kunden als Versuchskaninchen zu entwickeln und zu optimieren. Zum Glück wird es für Sie nicht genauso lange dauern, denn ich habe für Sie bereits alles ausgetestet. Sie müssen nichts anderes machen, als einfach immer nur weiterzublättern!

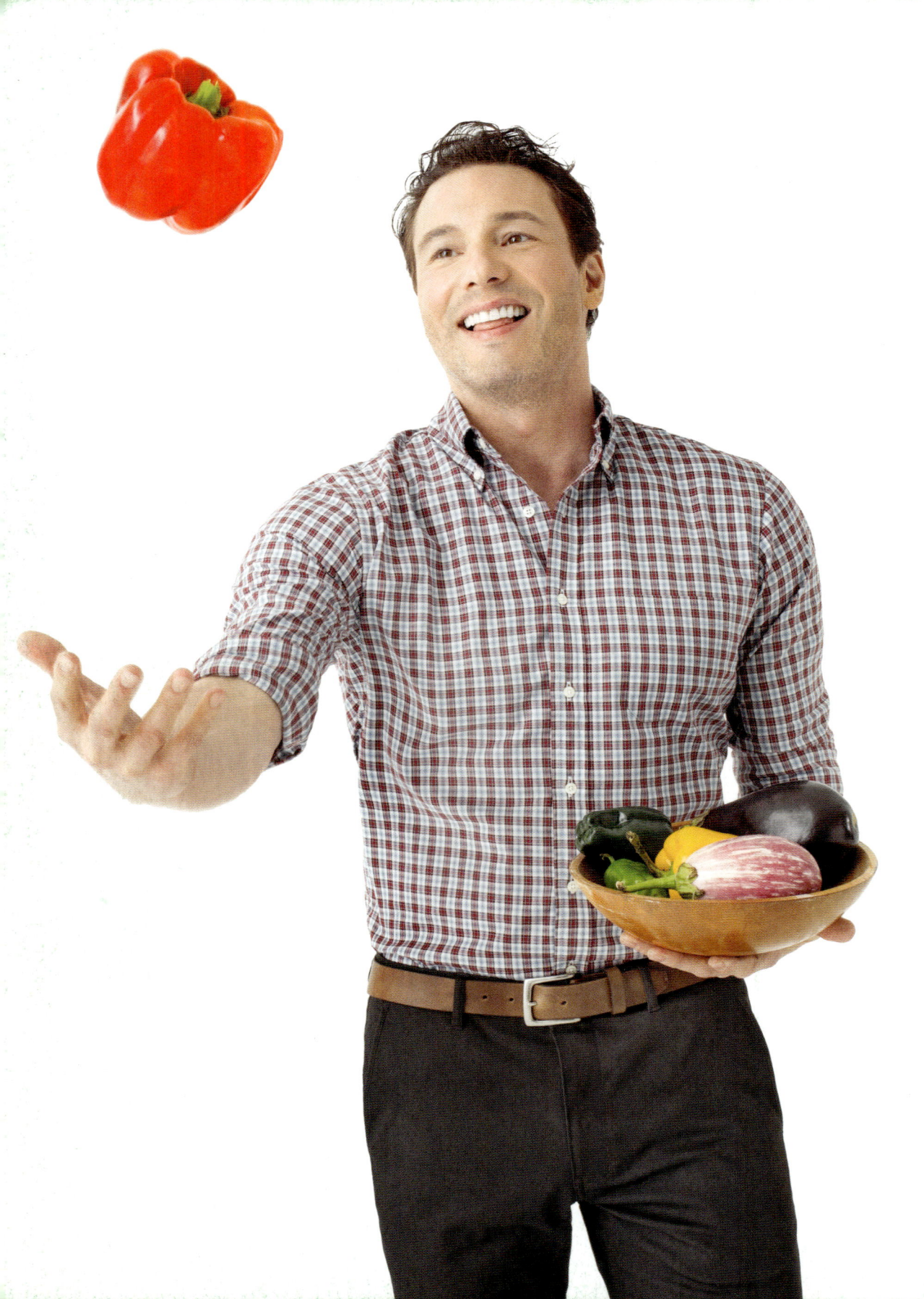

TEIL I

MINUS-KALORIEN-DIÄT

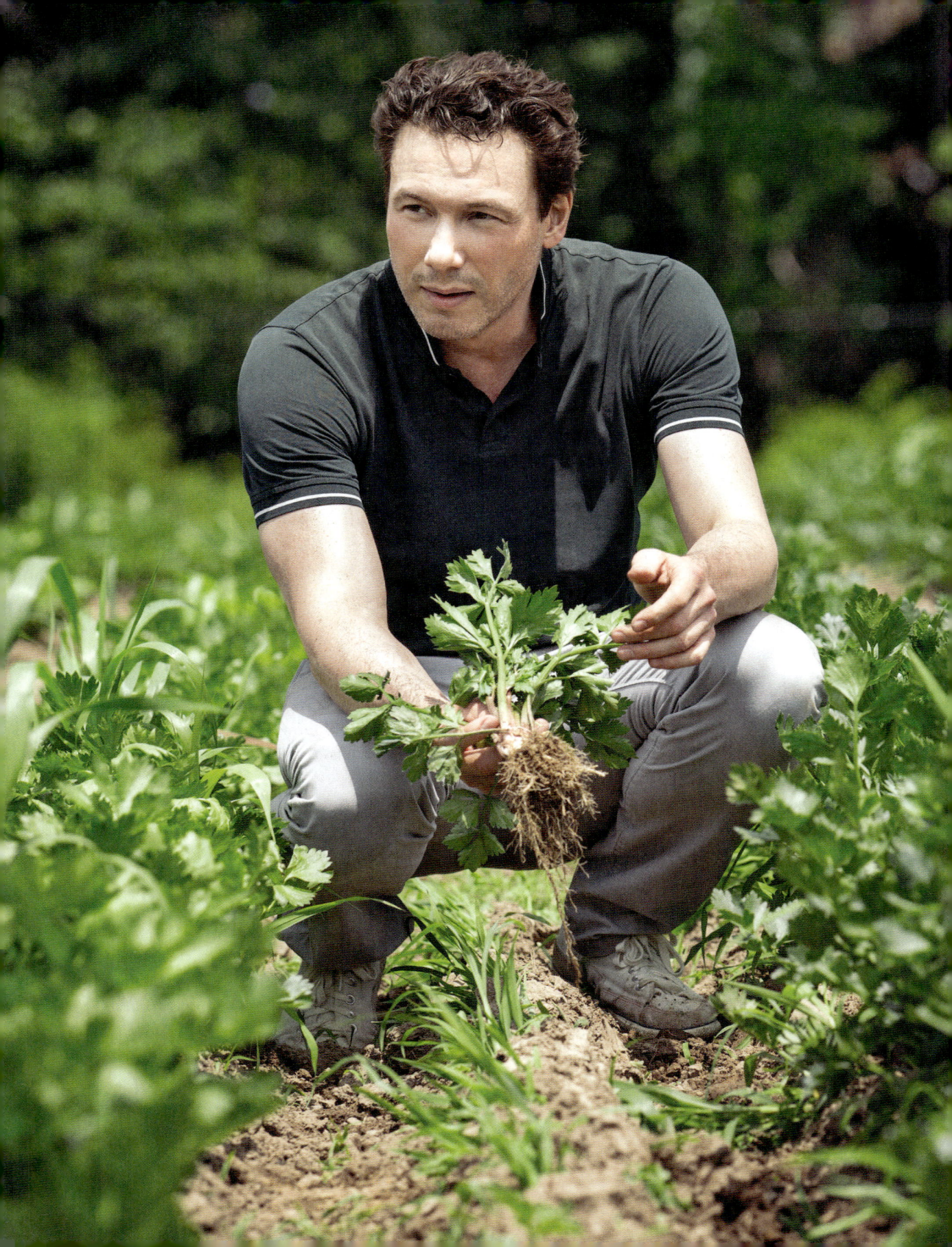

KAPITEL EINS

ES GEHT NICHT DARUM, KALORIEN ZU ZÄHLEN

A b sofort werden Sie sich, bevor Sie etwas essen, eine entscheidende Frage stellen: *„Ist dies ein Lebensmittel mit Minuskalorien?"*

Lautet die Antwort *„Ja"*, dann dürfen Sie es verzehren, weil dieses Lebensmittel Ihrem Körper guttut und ihn mit der Energie und den Nährstoffen versorgt, die Sie für den Erhalt Ihrer Gesundheit benötigen. Sie müssen dabei keine Kalorien zählen und auch nicht darauf achten, dass die Portion winzig bleibt. Sie dürfen es essen. So einfach ist das.

Lautet die Antwort *„Nein"*, sollten Sie dieses Lebensmittel zurück ins Ladenregal legen, es aus der Vorratskammer oder dem Kühlschrank entfernen oder auf der Speisekarte im Restaurant schlichtweg ignorieren, denn es versorgt Ihren Körper nicht gut mit Nährstoffen. Und mit Sicherheit hilft es nicht beim Abnehmen.

Was also sind Lebensmittel mit „Minuskalorien"? Genau das werden Sie von mir in diesem Buch erfahren. Sie werden feststellen, wie einfach es ist, köstliche Nahrungsmittel zu essen, die Sie auf natürliche Weise bei Ihrem Abnehmversuch unterstützen. Lebensmittel mit Minuskalorien unterstützen Ihren Körper dabei, Fett zu verbrennen und Gewicht zu verlieren. Sie erhöhen die Geschwindigkeit, mit der Ihr Körper Kalorien verbraucht, sowohl temporär als auch langfristig. Und sie geben Ihnen das Gefühl, wirklich satt zu sein, nachdem Sie diese Nahrungsmittel zu sich genommen haben – deshalb essen Sie tatsächlich insgesamt weniger.

GUTE KALORIEN, SCHLECHTE KALORIEN

Um in Form zu bleiben, müssen Sie Fett ab- und Muskeln aufbauen. Zum Fettabbau benötigen Sie eine „Minuskalorienbilanz", das heißt, Sie sollten weniger Kalorien zu sich nehmen, als Sie verbrennen. Bei klassischen Diäten erreicht man das, indem die Kalorienzahl reduziert wird, sodass der Körper zur Erzeugung von Energie auf die vorhandenen Fettreserven zurückgreifen muss. Aber für diesen Ansatz sind leider mühseliges Kalorienzählen sowie Einschränkungen beim Essen notwendig, die Hunger erzeugen. Mit anderen Worten: Es handelt sich meist um eine nur kurze Diät, die zum Scheitern verurteilt ist.

Ich wollte eine Strategie finden, die sich für die Reduktion von Gewicht und Körperfett besser eignet. Also fragte ich mich: Was wäre, wenn es die Möglichkeit gäbe, eine Minuskalorienbilanz zu erzeugen, ohne dass man dabei die Kalorien reduziert, sondern so viel isst, wie man mag?

Nun, wie sich herausstellte, ist so etwas tatsächlich möglich – und das Geheimnis liegt im Verzehr natürlicher Vollwertkost. Nahrung mit Minuskalorien.

Also, ich bin wirklich kein Kalorienfanatiker – ich werde Ihnen niemals vorschlagen, jede Kalorie, die Sie zu sich nehmen, zu zählen oder Buch darüber zu führen. Dennoch sind Kalorien ein sinnvolles Maß, wenn es um die Frage geht, wie sich Nahrung auf die Gewichtszunahme oder -abnahme auswirkt. Was ist eigentlich eine Kalorie? Rein technisch betrachtet ist eine Kalorie eine Maßeinheit, die angibt, wie viel Wärme (Energie) ungefähr benötigt wird, um ein Gramm Wasser um ein Grad Celsius zu erwärmen. Nach dieser Definition ist eine Kalorie immer dasselbe, egal, ob sie nun aus Fett, Eiweiß oder Kohlenhydraten stammt. Das mag in der Theorie richtig sein – aber ist es wirklich so, dass der Körper alle Kalorien auf die gleiche Weise verarbeitet?

Nehmen wir einmal als Beispiel eine große Orange. Sie hat etwa 100 Kalorien, etwa so viel wie ein kleiner Schokoriegel. Wirken sich diese beiden Nahrungsmittel aber auch in gleicher Weise auf Ihr Gewicht aus? Nein! Der Schokoriegel besitzt keine Nährwerte und wird vom Körper in Form von Fett gespeichert, während in der Orange Vitamine und Mineralien enthalten sind sowie Ballaststoffe, die sich günstig auf die Gewichtsregulation auswirken können.

Aus eigener Erfahrung weiß ich, dass ich an Gewicht zulege, wenn ich am Abend regelmäßig ein fettiges Stück Pizza verschlinge; nehme ich hingegen gesündere Mahlzeiten zu mir, die fast dieselbe Zahl an Kalorien besitzen – zum Beispiel ein großes Stück gegrillten Thunfisch mit etwas Gemüse –, ändert sich mein Gewicht nicht. Man muss kein Ernährungsexperte sein, um festzustellen, dass – was die Nahrungsverwertung angeht – ein großer Unterschied darin besteht, ob man Pizza oder Fisch zum Abendessen isst. Es kommt also nicht darauf an, *wie viele* Kalorien Sie essen (also auf die Quantität), sondern darauf, *welche Art* von Kalorien Sie essen (also auf die Qualität).

Vermutlich war der Genuss von Lebensmitteln mit Minuskalorien für mich der erste Schritt, um dauerhaft schlank zu bleiben. Nein, ich muss mich korrigieren – der erste Schritt bestand darin, dass ich es leid war, immer wieder 10 Pfund zuzulegen und dann wieder abzuspecken, und das etwa eine Million Mal in den letzten Jahren. Würde man all die Pfunde, die ich abgenommen habe, zusammenrechnen, käme wahrscheinlich eine ganze Person dabei heraus, vielleicht sogar zwei!

NICHT ALLE KALORIEN SIND GLEICH

Durch die Aufnahme *hochqualitativer* Kalorien wird Ihr Stoffwechsel angekurbelt, was dem Körper beim Verbrennen von Fett zugutekommt; sogenannte *leere* Kalorien hingegen werden in Zusammenhang gebracht mit Gewichtszunahme und schlechter Gesundheit. Doch verlassen Sie sich in diesem Zusammenhang nicht allein auf meine Aussage – zur Untermauerung dieser Behauptung gibt es eine ganze Reihe wissenschaftlicher Beweise! Hier nur einige Beispiele:

■ Forscher der University of Connecticut verglichen zwei Diätgruppen miteinander: Die eine Gruppe aß hochwertige Nahrungsmittel wie etwa Gemüse, Salat, Nüsse, Samen, mageres Rindfleisch, Hühnchen und anderes Geflügel; die andere nahm weniger hochwertiges Essen wie Brot, Pasta, Fruchtsäfte und Milchprodukte zu sich. Die Diäthalter in der Gruppe mit dem hochqualitativen Essen nahmen pro Tag 300 Kalorien mehr zu sich als die Gruppe mit der weniger hochwertigen Nahrung, verbrannte aber trotzdem mehr Körperfett! Diese Studie, die 2004 in der Zeitschrift *Nutrition and Metabolism* veröffentlicht wurde, zeigt, dass qualitativ hochwertige Kalorien (auch in hoher Zahl) für den Stoffwechsel vorteilhaft sind, wenn es darum geht abzuspecken.

■ Forscher der University of Pennsylvania wiesen die Studienteilnehmer jeweils einer von zwei Gruppen zu: In der einen Gruppe wurden hochqualitative Lebensmittel wie frisches Obst und Gemüse verzehrt, die von Natur aus reich an Ballaststoffen waren; in der anderen Gruppe durften die Diätteilnehmer eine Reihe verschiedener Nahrungsmittel zu sich nehmen, unter anderem täglich fünf bis sechs Portionen mit Lebensmitteln wie Brot und Brötchen, Pasta, Bagels, Müsli, ungesalzene Brezeln und Popcorn – also mit weniger hochwertige Kalorien. Im Verlauf der sechsmonatigen Studie aßen die Teilnehmer aus der Gruppe mit den hochwertigen Kalorien insgesamt 9.500 Kalorien mehr als die Versuchspersonen der anderen Gruppe, verloren dabei jedoch 200 Prozent mehr an Gewicht als die anderen!

■ Forscher verglichen zwölf Wochen lang die Ergebnisse von Probanden, die eine fettarme Diät machten (welche typischerweise auch Produkte mit weniger hochwertigen Kalorien aus verarbeiteten Kohlenhydraten enthält) mit denen von Diätwilligen, die eine kohlenhydratarme Diät einhielten (welche üblicherweise viel hochqualitatives Eiweiß und Frischgemüse umfasst). Bei der kohlenhydratarmen Diät aßen die Frauen 1.500 Kalorien pro Tag, die Männer 1.800. Probanden einer zweiten Gruppe, die ebenfalls eine kohlenhydratarme Diät einhielten, durften 300 Kalorien mehr pro Tag essen; die Frauen nahmen 1.800 Kalorien zu sich, die Männer 2.100. Bei der fettarmen Diät aßen die Frauen 1.500 Kalorien pro Tag, die Männer 1.800. Der durchschnittliche Gewichtsverlust: Bei der kohlenhydratarmen Diät waren es 23 Pfund, bei der kohlenhydratarmen Diät mit den zusätzlichen 300 Kalorien pro Tag 20 Pfund und bei der fettarmen Diät 17 Pfund. Und nun schauen Sie sich die Zahlen noch einmal an: Bei der kohlenhydratarmen Diät mit den zusätzlichen 300 Kalorien (einer Diät mit höherer Kalorienaufnahme!) war der Gewichtsverlust größer als bei der fettarmen Diät, bei der Kalorienzahl und Fettkonsum kontrolliert wurden.

Wie sind diese Versuchsergebnisse möglich? Dafür gibt es zwei Gründe: Erstens ist Kalorie *nicht* gleich Kalorie. Manche Kalorien sind größere „Dickmacher" als andere. Zweitens sorgen einige – die „Minuskalorien" – für eine negative Kalorienbilanz im Körper und unterstützen so das Abnehmen.

In einer wissenschaftlichen Arbeit zum Thema Kalorienzählen, die 2014 unter dem Titel „How Calorie-Focused Thinking About Obesity and Related Diseases May Mislead and Harm Public Health" veröffentlicht wurde, zeigten die Autoren, wie unterschiedlich sich vier typische Lebensmittel, die jeweils zu einer bestimmten Nahrungsmittelklasse gehörten, auf Körpergewicht und Körperfett auswirkten, und zwar am Beispiel von Lachs (Protein), Olivenöl (Fett), weißem Reis (raffinierte Kohlenhydrate) und Wodka (größtenteils Alkohol).

Lachs, ein Nahrungsmittel mit hohem Proteingehalt, sorgt für ein gutes Völlegefühl, da Eiweiß stark sättigt. Das liegt vor allem daran, dass es die Freisetzung verschiedener Darmhormone unterdrückt, die an der Steuerung des Appetits beteiligt sind.

Dann wäre da noch das Fett, Olivenöl. Fettkalorien erzeugen typischerweise auch viel Fett. Wieso? Der Körper benötigt nicht allzu viel Energie, um durch Nahrung zugeführtes Fett in Körperfett umzuwandeln. Zum Verdauen von Eiweiß braucht Ihr Körper zwanzigmal mehr Energie als zum Verarbeiten von Fett.

Für weißen Reis gilt, dass er schnell verarbeitet und im Blutkreislauf in Zucker umgewandelt wird. Wenn dieser Blutzucker nicht sofort verbrannt oder von Zellen absorbiert wird, speichert ihn der Körper mit großer Wahrscheinlichkeit als Fett. Mit Sicherheit jedoch folgt dem raschen Anstieg des Blutzuckerspiegels ein rasanter Abfall, der bei Ihnen einen Heißhunger auf noch mehr Essen auslöst.

Oh – und dann ist da noch der Alkohol. Er verstärkt den Hunger. Aber was noch schlimmer ist: Er wird vom Körper als Zucker erkannt und deshalb schnell in Fett umgewandelt, das sich dann auf Bauch und Hüften absetzt. Wie Sie sehen, wirkt sich jedes Lebensmittel – Kalorie für Kalorie – unterschiedlich auf den Körper aus. Auch wenn Kalorien somit beim Abnehmen als grober Maßstab durchaus dienlich sein können, ist es extrem wichtig, daran zu denken, dass nicht alle Kalorienquellen gleich sind. Das Tolle an Lebensmitteln mit Minuskalorien ist, dass es sich um hochqualitative

Kalorienquellen handelt. Deshalb dürfen Sie davon so viel essen, wie Sie wollen. Ich weiß, das klingt zu schön, um wahr zu sein, aber ich kann Ihnen versichern, dass es stimmt. Es hat für mich funktioniert, und es funktioniert auch für viele meiner Kunden tagein, tagaus.

Was also sind Lebensmittel mit Minuskalorien? Hier sind die Merkmale, mit deren Hilfe Sie jedes Nahrungsmittel einschätzen und dann entscheiden können, ob es Minuskalorien besitzt oder nicht. Es muss alle drei der folgenden Kriterien erfüllen:

1: Faktor Vollwertigkeit

Lebensmittel mit Minuskalorien sind *vollwertige Nahrungsmittel* – solche, deren Originalzustand nicht oder nur minimal verändert wurde, zum Beispiel durch Kochen. Vollwertnahrung besitzt hochwertige Kalorien.

Im Gegensatz dazu gelten Lebensmittel, die stark verändert wurden, als bearbeitete Lebensmittel, und diese enthalten Kalorien minderer Qualität. Nehmen Sie zum Beispiel die Kartoffel: Kartoffeln zählen zu den vollwertigen Nahrungsmitteln. Kartoffelchips sind ein bearbeitetes Lebensmittel.

Um Fett zu verbrennen, müssen Sie den Verzehr verarbeiteter Lebensmittel einschränken; Produkte wie Plätzchen, Chips und anderes verpacktes Essen sind industriell hergestellt. Sie wachsen definitiv nicht in der Form, in der Sie sie kaufen. Schon mal eine Kartoffelchips-Farm gesehen? Kann ich mir nicht vorstellen.

Das Schöne an Vollwertkost besteht darin, dass die darin enthaltenen Kalorien nicht als Fett gespeichert werden, so wie dies bei Kalorien aus verarbeiteten Lebensmitteln und Junkfood der Fall ist. Bei Vollwertnahrung dürfen Sie ruhig eine größere Menge an Kalorien zu sich nehmen – Sie verlieren trotzdem an Gewicht.

Ein Fallbeispiel: Wissenschaftler am City of Hope Medical Center (Duarte, Kalifornien) analysierten zwei Gruppen von schwergewichtigen Menschen, die alle an einer medizinisch überwachten kalorienreduzierten Flüssigdiät teilnahmen. Im Rahmen ihrer täglichen Mahlzeiten fügte die Hälfte der Diäthalter einer Zwischenmahlzeit 85 g Mandeln hinzu (ein vollwertiges Lebensmittel mit hochqualitativen Kalorien), während die andere Hälfte die gleiche Anzahl an Kalorien in Form von verarbeiteten Lebensmitteln wie Popcorn oder Weizencracker zu sich nahm. Beide Gruppen konsumierten täglich 1.000 Kalorien. Im Laufe von 24 Wochen verloren die Probanden, die Mandeln aßen, mehr Gewicht als die Teilnehmer, die verarbeitete Snacks zu sich nahmen, obwohl die Anzahl an Kalorien gleich war. Wieder ein Sieg für die Kalorien hochqualitativer Art.

Wenn Sie Vollwertnahrung essen, insbesondere die 10 Lebensmittel, die ich hervorheben werde, kann Ihr Körper leichter in den Fettverbrennungsmodus umschalten, in dem Pfunde schmelzen.

2: Faktor Fettverbrennung

Ob Ihr Körper Fett verbrennt und Gewicht verliert, hängt entscheidend davon ab, wie stark Ihr Stoffwechsel angekurbelt wird, also von der Umwandlung der Nahrung in Energie. Je effizienter der Stoffwechsel funktioniert, desto mehr Fett wird verbrannt.

Es gibt eine Reihe von Möglichkeiten, den Stoffwechsel zu aktivieren. Ein erfolgreiches Mittel ist Sport, vor allem Krafttraining, weil dabei Muskeln aufgebaut werden. Muskelmasse ist stoffwechselaktiv – und in Ihrem Körper das wichtigste fettverbrennende Gewebe. Ein anderer Weg besteht in regelmäßiger Entgiftung (was Sie bei dieser Diät machen werden), denn mit dem Entgiften wird auch Ihre Leber – das wichtigste fettverbrennende Organ im Körper – gereinigt, sodass sie dann effizienter arbeiten kann.

Die dritte Möglichkeit besteht in der Wahl von Lebensmitteln mit „thermogenischer" Eigenschaft. Nun, dieser Begriff mag kompliziert klingen, er bezieht sich jedoch einfach auf die Wärme, die vom Körper erzeugt wird, wenn er eine Mahlzeit verdaut. Dieser Prozess regt den Stoffwechsel an und dabei werden Kalorien verbraucht. Der Mayo Clinic zufolge können durch Thermogenese tatsächlich 100 bis 800 Kalorien pro Tag verbrannt werden.

Manche Lebensmittel, zum Beispiel Kreuzblütengewächse wie Brokkoli und Blumenkohl, sowie alle Arten von Eiweiß sind stärker thermogenisch als andere. Wenn Sie diese Lebensmittel essen, sorgen Sie automatisch für eine negative Kalorienbilanz.

3: Faktor Sättigungsgefühl

Lebensmittel mit Minuskalorien wirken „stark sättigend", das heißt, Ihr Magen fühlt sich damit richtig voll an. Stellen Sie sich das wie eine Art natürlicher Magenbypass vor, nur ohne chirurgischen Eingriff; Nahrung mit Minuskalorien erzeugt bei Ihnen schneller das Gefühl, rundum satt zu sein, sodass Sie automatisch weniger davon essen. Diese Nahrungsmittel sind deswegen so stark sättigend, weil sie einen hohen Wassergehalt aufweisen, viele Ballaststoffe haben (beispielsweise Obst und Gemüse) und weil sie sehr proteinreich sind (reines Fleisch etwa).

Sollten Sie je auf Diät gewesen – und damit gescheitert – sein, war wahrscheinlich Hunger Ihr größter Feind. Kalorienbasierte Diäten berücksichtigen nämlich nicht das Sättigungsgefühl. Vielleicht haben Sie sich ja ein bis zwei Wochen an Ihren Ernährungsplan gehalten, waren dabei aber stets hungrig. Wer will schon ständig mit knurrendem Magen herumlaufen? Unser Körper und unser Gehirn sind nicht darauf ausgelegt, ihn zu ignorieren. Vielmehr sind wir durch die Evolution so geprägt, dass wir uns möglichst kalorienreiche Nahrung suchen, wenn wir das Gefühl haben, gleich vor Hunger zu sterben. Das erklärt, warum Sie, wenn Sie bei einer Diät ständig hungrig sind, nur an eins denken können, nämlich wie Sie auf schnellstem Weg zu einem Eis mit Karamellsoße kommen.

Ein anderer Grund dafür, warum bei vielen Diäten ein Hungergefühl entsteht, liegt an den vielen verarbeiteten Kohlenhydraten, die auf dem Speiseplan stehen, etwa in Form von Frühstücksflocken, Weißbrot oder weißem Reis. All diese Kohlenhydrate bestehen aus Stärkemolekülen, die Ihr Körper be-

reits kurz nach dem Verzehr in Zucker umwandelt. Dieser schnelle Verdauungsprozess lässt den Glukosespiegel (Blutzucker) in die Höhe schnellen, worauf er anschließend rasch in den Keller sackt.

Denken Sie mal daran, wie Sie zum Frühstück ein süßes Teilchen verspeist und daraufhin einen Energieschub verspürt haben, nur um sich dann gegen Mittag extrem schlapp zu fühlen und ein unbändiges Verlangen nach Zucker zu haben. Das ist die andere Seite von Zucker. Im Gegensatz dazu sind Lebensmittel mit Minuskalorien eine lang wirkende Energiequelle, die Ihnen ohne Berg- und Talfahrten Kraft schenkt. Das bedeutet also, dass exzessives Verlangen nach Essen oder Alkohol gar nicht erst aufkommt, solange Sie auf qualitativ hochwertiges Essen mit Minuskalorien achten.

Nun wissen Sie also, wie's funktioniert: Nahrungsmittel mit Minuskalorien enthalten Kalorien aus vollwertigen Lebensmitteln; diese machen Sie rundum satt und helfen dem Körper, Fett zu verbrennen, anstatt es zu speichern. Für Sie bedeutet dies letztlich, dass es auch ohne Verzicht möglich ist, dauerhaft abzunehmen.

DEN STOFFWECHSEL-GEHEIMNISSEN AUF DER SPUR

Im Wesentlichen beruht die Minuskalorien-Diät darauf, dass Sie auf natürliche Weise eine negative Kalorienbilanz für sich erzeugen, ohne dass Sie dabei Kalorien zählen oder sich übermäßig viele Gedanken machen müssen. Sie können sorglos schlemmen – alles, was Sie wollen –, solange Sie darauf achten, dass jede Mahlzeit mindestens eines oder mehrere der 10 Lebensmittel mit Minuskalorien enthält. Je mehr dieser Lebensmittel Sie essen, umso mehr dürften Sie sogar abnehmen. (Im nächsten Kapitel verrate ich, um welche Lebensmittel es sich dabei handelt; falls Ihre Neugier groß ist, dürfen Sie auch jetzt schon auf Seite 11 einen kurzen Blick darauf werfen.)

Meine Küche hat jedoch sehr viel mehr zu bieten als eine bloße Kombination von Lebensmitteln mit Minuskalorien. Ich machte mich auch auf die Suche nach den 10 weltbesten fettverbrennenden Proteinquellen, um schmackhafte und sättigende Gerichte zu kreieren. Der Körper kann Eiweiß schlechter aufspalten als andere Makronährstoffe wie etwa Kohlenhydrate oder Fette, daher benötigt er für diesen Prozess mehr Energie. Enthält eine Mahlzeit Eiweiß, können bis zu 25 Prozent der Kalorien durch Thermogenese verbrannt werden. Rechnen Sie sich das doch einmal aus: Wenn Sie eine Mahlzeit mit 400 Kalorien zu sich nehmen, die auch eine Proteinquelle wie rotes Fleisch, Hühnchen oder Fisch enthält, können Sie davon ausgehen, dass Sie allein zum Verdauen 100 Kalorien verbrauchen – also 25 Prozent der Kalorien dieser Mahlzeit. Voilà! Zudem trägt Eiweiß dazu bei, dass Sie sich rundum satt und zufrieden fühlen, und es enthält essenzielle Stoffe, die Aminosäuren, die dem Körper beim Reparieren und Aufbau von Muskeln behilflich sind.

Wenn Sie Ihren Gerichten Gewürze hinzufügen, sorgen diese ebenfalls für einen thermogenischen Effekt. Ich habe die 10 besten Gewürze identifiziert, welche die Thermogenese verstärken und den Stoffwechsel anregen (siehe Seite 17) – und ich werde Ihnen zeigen, wie Sie damit gesunde, schmackhafte Gerichte zubereiten. Führen Sie sich das einmal vor Augen: Eiweiß + Lebensmittel mit Minuskalorien + Gewürze = ein köstlicher Weg, um Fett zu verbrennen und abzunehmen!

GRUNDLAGEN DES ERNÄHRUNGSPLANS

Mein Ernährungsplan erstreckt sich über eine Phase von 30 Tagen. Ich habe die Hoffnung, dass Sie, wenn Sie erst die ersten 30 Tage hinter sich gebracht haben, auch langfristig an den Veränderungen festhalten werden, die mit diesem gesunden Lebensstil einhergehen. Hier ein Überblick über die ersten 30 Tage:

■ **Die 10-tägige Minuskalorien-Reinigung,** in deren Mittelpunkt 10 Nahrungsmittel mit Minuskalorien stehen. In diesen ersten 10 Tagen können Sie davon ausgehen, täglich bis zu einem Pfund abzunehmen, was einem Gesamtpotenzial von 10

Pfund in 10 Tagen entspricht. Ich wiederhole: 10 Pfund in 10 Tagen – nicht schlecht, oder?

Diese Reinigungsphase hat nun wirklich nichts von einer drakonischen Maßnahme an sich: Sie werden täglich drei leckere Drinks zur Entgiftung genießen sowie eine feste Mahlzeit, entweder einen satt machenden Salat oder eine angenehm sättigende Suppe. Ein Grund, warum der Reinigungsprozess so gut funktioniert, besteht darin, dass er Sie von den „wirklich üblen Stoffen" befreit. Diese entstehen durch raffinierten Zucker und Zuckerzusätze, chemisch gebleichtes Weißmehl, Gluten, gehärtete Fette, Alkohol, gentechnisch veränderte Lebensmittel und chemische Substanzen in der Nahrung, die den Stoffwechsel stören und die Leberfunktion beeinträchtigen können – und zudem reichert sich dabei Körperfett an.

Mein Detoxprogramm entsorgt diesen Müll einfach und unterstützt auf sanfte Weise die körpereigenen Entgiftungsprozesse. Gleichzeitig ist es ein ausgezeichneter Ausgangspunkt für die nächste Phase der Minuskalorien-Diät, die Sie letztlich zu langfristig besseren Essgewohnheiten führen soll.

■ **Der 20-tägige Ernährungsplan,** bei dem Sie Eiweiß, Lebensmittel mit Minuskalorien, Gewürze sowie eine ganze Reihe von Supernahrungsmitteln essen, die vor Aroma nur so strotzen und extrem gesundheitsfördernde, fettverbrennende Eigenschaften besitzen. Im Rahmen des 20-Tage-Plans dürfen Sie auch auswärts dinieren. Im Gegensatz zu den meisten Diäten kann man bei der Minuskalorien-Diät problemlos außer Haus essen. Und was für eine Erleichterung ist es doch, keine Kalorien zählen zu müssen, keine Kohlenhydrate oder das Fett in Gramm; Sie müssen auch nicht die Portionen einschätzen und streng bemessen oder bei jeder Mahlzeit Punkte zusammenzählen. Wie zufriedenstellend ist es, so viel essen zu dürfen, wie man will, solange die Wahl nur auf hochqualitative Nahrung fällt!

Wenige Tage, nachdem Sie mit dem Programm angefangen haben, werden Sie feststellen, dass

Ihr Heißhunger auf Junkfood und Süßes verschwunden ist, und Sie haben nicht länger das Bedürfnis, mehr zu essen, als Ihnen guttut. Da Ihr Körper aufgrund der ihm zugeführten Nährstoffe anfängt sich rundum zufrieden und gut versorgt zu fühlen, werden Sie sich bald nach dieser Art von Essen, das Ihnen so viel Wohlbefinden verschafft, sehnen.

Ihr Gaumen wird sich allmählich an die milde Süße von frischem Obst und Gemüse aus biologischem Anbau gewöhnen, und Sie werden einen Qualitäts- und Geschmacksunterschied feststellen, wenn Sie in Ihrer Küche Eiweiß verarbeiten, das frei von Antibiotika und Hormonen ist. Mit dem Gewichtsverlust wird ein enormer Energieschub einhergehen. Vielleicht lassen einige Wehwehchen nach, eventuell verbessert sich die Haut, und Ihr Immunsystem wird superstark werden. Dann wollen Sie gar nicht mehr zurückkehren in die Welt der Ernährungssünden – kein kurzer Abstecher mehr zu Eis mit Karamellsoße.

■ **70 Minuskalorien-Rezepte.** An dieser Stelle finden Sie leicht nachzumachende Rezepte, die den Schwerpunkt auf frische Vollwertnahrung legen, die nur minimal bearbeitet ist und aus regionalem, biologischem Anbau stammt – natürliches Essen mit natürlichen Inhaltsstoffen. Im Allgemeinen sind pro Rezept nicht mehr als 10 Zutaten enthalten, zuzüglich der Gewürze natürlich, und die Zubereitung nimmt wenig Zeit in Anspruch. Nachdem ich beinahe 25 Jahre lang in Restaurants gekocht habe, verbrachte ich die letzten Jahre damit, für mich selbst, meine Freunde und Kunden zu kochen. Dabei habe ich schnell festgestellt, dass Kochen sehr zeitaufwendig sein kann und sich schlecht mit meinem verrückten und hektischen Alltagsleben in Einklang bringen lässt. Deshalb habe ich ausgetüftelt, wie man auch mit weniger Zutaten köstliche nahrhafte Mahlzeiten herstellt. Diese einfachen Gerichte lassen sich ganz leicht zubereiten – und Sie sparen obendrein noch Geld!
Um diese Rezepte zu entwickeln, musste ich zunächst einmal enorm viel experimentieren. Da ich aber von

Natur aus neugierig bin und von neuen Erfahrungen nie genug bekomme, habe ich diese Herausforderung gern angenommen. Im Laufe dieses Prozesses habe ich die Fülle an Aromastoffen, die mir bekannt waren, auf einige wenige reduziert, von denen ich weiß, dass sie natürlich und biologisch sind. War eine Zutat auch nur minimal bearbeitet, kam sie nicht auf den Tisch. Zum Süßen verwende ich Kakaopulver, Mönchsfruchtextrakt Luo Han Guo und Kokosnektar aus biologischem Anbau. Um einen säuerlichen Geschmack zu erzeugen, eignen sich Zitrusfrüchte sowie andere säuerliche Früchte und Würzessig. Für den salzigen Geschmack nehme ich Seegras und unverarbeitetes Keltisches Meersalz, für eine bittere Note Biosenf. Damit decke ich alle vier Geschmacksrichtungen ab, damit sich das Aroma von Essen überhaupt erst richtig entfalten kann.

Wenn Sie bereit sind, möchte ich Ihnen nun zeigen, wie Sie loskommen von Essen, das dick, müde und unglücklich macht – und Sie mit der Welt der Vollwertnahrung bekannt machen, die dafür sorgt, dass Sie gesund und dauerhaft schlank bleiben.

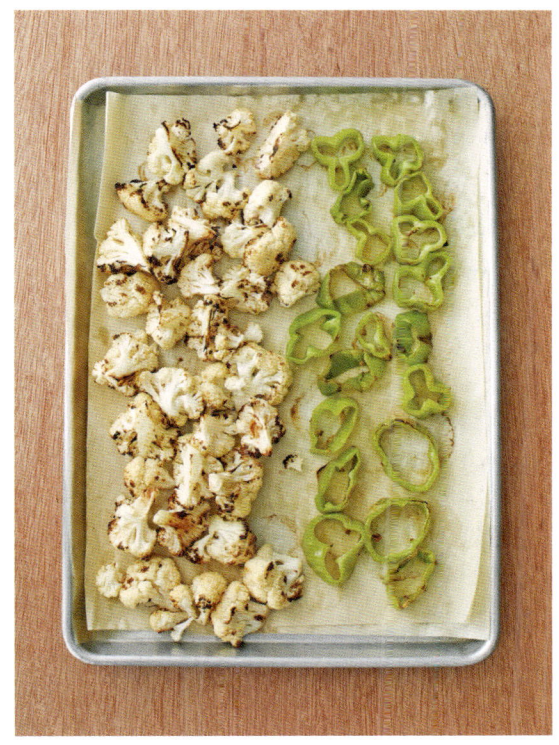

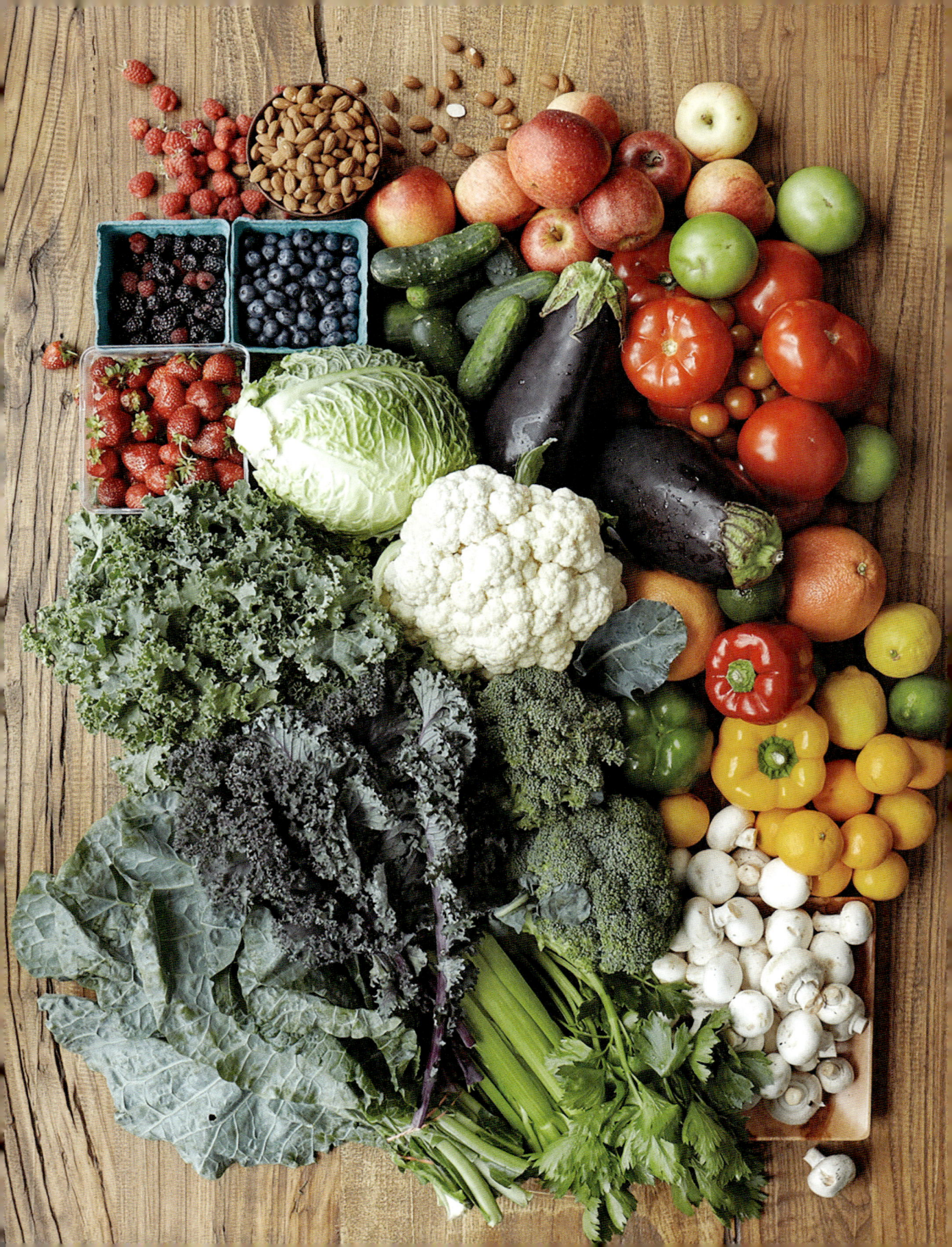

KAPITEL ZWEI

LERNEN SIE DIE 10 LEBENSMITTEL MIT MINUSKALORIEN KENNEN

Sicherlich gibt es tonnenweise gesundes, nahrhaftes Essen auf dieser Welt. Für diesen Ernährungsplan habe ich jedoch die 10 Lebensmittel mit negativen Kalorien ausgewählt, die sich meiner Ansicht nach am besten für Ihr Ziel der Gewichtsreduktion eignen. Sie wollen wissen, nach welchen Kriterien ich diese 10 Nahrungsmittel ausgesucht habe? Ganz einfach, die Faktoren waren:

- **WISSENSCHAFTLICHE FUNDIERUNG** Für jedes dieser Nahrungsmittel gibt es glaubwürdige Forschungsberichte, die belegen, dass es sättigend und thermogenisch ist und über die hochqualitativen Kalorien von Vollwertnahrung verfügt.

- **NÄHRWERTE** Die Lebensmittel besitzen einen hohen Gehalt an wichtigen Nährstoffen, dazu zählen auch Ballaststoffe, Vitamine und Mineralien; diese tragen nicht nur zu einem stabilen Stoffwechsel bei, sondern zur Förderung Ihrer Gesundheit insgesamt!

- **VIELSEITIGE EINSETZBARKEIT** Ich bin Koch. Ich weiß über gutes Essen Bescheid und ich kenne auch die Gründe, die Menschen davon abhalten, zu Hause zu kochen. Aus diesem Grund lassen sich alle von mir ausgewählten 10 Nahrungsmittel ganz leicht beim Lebensmittelhändler vor Ort oder auf dem Bauernmarkt beschaffen. sie sind schnell und einfach zuzubereiten, und vor allem sind sie sehr lecker.

Doch nun wird es konkret: Hier sind die 10 Lebensmittel mit Minuskalorien, auf denen Ihre Diät aufbauen wird.

1. MANDELN

Meiner Ansicht nach gibt es kaum etwas im Leben, das besser schmeckt als eine Handvoll Mandeln. Diese großartigen Kernfrüchte tun so ziemlich alles für Ihren Körper, nur kauen müssen Sie noch selbst. Sie sind reich an Eiweiß und Ballaststoffen, sodass man sich bereits mit einer kleinen Handvoll zufriedengibt.

Forschungen zufolge dürfte der Verzehr von Mandeln auch dazu beitragen, dass die Pfunde leichter purzeln. In einer im *European Journal of Clinical Nutrition* veröffentlichten Studie fühlten sich die Teilnehmer, die täglich 40 bis 45 g Mandeln aßen (circa 30 Kerne), im Tagesverlauf besser gesättigt als die Kontrollgruppe, und sie nahmen auch bei anderen Gelegenheiten weniger Kalorien zu sich. Anders ausgedrückt heißt dies, dass es für die Teilnehmer leichter wurde, im Laufe des Tages nicht zu viel zu essen, wenn sie täglich einen kleinen Mandelsnack zu sich nahmen. Einer anderen Studie zufolge, die im *Journal of the American College of Nutrition* veröffentlicht wurde, brachten Freiwillige, die regelmäßig gerade einmal sechs Mandeln am Tag verzehrten, im Vergleich zu den Teilnehmern, die keine aßen, fast zwei Kilo weniger auf die Waage, und ihr Taillenumfang fiel im Durchschnitt 2 cm geringer aus.

ESSEN SIE SICH SCHLANK Bei einer Diät eignen sich Mandeln sehr gut als Snack. Versuchen Sie, circa 20 Minuten vor einer Mahlzeit eine Handvoll Mandeln zu essen; das hilft, den Appetit zu regulieren und insgesamt weniger zu essen. Genießen Sie sie auch ruhig zu jeder anderen Zeit als kleinen Imbiss. In vielen meiner Rezepte finden Mandeln auf kreative Weise Verwendung – schauen Sie sich einmal den Mandel-Vanille-Protein-Smoothie an (Seite 90), das Apfel-Zimt-Frühstück „Risotto" mit Haferkleien und Mandeln (Seite 100) oder das Gurken-Mandelreis-Sushi (Seite 198).

2. ÄPFEL

Ich wandle mal das alte englische Sprichwort „Ein Apfel am Tag hält den Doktor fern" leicht ab in „Ein Apfel am Tag hält das *Fett* fern."

Wieso? Das Stichwort lautet: Polyphenole. Hierbei handelt es sich um natürliche, gesundheitsfördernde Pflanzenstoffe in Äpfeln, die nachweislich zu einer Reduktion des Körperfetts beitragen können – vor allem des Bauchfetts.

Wissenschaftler der Nippon Sport Science University in Tokio führten eine Studie mit 71 stark übergewichtigen Männern und Frauen durch und baten sie, drei Monate lang täglich 600 mg Apfelpolyphenole (das entspricht circa drei Äpfeln) oder aber ein Placebo zu sich zu nehmen. Bei allen Teilnehmern wurden das Gesamtcholesterin, das (schlechte) LDL-Cholesterin, das Körpergewicht und das Bauchfett vor und nach dem Experiment gemessen. Am Ende der Studie stellten die Forscher fest, dass die Teilnehmer, die Apfelpolyphenole zu sich genommen hatten, im Vergleich zu den Probanden der Placebogruppe am meisten Gewicht verloren hatten und in allen Bereichen die besten Messwerte aufwiesen.

Aber Polyphenole sind nicht die einzigen „Zauberwirkstoffe", über die Äpfel verfügen. Äpfel enthalten in ihrer Schale auch Pektin, das nur langsam verdaut wird und den Appetit dadurch zügelt, dass das Essen länger im Magen bleibt und ein Völlegefühl erzeugt – eine Tatsache, die auch durch verschiedene Studien bestätigt wurde. Einer Untersuchung zufolge nahmen die Probanden 15 Prozent weniger an Kalorien zu sich, wenn sie vor der Mahlzeit einen Apfel verzehrten. Man nimmt außerdem an, dass Pektin die Aufnahme von Fett in den Zellen beschränkt und nachweislich dazu beitragen kann, das „schlechte" LDL-Cholesterin zu senken sowie das gute HDL-Cholesterin, das unser Körper benötigt, zu steigern. Auch wenn es durchaus stimmt, dass Äpfel über einen hohen Zuckergehalt verfügen, sorgen die Ballaststoffe und das Pektin dafür, dass der Blutzuckerspiegel beim Verzehr eines Apfels (anders als bei Apfelsaft) nicht in die Höhe schnellt.

ESSEN SIE SICH SCHLANK Probieren Sie an Tagen, an denen Sie keine Lust auf einen Mandelsnack haben, doch einmal einen Apfel. Ebenso wie die Mandeln trägt auch ein Apfel zu einem Gefühl der Sättigung bei. Nehmen Sie sich vor, circa 15 Minuten vor einer Mahlzeit ein paar Apfelspalten zu essen, um den Appetit zu zügeln, und genießen Sie dabei die Vorzüge dieser vielseitigen Frucht. Oder holen Sie sich Ihre Apfelportion über meinen Krabbensalat mit Apfel, Sellerie und Blattgemüse (Seite 122), meinen gewürzten Apfelkuchen-Smoothie (Seite 92) oder meine Erdnuss-Apfel-Scheiben (Seite 206).

3. BEEREN

Ganz klar, sie sehen fantastisch aus und schmecken köstlich – aber wussten Sie auch, dass Beeren zu den Früchten zählen, die am meisten Fett verbrennen?

Zuerst einmal sorgen Beeren bereits auf natürliche Weise für ein Völlegefühl, da sie extrem viele Ballaststoffe enthalten. Ich bin durchaus bekannt dafür, dass ich, wenn ich etwas unheimlich mag, zum Beispiel frische Heidelbeeren, auch mal über den Hunger hinaus esse, einfach deshalb, weil es so gut schmeckt. Aber tatsächlich ist es relativ schwer, zu viel Beeren zu essen. Wann haben Sie das letzte

Mal einen ganzen Korb Erdbeeren oder Himbeeren verspeist? Vermutlich noch nie … denn ab einem gewissen Punkt war das Völlegefühl einfach zu groß, als dass Sie weitergegessen hätten.

Hinzu kommt, dass Beeren einen thermogenischen Effekt besitzen. Diese kleinen Früchte enthalten einen Stoff namens Resveratrol (auch in Trauben und Rotwein zu finden), der die Körperwärme ansteigen lässt (Thermogenese), den Stoffwechsel ankurbelt und infolgedessen Kalorien verbrennt.

Beeren besitzen darüber hinaus noch einen weiteren Vorteil, wenn es ums Abnehmen geht. Sie tragen zur Regulation von Leptin bei, einem Hormon, das von unseren Fettzellen produziert wird. Leptin, das nach dem griechischen Wort *leptos* benannt wurde, was „dünn" heißt, wird nach dem Essen in den Blutkreislauf freigesetzt. Daraufhin macht es sich auf den Weg zum Gehirn, wo es das Hungergefühl drosselt; deshalb wird es manchmal auch „Sättigungshormon" genannt. Wenn Ihr Körper über einen hohen Leptinspiegel verfügt, ist das von Vorteil, denn dann funktioniert Ihre Hungerregulation gut, und damit sinkt auch die Wahrscheinlichkeit, dass Sie zu viel essen.

Beeren enthalten außerdem die Substanz L-Carnitin, der fettverbrennende Eigenschaften nachgesagt werden, da mit ihrer Hilfe Fett in die Mitochondrien geschleust wird, die Kraftwerke der Zellen. Liegt L-Carnitin-Mangel vor, können die meisten Fettsäuren nicht in die Mitochondrien gelangen, um dort in Energie umgewandelt zu werden.

Der Verzehr von Beeren bringt noch viele weitere Vorteile mit sich. Sie sind an der Entgiftung des Körpers beteiligt (weshalb sie bei meinem Entschlackungsprogramm ganz oben auf der Liste stehen) und senken den Cholesterin- und Blutzuckerspiegel. Und dann werden sie manchmal auch noch als „beerenstark fürs Gehirn" bezeichnet, da sie die kognitiven Funktionen verbessern und altersbedingtem Gedächtnisverlust entgegenwirken können.

ESSEN SIE SICH SCHLANK Gönnen Sie sich täglich eine Portion Beeren, zum Beispiel in Form von Smoothies, unter eine Schüssel Haferflocken gerührt, in einen Salat gemischt oder einfach pur.

4. STANGENSELLERIE (STAUDENSELLERIE)

Ich weiß, dass Sellerie als „Diätnahrungsmittel" keine große Begeisterung hervorruft, aber als Koch liebe ich dieses vielseitige Gemüse. Es besitzt einen so wunderbaren Geschmack und lässt sich in vielerlei Gerichten einsetzen, sodass er über ein wirklich bombastisches Potenzial verfügt. Tatsächlich sieht das Gemüsefach unten in meinem Kühlschrank so aus, als ob ich darin Stangensellerie züchten würde!

Ich mag Sellerie auch deshalb so gern, weil er so gut sättigt. Das liegt am hohen Anteil an Ballaststoffen (an seiner Faserigkeit erkennbar)

DAS ABSOLUT BESTE LEBENSMITTEL MIT MINUSKALORIEN

Große Enthüllung: Es ist Wasser.

Wasser enthält null Kalorien und spielt gleichzeitig eine entscheidende Rolle bei der Thermogenese. Studien, die an der Humboldt State University in Arcata, Kalifornien, durchgeführt wurden, belegen, dass durch den Konsum von knapp ½ l Wasser der Stoffwechsel in nur zehn Minuten um 30 Prozent erhöht werden kann.

Wasser besänftigt sowohl Durst- als auch Hungergefühle. Forscher der Virginia Tech stellten fest, dass Menschen, die vor ihrer Mahlzeit Wasser tranken, mehr abnahmen als jene, die darauf verzichteten. Oftmals werden Durstattacken als Hunger missverstanden – wenn Sie sich also das nächste Mal während Ihres Leistungstiefs am Nachmittag nach einem Snack sehnen, sollten Sie zunächst einmal ein Glas Wasser trinken und schauen, wie Sie sich danach fühlen. Der Sauerstoffgehalt des Wassers (H_2O) sorgt außerdem für einen kleinen Energieschub für Gehirn und Körper und hilft bei der Entgiftung.

Lasst uns alle das Wasserglas erheben – und auf eine erfolgreiche Fettverbrennung anstoßen!

und am hohen Wassergehalt. Für Sie bedeutet es, dass Sie sich damit satt essen können, ohne allzu viele Kalorien zu sich zu nehmen.

ESSEN SIE SICH SCHLANK Es gibt Hunderte von Möglichkeiten, Sellerie einzusetzen: Genießen Sie ihn ganz bewusst als Snack. Mischen Sie ihn in Eintöpfe, Suppen und Salate. Entsaften Sie ihn zusammen mit Äpfeln und machen Sie einen Power-Drink daraus, der Ihnen lebenswichtige Nährstoffe verschafft, Sie beim Abnehmen unterstützt und Krankheiten verhindert. Eine Selleriestange besitzt so gut wie keine Kalorien, deshalb können Sie definitiv so viel Sellerie essen oder zum Entsaften einsetzen, wie Sie wollen.

5. ZITRUSFRÜCHTE

Oder soll ich „natürliche Diätpillen" sagen? Das Vitamin C, das in Zitrusfrüchten gefunden wurde – unter anderem in Orangen, Zitronen und Grapefruit – hilft dem Körper, Fett zu verbrennen und in Energie umzuwandeln, vor allem, wenn man zusätzlich Sport treibt. Eine Forschungsarbeit aus dem Jahr 2005, die im *Journal of the American College of Nutrition* veröffentlicht wurde, berichtet, dass Menschen, die gut mit Vitamin C versorgt sind, bei mäßiger sportlicher Belastung 30 Prozent mehr Fett verbrennen als Leute mit einem niedrigen Vitamin-C-Spiegel. Weitere Forschungsergebnisse, die seitdem veröffentlicht wurden, kommen zu einem ähnlichen Schluss; sie stellten fest, dass sich eine relativ niedrige Konzentration an Vitamin C ungünstig aufs Abnehmen auswirken kann.

Die Wissenschaftler glauben, dass die Tatsache, dass Vitamin C die Fettverbrennung beeinflusst, in Zusammenhang steht mit der Rolle, die das Vitamin bei der Herstellung von L-Carnitin spielt. Wie schon erwähnt, schleust L-Carnitin Fettsäuren in die Kraftwerke der Zellen, wo sie zu Energie verbrannt werden.

Erinnern Sie sich an die berüchtigte Grapefruitdiät damals in den 1980er-Jahren? Ich würde niemals so etwas Extremes vorschlagen wie tagelang nichts anderes als Grapefruit zu essen, dennoch gibt es einige interessante Studien, die beweisen, wie hilfreich der Genuss von Grapefruit fürs Abnehmen sein kann. In einer Forschungsarbeit aus dem Jahr 2006, die im *Journal of Medicinal Food* erschien, teilten die Wissenschaftler 91 fettleibige Patienten in vier Gruppen auf. Jede Gruppe erhielt entweder: (1) eine Placebokapsel und 200 g Apfelsaft, (2) eine Grapefruitkapsel und 200 g Apfelsaft, (3) eine Placebokapsel und 225 g Grapefruitsaft oder (4) eine frische Grapefruit. Die Studie dauerte 12 Wochen.

Von den vier Gruppen speckten diejenigen Teilnehmer am meisten ab, die die frische Grapefruit aßen. Ein Grund dafür könnte sein, dass die Grapefruit unter anderem natürliche Stoffe wie Naringenin enthält. Naringenin hilft, den Blutzucker zu regulieren und beugt gegen das metabolische Syndrom – eine Vorstufe von Diabetes – vor, indem es die Leber bei ihrer Aufgabe unterstützt, überschüssiges Fett zu verbrennen.

Alle Zitrusfrüchte wie etwa Zitronen, Limonen oder Orangen enthalten einen natürlichen Stoff namens Limonin, der sich in der Fruchtschale befindet. Limonin hilft der Leber, Gifte und Krebs erzeugende Substanzen zu neutralisieren. Natürlich essen wir normalerweise die bittere Schale nicht mit; am besten versorgt man sich mit Limonin, indem man mit einer feinen Handreibe ein wenig Zitrusschale abreibt. Ich kenne kaum ein Gericht, das nicht durch ein wenig Zitronen- oder Limonenschale verbessert würde!

ESSEN SIE SICH SCHLANK Eine Orange eignet sich großartig als Snack oder Dessert, wenn Sie Heißhunger auf Süßes verspüren. Fügen Sie Ihrem Wasser Zitronen- und Limonenscheiben hinzu, um so einen zusätzlichen Fettverbrennungseffekt zu erzielen, und verwenden Sie eine Microplane Reibe oder eine andere feine Reibe, um Salaten, Smoothies und Joghurt etwas abgeriebene Zitronenschale beizufügen; so profitieren Sie bestmöglich von dieser Powerfrucht. Sie werden noch weitere köstliche Einsatzmöglichkeiten für Zitrusfrüchte in meinen Rezepten finden – zum Beispiel im Frühstücksrezept Zitrussalat mit Gurken und Basilikum (Seite 104), im Zitrus-Beeren-Mix-Smoothie (Seite 96) und im scharf angebratenen Thunfisch-Tataki-Salat mit Zitrusfrüchten, Tofu und Brunnenkresse (Seite 134).

6. KREUZBLÜTENGEWÄCHSE

Hierzu zählen vor allem sämtliche Kohlgemüsesorten wie etwa Brokkoli, Weißkohl, Blumenkohl und Rosenkohl. Ich werde oft gefragt, warum sie „Kreuzblütler" heißen, deshalb habe ich das einmal nachgeschlagen. Wie sich herausstellt, tragen sie den Namen aufgrund der „kreuzförmigen" Blütenblätter.

Ich habe diese Gemüsesorten aus zwei Gründen als Lebensmittel mit Minuskalorien eingestuft. Erstens enthalten Sie Indol-3-Carbinol (I3C), einen natürlichen Inhaltsstoff, der das Wachstum und die Ausbreitung von Fettzellen stoppt, wie in einer im Jahr 2013 veröffentlichten Studie im *International Journal of Obesity* festgestellt wurde. Dies funktioniert im Wesentlichen dadurch, dass eine schädliche Form von Östrogen reduziert wird, die zu einer Ansammlung von Fett führen und sich auf die Muskelentwicklung auswirken kann.

Zweitens enthalten Kreuzblütler einen natürlichen Inhaltsstoff namens 3,3'-Diindolylmethan, kurz DIM genannt, der dazu beiträgt, dass synthetisches Östrogen im Körper zerstört wird. Dieses Östrogen stammt aus verschiedenen Quellen, unter anderem aus Benzinabgasen, Kunststoff, Medikamenten, Pestiziden und Parfüms – aus jedem Produkt, das petrochemisch hergestellt wird. Von außen zugeführte Östrogene kommen auch aus unserer Nahrung. Hormone, die im Futter für Kühe und Hühner enthalten sind (um diese zu mästen), enthalten Östrogen. Wenn wir Fleisch oder Milch von Tieren konsumieren, denen Hormone zugeführt wurden, werden diese Hormone an uns weitergegeben – und sie haben bei Menschen genau den gleichen Effekt, sie sorgen für die Speicherung von Fett.

ESSEN SIE SICH SCHLANK Essen Sie täglich Kreuzblütengemüse, so viel, wie Sie wollen – als Snack in Rohkostform, in der Gemüsepfanne, im Salat

oder als Beilage, fein abgeschmeckt mit Gewürzen oder Pfeffer. Oder holen Sie sich Ihre tägliche Portion mit meinem geschmorten Brokkoli-Salat mit Mandeln und Limone nach Thai-Art (Seite 120), gehobeltem Rosenkohl mit warmem geröstetem Knoblauch, Mandeln und Zitronendressing (Seite 138) oder der mexikanischen Blumenkohl-Chili-Pfanne mit Rührei (Seite 112).

7. GURKEN

Gurken stecken voller unlöslicher Ballaststoffe, einer Form von Fasern, die sich nicht im Wasser auflösen. Wenn sie unseren Verdauungstrakt passieren, behalten sie ihre Form bei und beschleunigen den Transport von Nahrung und Abfallprodukten. (Die Redewendung „mit abführender Wirkung" kommt einem dabei spontan in den Sinn). Unlösliche Ballaststoffe verlangsamen zudem die Verdauung von Stärke im Körper (und dadurch die Aufnahme von Glukose beziehungsweise Zucker, der als Fett gespeichert wird) und tragen dazu bei, unerwünschte Bakterien aus dem Magen-Darm-Trakt zu entfernen. Hier noch einiges Wissenswertes zu Gurken: Über welches Antioxidans, dem inzwischen eine starke Antikrebswirkung nachgesagt wird, verfügt dieses Gemüse in Hülle und Fülle?

Überfragt? Die Antwort lautet Fisetin. Laut einem im Jahr 2012 veröffentlichten Bericht in *Antioxidants and Redox Signaling* kann Fisetin in Gurken der Entwicklung von Krebs und Gedächtnisverlust entgegenwirken. Zwei weitere Nahrungsmittel mit Minuskalorien, die ebenfalls viel Fisetin enthalten, sind Äpfel und Erdbeeren.

ESSEN SIE SICH SCHLANK Ich mag Gurken wegen ihres Geschmacks und ihrer Konsistenz, und ich verwende sie in allen möglichen Gerichten: in Salaten, Suppen, Snacks, Säften und natürlich in Sandwiches. Versuchen Sie mal als Vorspeise einen Salat auf Gurkenbasis. Sie können ihn nicht einfach hinunterschlingen. Sie benötigen schon eine gewisse Zeit zum Kauen. Mit Gurken verbrennen Sie Kalorien, Sie werden satt und reinigen obendrein noch Ihr Verdauungssystem.

8. GRÜNES BLATTGEMÜSE

Neigen Sie dazu, sich beim Essen richtig vollzustopfen? Schicken Ihnen Buffetrestaurants Dankeskarten?

Dann kontrollieren Sie Ihr Bedürfnis, kräftig zuzulangen, indem Sie die Mahlzeiten mit einem großen grünen Salat beginnen – aber ohne Käse, Sahnedressing und Croûtons! In einer Studie mit 42 Frauen, die von der Penn State University durchgeführt wurde, aßen diejenigen, die als ersten Gang einen großen Salat aus grünem Blattgemüse verzehrten, anschließend beim Hauptgericht zwölf Prozent weniger von der kohlenhydratreichen Pasta als die übrigen, obwohl alle unbegrenzt schlemmen durften. Ein Salat vor dem eigentlichen Hauptgericht kann Sie bereits ausreichend sättigen.

Was meine ich eigentlich mit „grünem Blattgemüse"? Damit sind Kopfsalat, Spinat, Grünkohl, Rucola, Steckrüben, Sareptasenf und Mangold gemeint. Alle grünen Blattgemüse besitzen wertvolle Phytonährstoffe in Hülle und Fülle und jede Menge Ballaststoffe.

Eine Gruppe dieser Phytonährstoffe, die Thylakoide, wird von Pflanzenzellen für die Fotosynthese benötigt, dem Vorgang, bei dem Pflanzen ihre eigene Nahrung herstellen, indem sie Sonnenlicht in Energie umwandeln. Thylakoide, die vor allem in den Pflanzenblättern zu finden sind, halten appetitanregende Hormone in Schach, normalisieren den Cholesterin- und Triglyzeridspiegel und führen sowohl bei Tieren als auch Menschen zu einem Gewichtsverlust. In einer schwedischen Studie wird berichtet, dass die 15 Teilnehmer der Gruppe, die zusätzlich Thylakoide zu sich nahmen, leichter der Versuchung widerstehen konnten, zwischen den Mahlzeiten zu essen. Thylakoide verlangsamen die Verdauung von Fett und tricksen den Magen aus, indem sie ihm das Gefühl vermitteln, er sei bereits voll.

Nahrungsmittel mit Thylakoiden hindern den Körper außerdem daran, nach einer äußerst fetthaltigen Mahlzeit sehr große Mengen an Insulin auszuschütten, berichtet eine Studie, die im *Scandinavian Journal of Gastroenterology* veröffentlicht wurde. Dies ist eine wichtige Erkenntnis, da ein chronisch hoher Insulinspiegel zu Fettablagerungen und Gesundheitsrisiken wie Diabetes führen kann.

Doch woran erkennt man, dass ein Gemüse reich an Thylakoiden ist? Ist es grün, sind sie vorhanden. ESSEN SIE SICH SCHLANK Schaffen Sie Raum für mindestens ein mittelgroßes Salatgericht pro Tag. Und vergessen Sie dabei nicht die Selleriestange und die Gurken! Geben Sie eine Handvoll Spinat oder Grünkohl in Ihre Smoothies; den Spinat in meinem Orange Greensicle Smoothie werden Sie niemals herausschmecken (Seite 82), aber er ist definitiv drin! Jedes Mal, wenn Sie den Verzehr von grünem Blattgemüse erhöhen, werden Sie mit dem Ergebnis auf der Waage belohnt.

9. PILZE

Ich fand Pilze auf meiner Pizza schon immer lecker, aber ich hatte keine Ahnung, dass diese Pilzscheibchen das Fett verbrennen halfen, das ich mit dieser Pizza zu mir nahm!

Und hier kommt der Knüller (scheibchenweise?): Pilze sind insofern einzigartig, als dass sie die einzige Quelle an Vitamin D sind, die nicht tierischen Ursprungs ist. Tatsächlich entwickeln sie dieses Vitamin auf ähnliche Weise wie wir – mithilfe der Sonne. Menschen, die über zu wenig Vitamin D im Blut verfügen, laufen größere Gefahr, dick zu werden und unter Stimmungsschwankungen zu leiden.

Haben Sie sich schon mal gefragt, woher Pilze ihre fleischige Konsistenz und ihren Geschmack bekommen? Sie enthalten eine Aminosäure namens Glutamat, die auch in tierischem Eiweiß zu finden ist. Diese Aminosäure, so wird angenommen, verleiht ihnen dieses besondere Aroma, das Köche als *umami* bezeichnen – und das neben süß, salzig, bitter und sauer die fünfte Geschmacksrichtung bei Lebensmitteln ist. Pilze enthalten außerdem Moleküle namens „Beta-Glucane". Hierbei handelt es sich um Glukoseverbindungen, die vom Verdauungssystem aufgrund ihrer biochemischen Form

DIE 10 BESTEN FETTVERBRENNENDEN GEWÜRZE UND WÜRZMITTEL

Nahrungsmittel mit Minuskalorien sind nicht der einzige Weg, um vom Minuskalorieneffekt zu profitieren. Auch Gewürze können zur Fettverbrennung und Gesundheitsförderung auf vielerlei Weise förderlich sein. Hier eine Liste der besten Würzmittel und Gewürze mit Minuskalorien:

1. **Cayennepfeffer:** Cayennepfeffer wird seit über 9.000 Jahren über verschiedene Kulturen hinweg als Nahrungsmittel mit medizinischer Wirkung geschätzt. Er kurbelt den Stoffwechsel an und beschleunigt die Fettverbrennung um bis zu 25 Prozent. Aber nicht vergessen: Kleine Menge, große Wirkung!

2. **Schwarzer Pfeffer:** Dieses Grundnahrungsmittel besitzt einen thermogenischen Effekt und kurbelt nachweislich eine träge Verdauung an. Ich würde Ihnen empfehlen, immer eine mit schwarzen Pfefferkörnern gefüllte Mühle in der Küche parat zu haben, damit Sie den Pfeffer jedes Mal frisch mahlen können.

3. **Kurkuma:** Dieses leuchtend orangefarbene Gewürz wird bereits seit Jahrhunderten wegen seiner medizinischen Eigenschaften geschätzt. Es kann nachweislich die Triglyceridwerte senken, die Fettverbrennung ankurbeln, den Blutzuckerspiegel stabilisieren und Entzündungen im Körper bekämpfen.

4. **Senf:** Körniger Senf (kein Honigsenf oder anderer gesüßter Senf) bereichert mit seinem Aroma viele Gerichte und trägt zu einem guten Sättigungsgefühl bei. Von allen Würzmitteln besitzt er den größten thermogenischen Effekt.

5. **Meerrettich:** Oh, was Sie alles mit Meerrettich anstellen können! Ich liebe ihn in einer Bloody Mary, als Zutat bei geröstetem Rindfleisch oder in eine Cocktailsoße gemischt. Jetzt, da ich weiß, dass er einen fettverbrennenden Effekt besitzt und meinen Stoffwechsel ankurbelt, liebe ich ihn sogar noch mehr.

6. **Zimt:** Dieses süße Gewürz kann die Geschwindigkeit, mit der sich Ihr Magen leert, verlangsamen, das heißt, Sie fühlen sich länger satt. Darüber hinaus verringert er nach dem Essen die Insulinausschüttung. Insulin ist das Hormon, welches überschüssigen Zucker in Fett umwandelt. Eine Drosselung der Insulinausschüttung bewirkt, dass Sie weniger schnell zunehmen. Mit Zimt lässt sich Essen auch auf natürliche Weise süßen, sodass Sie nicht auf Zucker zurückgreifen müssen.

7. **Ingwer:** Forschungen zufolge kann Ingwer die Thermogenese erhöhen und das Hungergefühl lindern. Frisch ist er am besten. Ich bevorzuge jungen Ingwer, der gerade erst geerntet wurde; dessen Schale hat einen leichten Lilastich und er ist milder im Geschmack. Halten Sie im Frühling und im Frühsommer auf dem Markt danach Ausschau. Zu anderen Jahreszeiten können Sie auch frischen Ingwer aus dem Supermarkt holen.

8. **Knoblauch:** Diese häufig verwendete Kochzutat wirkt thermogenisch und regt somit den Stoffwechsel an. Knoblauch senkt außerdem den Blutdruck, indem eine Substanz namens Stickstoffoxid gebildet wird; das entspannt die Gefäße, sodass sowohl bei normalem als auch bei hohem Blutdruck die Werte sinken. Knoblauch trägt überdies zur Normalisierung des Cholesterinspiegels bei. Für die Arterien ist er quasi ein natürliches Reinigungsmittel, indem er die Fettmoleküle aufbricht.

9. **Kardamom:** Dies ist ein fantastisches Gewürz zum Entgiften. Kardamom, das sowohl gemahlen als auch als ganze Schoten erhältlich ist, findet in der ayurvedischen Medizin schon seit langer Zeit als natürliches Entgiftungsmittel Anwendung; außerdem wird es zur Verdauungsförderung und sogar zur effektiven Stärkung des Immunsystems eingesetzt. Es schmeckt wie eine Kreuzung aus Zitrusfrucht und Pfeffer und ist äußerst lecker in Backwaren und indischen Gerichten.

10. **Kreuzkümmel:** Kreuzkümmel erfreut sich sowohl in der indischen, mexikanischen, südamerikanischen als auch nahöstlichen Küche großer Popularität. Es ist ein Gewürz, das Sie in jeder Currymischung finden werden. Kreuzkümmel wurde lange Zeit zur Verdauungsförderung eingesetzt und verleiht vielen Gerichten eine köstliche mild-würzige Note.

Einige Menschen reagieren allergisch auf Nachtschattengewächse, die eine Substanz namens Solanin enthalten. Wird Gemüse aus der Familie der Nachtschattengewächse in großen Mengen verzehrt, kann dies bei Menschen, die sensibel auf Solanin reagieren, Entzündungen hervorrufen.

Hauptsymptom dieser Allergie sind Gelenkschmerzen. Wenn Sie sehr viel Nachtschattengemüse essen und Gelenkschmerzen auftreten, sollten Sie bei der Diät mindestens zwei Wochen lang darauf verzichten und beobachten, ob die Symptome dann verschwinden. Falls ja, haben Sie eventuell eine Allergie. In dem Fall sollten Sie einen Arzt aufsuchen.

nicht aufgelöst werden können. Wenn Beta-Glucan den Darm erreicht, verwandelt es sich in ein Gel, das die Nahrungspassage durch den Magen-Darm-Trakt verlangsamt. Das Gel bindet auch das über Nahrung zugeführte Cholesterin und verhindert so dessen Aufnahme; auf diese Weise wirkt es cholesterinsenkend. Man geht davon aus, dass dieser Prozess positive Auswirkungen auf das Sättigungsgefühl und den Gewichtsverlust hat.

Wer hätte gedacht, dass Pilze so viel zu bieten haben?

ESSEN SIE SICH SCHLANK Genießen Sie Pilze, indem Sie sie über den Salat streuen, Gemüsepfannen und Suppen beifügen, Omeletts damit füllen oder sie als Topping für rotes Fleisch, Hühnchen und Fischgerichte verwenden. Ich würde Ihnen raten, nicht immer nur auf die guten alten Champignons zurückzugreifen, sondern auch neue Sorten auszuprobieren. Jeder Pilz hat sein eigenes, unverwechselbares Geschmacksprofil – und jede Pilzsorte kann Sie beim Abnehmen unterstützen.

10. NACHTSCHATTENGEWÄCHSE

Das Wort *Nachtschattengewächse* klingt ein wenig schaurig und unheilbringend, aber eigentlich hat diese Pflanzenfamilie, zu der Tomaten, Auberginen, roter und grüner Paprika sowie „scharfe" Paprikasorten wie Chilis oder Jalapeños gehören, nichts Furchterregendes an sich. Warum werden sie also Nachtschattengewächse genannt? Nun, im Gegensatz zu den meisten Pflanzen, die tagsüber im Sonnenlicht wachsen, gedeihen diese Gemüsesorten bei Nacht.

Nachtschattengewächse sind für die Gewichtskontrolle sehr nützlich. Tomaten, Paprika und Auberginen besitzen einen hohen Wassergehalt, sodass sie ein Gefühl der Völle vermitteln können. Sie stecken auch voller Ballaststoffe. Scharfe Chilis und Paprika wie Habaneros, Jalapeños und Chipotle verleihen nicht nur fast jedem Gericht eine geschmacksintensive Note, sie haben sich auch als ausgezeichnete Fettverbrenner erwiesen.

Wie können scharfe Paprika und Chilis Ihnen beim Abnehmen helfen? Das Geheimnis liegt in dem natürlich vorkommenden chemischen Stoff Capsaicin, der darin enthalten ist. Capsaicin besitzt zwei Vorzüge. Erstens ist es thermogenisch, was bedeutet, dass es den natürlichen Prozess aktiviert, bei dem Nahrung in Wärme umgewandelt wird. Durch sportliche Betätigung wird der thermogenische Effekt von Capsaicin sogar noch erhöht. Forscher an der Kyoto University in Japan führten eine Studie zur Messung des thermogenischen Effekts von Capsaicin bei sportlicher Betätigung durch. Sie rekrutierten zehn Männer, die eine Stunde vor dem Training entweder 150 mg Capsaicin oder ein Placebo zu sich nahmen, und

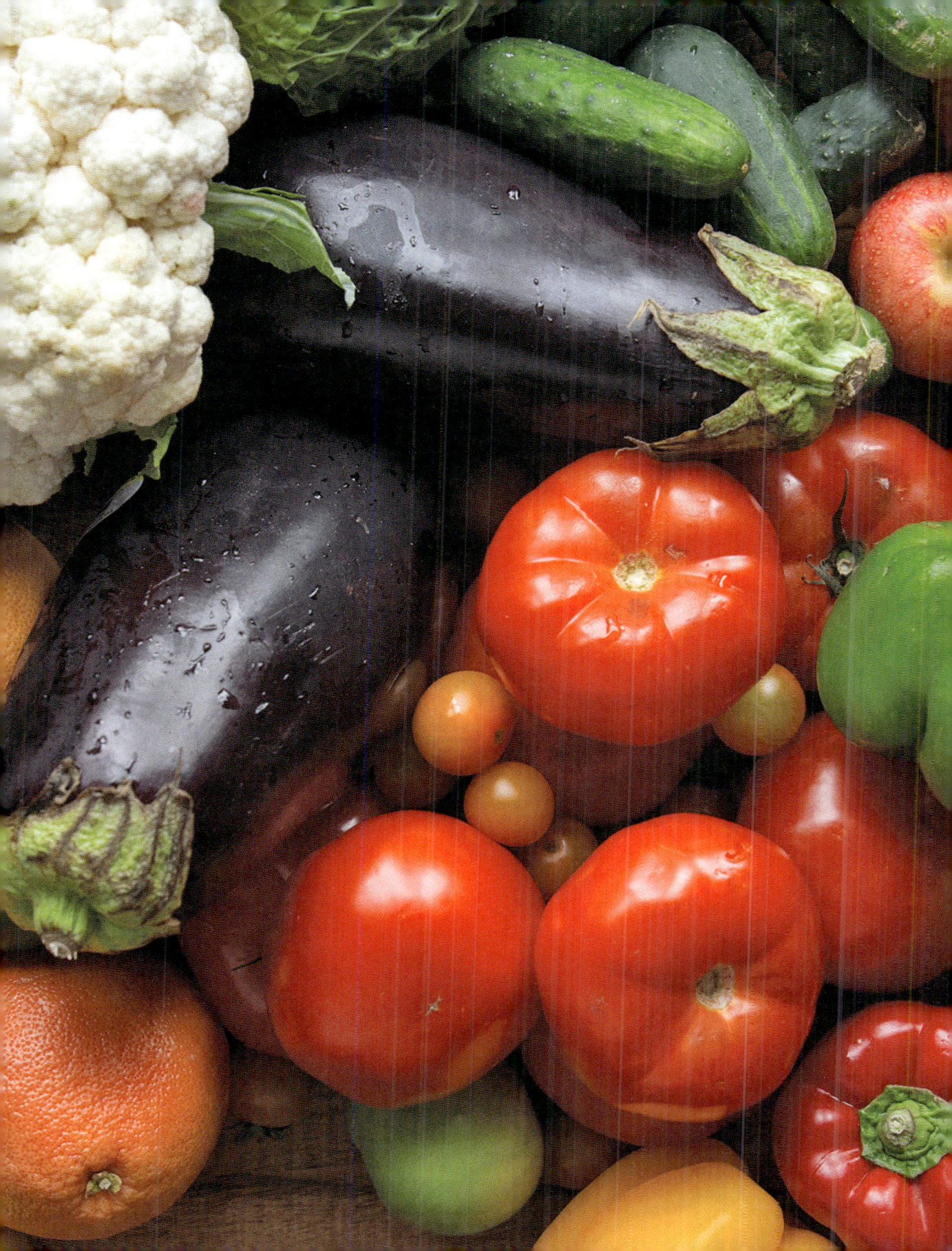

testeten sie anschließend. Wie sich herausstellte, erhöhte Capsaicin die Fähigkeit des Körpers, Fett als Energie zu verbrennen, signifikant (im Vergleich zum Placebo). Diese Ergebnisse legen nahe, dass Capsaicin während eines Work-outs den Körper veranlasst, Fett als Energie zu nutzen, und sich Ihr Gewichtsverlust verstärken lässt, wenn Sie während der Diät regelmäßig Sport treiben.

Zweitens wirkt Capsaicin sättigend und trägt zur Regulierung des Appetits bei, sodass man weniger Kalorien zu sich nimmt. Studien zeigen, dass Menschen, die mit Chili versetzte Gerichte aßen, dazu tendierten, im späteren Verlauf des Tages deutlich weniger zu essen.

ESSEN SIE SICH SCHLANK Vergessen Sie nicht, Nachtschattengewächse in Ihren Einkaufswagen zu legen: Tomaten und Paprika für Salate, Auberginen für italienische Gerichte und scharfe Chilischoten für mexikanisches Essen. Hier noch drei weitere einfache und leckere Möglichkeiten, Nachtschattengewächse zu konsumieren: Auberginenrollen (Seite 164); Frittata mit Grünkohl, roter Zwiebel und Tomaten (Seite 108); Wirsingroulade mit Rinderhack und Paprika-Tomaten-Gulasch (Rezept auf Seite 160).

EIWEISS (PROTEIN)

Magere Proteinquellen sind ein wichtiger Baustein der Minuskalorien-Diät, da auch sie als Fettverbrenner fungieren. Zum einen ist Eiweiß ein Makronährstoff mit hoch thermogenischer Wirkung. Protein kann sogar gezielt helfen, das Bauchfett zu reduzieren. In diversen Studien verloren Teilnehmer, die in ihrer Diät den Anteil an magerem Eiweiß auf 25 bis 30 Prozent erhöhten, mehr Bauchfett als diejenigen, die weniger Proteine zu sich nahmen.

Zum anderen verleiht Protein Ihnen nach der Mahlzeit lang das Gefühl, satt und zufrieden zu sein. Es verhindert quälende Hungerattacken, weil es relativ langsam verdaut wird und die Hungerhormone in Schach hält.

Bei den Proteinen sollte man eine kluge Wahl treffen. Dies sind meine 10 bevorzugten Eiweiß-quellen, die Sie alle während Ihres 20-Tage-Plans genießen werden:

1. Mageres Rindfleisch (zum Beispiel Flankensteak oder mageres Rinderhack)

Eines möchte ich hier vorweg gleich betonen: Es gibt aus gesundheitlicher oder diätetischer Sicht keinen zwingenden Grund, weshalb Sie bei der Schlankheitskur komplett auf rotes Fleisch verzichten sollten. Rindfleisch ist reich an Eiweiß und darüber hinaus ein guter Lieferant von Vitamin B, Eisen, Zink und anderen lebenswichtigen Mineralstoffen. Auch als Fettverbrenner rangiert mageres Rindfleisch weit oben, da es die Leptinproduktion anregt.

Wenn möglich, sollten Sie sich für Rind aus Weidehaltung entscheiden. Mageres Rind aus Weidehaltung enthält einen einzigartigen Nährstoff namens konjugierte Linolsäure (CLA), der den Fettstoffwechsel stimuliert. CLA verbrennt Fett und verhindert die Aufnahme von Fett im Darm. Fleisch von Rindern aus Weidehaltung enthält zudem weniger Kalorien als das von Tieren aus konventioneller Haltung – und schmeckt sehr viel besser.

Denken Sie daran: Nicht jedes rote Fleisch ist „schlecht"; entscheidend ist, mageres Fleisch zu wählen wie etwa Flankensteaks sowie Rinderhack mit einem sehr geringen Fettanteil. Vermeiden Sie jedoch durchwachsenes Rindfleisch – ich werde Ihnen viele verschiedene Möglichkeiten zeigen, wie Sie dem Essen auch ohne Fettzusatz Aroma verleihen können.

2. Hühnerfleisch

In einer Studie aus dem Jahr 2011, die im *Biological Trace Element Research* veröffentlicht wurde, nahmen 24 Testpersonen freiwillig an einer zehnwöchigen kontrollierten Diät teil. Dabei aßen sie viermal die Woche je 200 g Hühnerfleisch, was einen starken Verlust an Gewicht, vor allem an Körperfett, zur Folge hatte.

Hühnerfleisch sorgt von Natur aus für einen thermogenischen Effekt, wodurch Kalorien verbrannt und Fettspeicher dezimiert werden. Somit ist es kaum verwunderlich, dass die Freiwilligen bei ihrer Diät, die viel tierisches Eiweiß beinhaltete, ordentlich Fett abbauten. Achten Sie jedoch darauf, dass Ihr Fleisch von Bio-Hühnern aus artgerechter Haltung stammt und die Tiere ohne Antibiotika, Hormone oder andere Chemikalien gezüchtet wurden. Im Lebensmittelladen vor Ort variiert die Qualität des Hühnerfleisches wirklich stark, deshalb lohnt es sich definitiv, ein bisschen mehr Geld zu investieren, sodass Ihre Proteinquelle so unbelastet wie möglich ist.

Ich weiß, dass viele Diäthalter Hühnerfleisch langweilig finden, aber keine Sorge. Ich werde nicht von Ihnen verlangen, jeden Abend ein Hähnchenbrustfilet zu grillen und dann mit einer Beilage aus gedämpftem Gemüse zu verspeisen. Für dieses Buch habe ich Hähnchenfleischrezepte entwickelt, die enorm geschmacksintensiv sind – warten Sie es nur ab.

3. Venusmuscheln

Für Venusmuscheln kann ich mich jederzeit begeistern – sofern sie nicht in einer Schüssel cremiger Fischsuppe schwimmen oder Bestandteil einer frittierten Fischplatte sind. Venusmuscheln zählen mit zu den besten Lieferanten an Vitamin B12, das an der Regulation des Stoffwechsels beteiligt ist. Probieren Sie mal, Venusmuscheln zu dämpfen; so erhalten Sie auf einfache Weise eine leichte, schmackhafte Proteinmahlzeit.

4. Krabbenfleisch

Das leicht süßliche Krabbenfleisch ist nicht nur lecker und macht gut satt, es enthält auch Jod, was für eine gesunde Funktionsweise der Schilddrüse wichtig ist. Die Schilddrüse befindet sich in der Mitte des unteren Halsbereichs und schüttet stoffwechselregulierende Hormone aus (T3 and T4). Bei einer Unterfunktion der Schilddrüse (Hypothyreose) verlangsamt sich der Stoffwechsel, was zu einer Gewichtszunahme

führen kann. Aus diesem Grund sollte Ihre Schilddrüse möglichst optimal funktionieren. Ein Weg die Schilddrüse zu unterstützen, besteht darin, Nahrung mit natürlichem Jodgehalt zu sich zu nehmen, denn dieses Mineral spielt für die stoffwechsel regulierenden Schilddrüsenhormone eine wichtige Rolle. Krabbenfleisch gehört zu den wenigen Nahrungsmitteln, die eine reichhaltige Quelle an natürlich vorkommendem Jod sind. Achten Sie darauf, dass Sie echtes Krabbenfleisch kaufen – nicht das Imitat, das voller Chemikalien steckt und gar nicht nach Krabbenfleisch schmeckt!

5. Eier

In einer 2007 veröffentlichten Studie stellten Forscher fest, dass stark übergewichtige Männer und Frauen, die im Rahmen ihrer kalorienreduzierten Diät zwei Eier zum Frühstück aßen, innerhalb von acht Wochen durchschnittlich fast drei Kilo abnahmen. Die Vergleichsgruppe, deren Frühstück aus der gleichen Anzahl an Kalorien und Masse in Form von Bagels bestand, verlor nur eineinhalb Kilo. Diese Studie wurde mit ganzen Eiern durchgeführt, nicht nur mit dem Eiweiß, wobei viele Wissenschaftler die Theorie vertreten, dass es vor allem das Eiweiß darin ist, das für ein Sättigungsgefühl sorgt (und das auch ich vorziehe und in meinen Rezepten auf Eierbasis einsetze).

Kaufen Sie bei Eiern die höchste Qualitätsstufe, die Sie sich leisten können – so nah am Bauernhof wie möglich. Wirklich gute Eier besitzen ein hellorange-farbenes Eidotter, kein blassgelbes. Auch hier gilt wie für alle Proteinquellen, dass Geschmack und Nährwert wirklich stark von der Art der Tierhaltung abhängen.

6. Flunder

Fisch gilt allgemein als hochqualitative Eiweißquelle, die einen nur geringen Anteil an gesättigten Fettsäuren und wertvolle Spurenelemente besitzt. Er enthält Vitamin D und B sowie Omega-3-Fettsäuren, die nützlich sein können, wenn es darum geht, eine Gewichtszunahme zu verhindern.

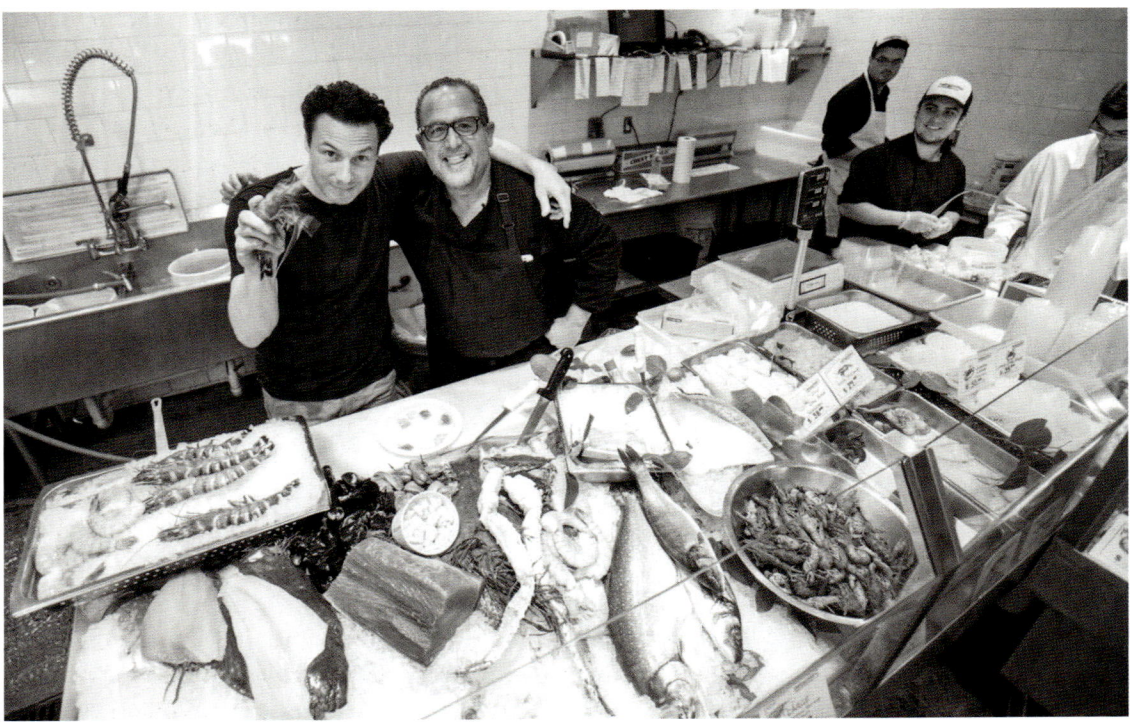

Diese Tatsache wird durch eine Studie untermauert, die 2009 im *British Journal of Nutrition* veröffentlicht wurde. Australische Wissenschaftler teilten 124 Männer und Frauen in drei Gruppen ein: Normalgewichtige, Übergewichtige und Fettleibige. Nach einer Fastenzeit von zehn Stunden wurde von allen Testpersonen eine Blutprobe genommen. Dann maßen die Forscher bei allen Probanden den Gehalt an Omega-3-Fettsäuren. Dabei stellten sie fest: Je niedriger bei den Versuchspersonen der Omega-3-Spiegel war, desto größer war ihr Gewicht, umso dicker der Bauch und desto breiter die Hüften. Wieso war das der Fall? Forscher glauben, dass Omega-3-Fettsäuren am Aufbau von magerer Muskelmasse beteiligt sind, die sich wiederum günstig auf den Stoffwechsel auswirkt.

Wichtig ist, dass Sie viele verschiedene Arten von Fisch essen. Lachs, Hering, Thunfisch, Kabeljau und Flunder sind eine sehr gute Wahl. Ich selbst mag Flunder besonders gern, weil sie so vielseitig und leicht zuzubereiten ist und über viele Nährstoffe verfügt.

7. Miesmuscheln

Miesmuscheln gehören mit zu den preiswertesten und leckersten Quellen an tierischem Eiweiß, und aufgrund ihres natürlichen Filtersystems sind sie nahezu immun gegen Umweltgifte. Sie erhalten mikroskopisch kleine Nährstoffe direkt aus dem Wasser, in dem sie leben.

Außerdem sind sie äußerst schmackhaft, gesund und leicht zuzubereiten. Und wenn ich dann die Muscheln in ihrer blau-schwarzen, glitzernden Schale mit einer Schöpfkelle in meinen Suppentopf gebe, sieht das wirklich richtig schön aus.

Miesmuscheln und andere Schalentiere enthalten auch Tyrosin, das eine wichtige Rolle bei der Synthese von Schilddrüsenhormonen spielt. Außerdem wird Tyrosin vom Gehirn in Dopamin und Noradrenalin umgewandelt – zwei chemische Stoffe, die für inneres Wohlbefinden sorgen.

8. Garnelen

Von allen Proteinquellen sind Garnelen besonders vielseitig. Sie schmecken köstlich in italienischen

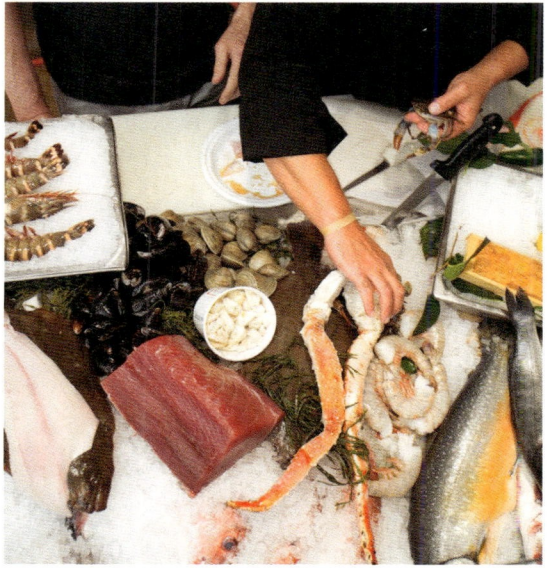

Gerichten wie Scampi, in griechischen wie Kebab, in mexikanischen Hauptgerichten wie Fajita oder auch in asiatischen Gemüsepfannen – nicht zu vergessen, dass sie sich auch großartig als Appetizer auf Salaten oder als Garnelencocktail machen.

Darüber hinaus sind Garnelen ein wunderbares Nahrungsmittel zum Abnehmen. Wie andere Meeresfrüchte verfügen sie über einen hohen Jodgehalt. Sie sind außerdem reich an Kalzium, das als Fatburner bekannt ist. Kaufen Sie möglichst Wildfang-Garnelen – sie schmecken besser und enthalten mehr Nährstoffe als Garnelen aus Aquakulturen.

9. Thunfisch

Thunfisch steckt voller Omega-3-Fettsäuren. Wie schon erwähnt, kurbeln diese speziellen Fettsäuren den Stoffwechsel durch den Aufbau von Muskelmasse an. Darüber hinaus verbessern sie den Transport von stimmungsregulierenden chemischen Stoffen im Gehirn. Außerdem erhöhen Omega-3-Fettsäuren die Sauerstoffanreicherung im Blut, sodass nach dem Sport jene Nährstoffe besser weitergeleitet werden können, die für den Muskel-

aufbau und die Reparatur kleiner Muskelrisse benötigt werden.

Am einfachsten ist es, sich Thunfisch in Dosen (im eigenen Saft) zu kaufen. So schmeckt er großartig in Salaten und auf Sandwiches. Wenn Sie einmal etwas anderes ausprobieren möchten, kaufen Sie frischen Thunfisch aus Wildfang, wie er unter anderem für Sushi verwendet wird, zum Beispiel Ahi Thunfisch. Sie können auch tiefgefrorenen Thunfisch nehmen. Grillen Sie ihn, braten Sie ihn oder bereiten Sie ihn im Backofen zu – Sie werden nicht enttäuscht sein.

Wenn Sie sich für die frische Variante entscheiden, sollten Sie den Fisch innerhalb von einem Tag nach dem Kauf verzehren. Tiefgefrorener Thunfisch hält sich mindestens drei Monate.

10. Pute

Weißes Putenfleisch enthält weniger Fett und Cholesterin als viele andere tierische Eiweißquellen. Darüber hinaus besitzt Putenbrust Vitamine und Mineralstoffe in Hülle und Fülle, unter anderem Niacin, Vitamin B6 und B12, Eisen, Selen und Zink.

Was die Gewichtsregulation angeht, so enthält Putenfleisch eine Aminosäure namens Tryptophan, einen Stoff, den der Körper zur Bildung von Serotonin nutzt, welches stimmungsaufhellend und stressabbauend wirkt. Bei sinkendem Stressniveau steigt dann das appetitzügelnde Hormon Leptin.

Es ist ganz offensichtlich, dass Nahrungsmittel mit Minuskalorien in Kombination mit Eiweiß eine enorme Auswirkung auf den Stoffwechsel, Gewichtsverlust und Appetit haben. Sie werden diese großartige, neue Art zu essen lieben.

Bevor ich Ihnen nun zeige, wie Sie mit mehr Essen mehr abnehmen, sollten wir noch darüber sprechen, wie Sie zur Beschleunigung des Gewichtsverlusts die wirklich nur allerbesten Nahrungsmittel mit Minuskalorien auswählen.

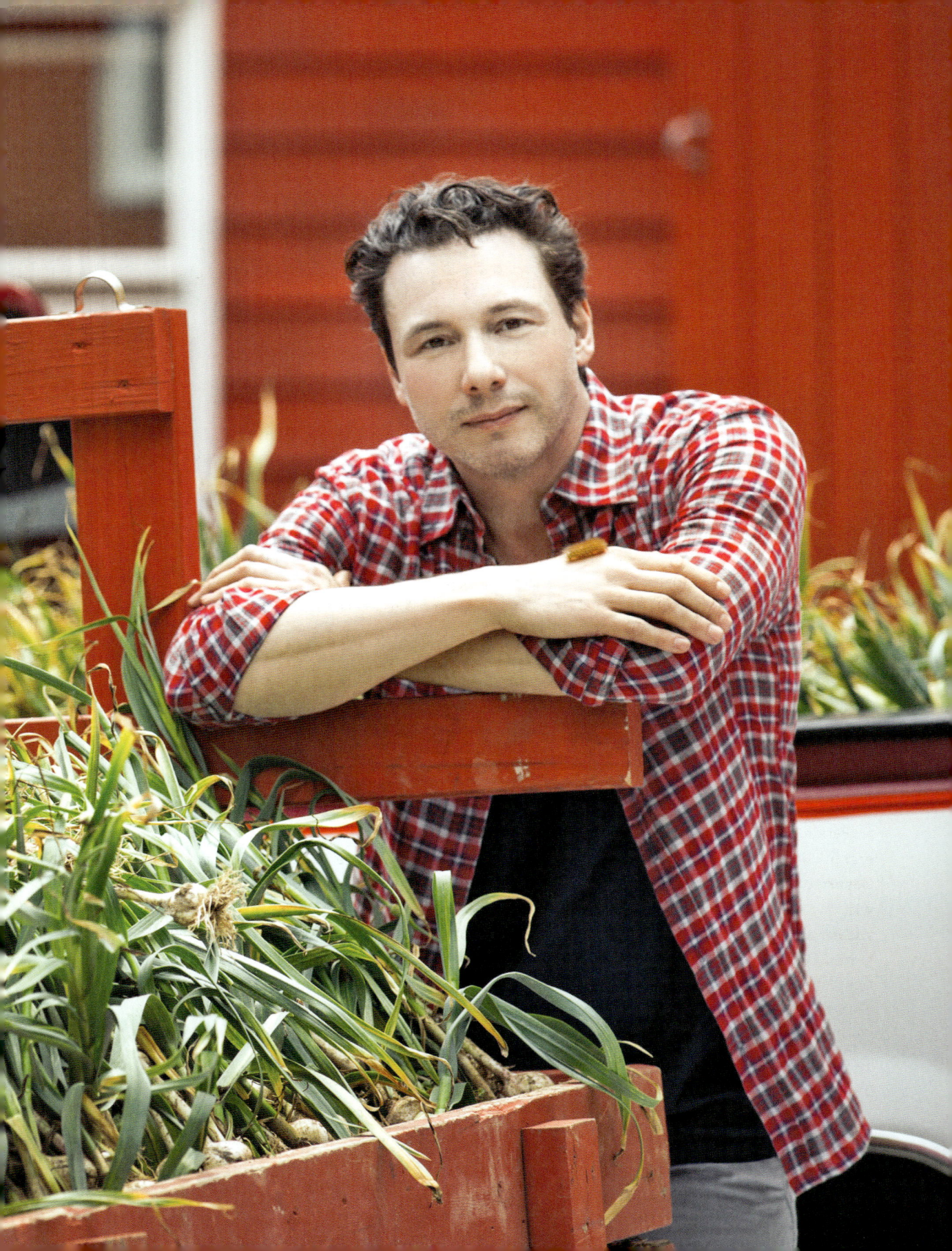

KAPITEL DREI

NATÜRLICH ESSEN, SICH GROSSARTIG FÜHLEN, ABNEHMEN

Als Kind verbrachte ich sehr viel Zeit im Haus meiner Großmutter auf Long Island. Genau genommen war es eine bewirtschaftete Farm mit Nutztieren sowie Obst- und Gemüsepflanzen, so weit das Auge reichte. Es gab dort Feigenbäume, Brombeersträucher, Pfirsich- und Pflaumenbäume, Apfelbäume und an Lauben wachsende Trauben. Sie zog verschiedene Salatpflanzen – Endivie, Rucola und Römischen Salat – ebenso wie rote und weiße Zwiebeln, Brokkoli, Karotten, Petersilie, Tomaten, Kohlsorten, Erbsen, Paprika und anderes. Wohin man auch schaute, erblickte man etwas, das wuchs, und Großmutters Garten sah immer schön und üppig aus. Wir aßen stets der Jahreszeit entsprechend, ein Konzept, das für Farmer seit Langem selbstverständlich ist, aber erst in jüngerer Zeit als heißer Trend auch in die Gastronomie Einzug gehalten hat. Einige Gemüse wie Tomaten und Paprika wurden eingemacht, sodass wir den ganzen Winter über etwas davon hatten. Selbst als Kind konnte ich bereits den Unterschied schmecken zwischen eingemachten Tomaten aus dem Laden und denen, die meine Großmutter selbst eingelegt hatte. Wenn ich heutzutage Biokost esse, werde ich genau in diese glückliche Zeit zurückversetzt.

Aber als ich dann älter wurde und mich immer intensiver der Welt des Kochens widmete, entfernte ich mich von der frischen, gesunden Ernährung meiner Kindheit. Als Chefkoch eines Dreisternehotels in New York City lag mein Fokus einzig und allein darauf, Essen zuzubereiten, das gut schmeckte. Ich machte mir überhaupt keine Gedanken über Bioessen, genetisch veränderte Lebensmittel, Kalorien oder Kohlenhydrate. Fett war mein bester Freund. Ich suchte nach Wegen, wie ich so viel Fett wie möglich in mein Essen zaubern konnte – Gänsefett, Speck und Schmalz.

Dann erfuhr ich, dass ich einen hohen Cholesterinspiegel und einen hohen Blutdruck hatte. Bald schon schien mein auf dem Führerschein angegebenes Gewicht nur noch für die linke Seite meines Körpers zu gelten. Ich musste einige sehr schwierige Entscheidungen treffen. Stellen Sie sich einen Chefkoch vor, der alle kulinarischen Tricks, die er im Laufe seines Lebens gelernt hatte, vergessen konnte und nun lernen musste, auf ganz neue Art zu kochen – wobei die Gesundheit oberste Priorität besaß. Es war nicht einfach, aber ich schaffte es. Wenn also ein moppeliger Küchenmeister, der Fett mehr liebte als Kinder den Ketchup, dies geschafft hat, dann schaffen Sie das auch.

DIE BIOLÖSUNG

Der Begriff „aus biologischem Anbau" bezieht sich, wie Sie vielleicht wissen, auf die landwirtschaftliche Produktionsmethode. Pflanzen den Jahreszeiten entsprechend ohne Verwendung von Herbiziden, Fungiziden, Pestiziden oder synthetischem Dünger anzubauen. Meiner Ansicht nach entspricht die biologische Anbauweise der traditionellen Bewirtschaftungsmethode – es ist der sogenannte „konventionelle" Anbau, der im Grunde eine moderne Erfindung ist. Für mich ist es sehr wichtig, frische Nahrungsmittel aus regionalem, biologischem Anbau zu essen, und auch für diesen Ernährungsplan ist es wichtig. Ich gebe zu, dass ich diesbezüglich sehr streng bin, aber das liegt daran, dass diese Form der Ernährung für Sie einfach besser ist – auch für Ihre Taille. Bionahrung enthält mehr Nährstoffe und sie ist frei von Chemikalien wie Pestiziden, die bereits mit allerlei Gesundheitsrisiken in Verbindung gebracht wurden, auch mit Fettleibigkeit.

Neben Obst und Gemüse aus ökologischem Anbau empfehle ich Ihnen, auch bei den Proteinquellen auf ökologische Erzeugung zu achten. Wie Sie an meiner Wahl von Spitzenproteinquellen in Kapitel 2 gesehen haben, bin ich in Bezug auf deren Qualität recht wählerisch. Ich versuche immer, Geflügel und rotes Fleisch von Biohöfen zu kaufen. Hühner und Puten dieser Herkunft werden normalerweise ohne den regelmäßigen Einsatz von Antibiotika gezüchtet. Vögel aus ökologischer Haltung werden auch nicht mit „Geflügeleinstreu" gefüttert, das ist eine Futtermischung, die auch Geflügelkot beinhaltet – igitt!

Ähnliches gilt für Rinder aus ökologischer Haltung. „Biozertifizierte" Rinder werden ohne die regelmäßige Gabe von Antibiotika oder Hormonen aufgezogen. In den USA gibt es außerdem das Siegel „American Grass-Fed Approved" oder „USDA Process Verified Grass-Fed". Diese Zertifizierung garantiert, dass das Tier zu 99 Prozent mit Gras gefüttert und – sofern es die Jahreszeit erlaubte – auf der Weide gehalten wurde.

Bei der Wahl von Eiweißquellen in Bioqualität stellen Meeresfrüchte ein gewisses Problem dar. In den USA ist ein Biolabel bei Fisch und Schalentieren nicht besonders aussagekräftig, da die amerikanische Lebensmittelbehörde FDA für Fisch und Schalentiere keine Biostandards genehmigt hat.[1] Meeresfrüchte können jedoch die Kennzeichnung „aus Wildfang" oder „aus Aquakultur" tragen. Fische aus Aquakulturen werden in einem Umfeld gezüchtet, das selten ideal ist. Die Gehege sind häufig überfüllt und oft von Seeläusen befallen. Um den Schädlingsbefall zu bekämpfen, setzen die Züchter Pestizide ein. Zuchtfische werden zudem oft mit Wachstumshormonen und Antibiotika behandelt und erhalten keine besonders hochwertige Nahrung – manchmal Pellets aus Maismehl, Soja, genmodifiziertem Rapsöl und anderen üblen Ingredienzien. Zuchtlachs wird gelegentlich sogar synthetischer Farbstoff zugesetzt, um das dunkle Rosa von Wildlachs zu imitieren! Er schmeckt auch nicht so gut wie Wildlachs – meist hat er eine eher schwammige Konsistenz und einen faden Geschmack. Vorsicht auch bei Zuchtgarnelen. Sie werden oft mit Antibiotika behandelt und können enorm viele Schadstoffe enthalten.

ANGRIFF DER OBESOGENEN STOFFE

Wenn Sie nicht überwiegend Bionahrung essen, waren sie vermutlich bereits obesogenen Substanzen ausgesetzt, auch endokrine Disruptoren genannt. Dies sind chemische Stoffe – Nahrungs-, Pharma- und Industriestoffe –, die in die Produktion oder Aktivität von Hormonen eingreifen, welche vom endokrinen System produziert werden. Obesogene Stoffe „tricksen" Ihren Körper aus, indem sie ihm vorgaukeln, natürliche Hormone zu sein – ein Vorgang, der fettbildende Östrogene im Körper erhöhen und die Funktion der stoffwechselfördernden Schilddrüsenhormone stören kann. Sie senken auch die Fähigkeit des Körpers zur Regulation von Leptin (das, wie Sie sich von Seite 13 erinnern, verhindert, dass wir zu viel essen). Kurz gesagt, obesogene Stoffe halten unseren Körper dazu an, Fett zu speichern, und machen uns damit anfälliger für eine Gewichtszunahme.

---

[1] In Europa existieren für Fisch und Meeresfrüchte seit 2010 EU-Bio-Standards und man findet Bio-Fisch und Bio-Meeresfrüchte mit dem obligatorischen EU-Bio-Logo.

Die Liste der obesogenen Substanzen wird immer länger; aktuell enthält sie bereits unter anderem Lebensmittelzusätze wie HFCS (Maissirup mit hohem Fruchtzuckergehalt) und MSG (Mononatriumglutamat) sowie Pestizide und BPA, einen chemischen Stoff, der in der Lebensmittelindustrie in einigen Kunststoffverpackungen gefunden wurde.

Sie sollten also nicht nur Lebensmittel mit Minuskalorien wählen, sondern auch obesogene Stoffe meiden. Dazu reicht nicht einfach ein kurzer Blick auf die Lebensmittelkennzeichnung (auch wenn das bereits viel hilft – bye-bye, Fruktosesirup!). Ist Ihnen erst einmal bewusst, wo obesogene Substanzen überall lauern, können Sie ihnen auch leichter aus dem Weg gehen. Hauptquellen dieser chemischen Stoffe sind:

Konventionelles Fleisch. Wie bereits in Kapitel 2 erklärt, wird konventionell gezüchtetes Vieh mit Hormonen gemästet – Hormone, die jenen Steroiden gleichen, die von Bodybuildern und Athleten eingenommen werden. Manchen Tieren werden weibliche Geschlechtshormone (Östrogene) verabreicht. Durch dieses synthetische Hormon werden männliche Tiere chemisch kastriert, was sie schneller wachsen lässt. Bei weiblichen Tieren verhindert Östrogen den Menstruationszyklus, wodurch die damit verbundene Energie für das Wachstum frei wird.

Neben den Hormonen, die wir zu uns nehmen, indem wir Steaks und Burger essen, wandert auch ein wesentlicher Teil der Hormone einfach durch den Körper der Tiere und endet mit deren Kot in der Erde. Wenn wir hormonhaltiges Fleisch oder Nahrungsmittel, die in hormonverseuchter Erde gezogen wurden, konsumieren, erreichen diese Substanzen unseren Blutkreislauf, wo sie extremen Schaden anrichten können.

Ergreifen Sie folgende Maßnahmen, um die Belastung durch obesogene Substanzen zu reduzieren:

- Kaufen Sie so mageres Fleisch wie möglich, da Hormone beim Rind im Fett gespeichert werden.
- Kaufen Sie nur Fleisch, Geflügel und Eier in Bioqualität oder von Tieren aus Weidehaltung.

- Wählen Sie rotes Fleisch und Geflügel mit der Kennzeichnung „aus zertifiziertem biologischen Anbau" oder dem Hinweis „Aufzucht ohne Antibiotika".
- Setzen Sie in Zukunft des Öfteren fleischlose Mahlzeiten auf Ihren Ernährungsplan. Legen Sie einen Tag oder zwei Tage pro Woche fest, an denen Sie Mahlzeiten auf rein pflanzlicher Basis zu sich nehmen.

Konventionelle Milchprodukte. Milchprodukte enthalten ebenfalls obesogene Stoffe, die vor allem von Kühen stammen, die Hormone zur Steigerung der Milchproduktion erhalten haben. Eine Möglichkeit, obesogene Substanzen in Milchprodukten zu meiden, besteht im Verzicht auf solche Produkte zumindest auf die Milch selbst. Hier einige Alternativen:

- Wählen Sie Pflanzenmilch aus Kernen und Nüssen wie etwa Mandelmilch oder Kokosmilch, aus Getreide wie zum Beispiel Reismilch oder auf pflanzlicher Basis wie etwa Hanfmilch. (Sojamilch versuche ich allerdings zu meiden; stark verarbeitetes Soja ist ein endokriner Disrupter.)
- Holen Sie sich Ihr Kalzium aus milchfreien Quellen. Großartige Kalziumlieferanten sind grüne Blattgemüse wie Grünkohl und Blattkohl, Kreuzblütengewächse wie Rosenkohl und Blumenkohl oder aber Sardinen, Kichererbsen, Bohnen und Feigen.
- Sie lieben nach wie vor Milchprodukte? Kaufen Sie nur Biomilch von Kühen aus Weidehaltung.

Pestizide. Pestizide und Fungizide werden auf konventionell angebaute landwirtschaftliche Erzeugnisse gesprüht und können aufgrund von verseuchtem Grundwasser auch in Zuchtfisch enthalten sein. Auf folgende Weise lässt sich die Aufnahme von Pestiziden am besten vermeiden:

- Kaufen Sie Bionahrung. Denken Sie daran: Diese Produkte wurden nicht mit Pestiziden, Fungiziden und anderen Chemikalien behandelt.
- Kaufen Sie Fisch, der in einem gesunden Umfeld gezüchtet wurde, oder zertifizierten Wildfisch.

Eine gute Website, die Ihnen bei der Wahl von Meeresfrüchten helfen kann, ist www.seafood-watch.org[2].

Hoch konzentrierter Fruktosesirup (HFCS). Diese chemisch veränderte Form des Maissirups (bereits an sich ein stark verarbeitetes Lebensmittel) ist eine wirklich, wirklich stark obesogene Substanz. Es wird Sie nicht überraschen, in welchen Produkten hoch konzentrierter Fruktosesirup typischerweise zu finden ist – nämlich in verpacktem Brot, Crackern, Süßwaren und Keksen sowie Erfrischungsgetränken und zuckerhaltigen Drinks. Die Lebensmittelhersteller schmuggeln hoch konzentrierten Maissirup sogar in scheinbar „gesunde" Nahrungsmittel wie Müsliriegel, Joghurt, Tiefkühlgerichte, Tomatensoßen, Gewürzmittel und sogar Nussmischungen. Bei verpackter Nahrung sollte man daher immer die Lebensmittelkennzeichnung genau studieren und darauf achten, dass kein Fruktose- beziehungsweise Maissirup auf der Zutatenliste steht.

Der Körper verstoffwechselt HFCS anders als andere Zuckerarten, indem er es direkt in Fett umwandelt. Durch diesen Prozess kann auch der Triglyceridspiegel steigen (Blutfett). Hohe Triglyceridwerte werden außerdem mit Herzerkrankungen in Verbindung gebracht. Wenn Sie hoch konzentrierten Fruktosesirup aus der Ernährung streichen, werden Sie überflüssige Pfunde los und können Ihre Gesundheit insgesamt verbessern. Hier mein Rat, wie Sie am besten vorgehen:

- Lesen Sie die Lebensmittelkennzeichnung und vermeiden Sie Nahrung mit Fruktose- oder Maissirup. Wenn Sie in Zukunft mehr Vollwertnahrung zu sich nehmen und Gluten und raffinierten Zucker aus Ihrer Ernährung streichen, ist das ganz einfach.

- Gewöhnen Sie sich Fast Food ab. Fast Food enthält oft HFCS, selbst dann, wenn es nicht süß schmeckt.
- Streichen Sie alle zuckerhaltigen Getränke aus Ihrer Ernährung. Konzentrieren Sie sich darauf, mehr Wasser zu trinken; sollten Sie Getränke mit einer leichten Geschmacksnote bevorzugen, wählen Sie Mineralwasser, grünen Tee oder Kräutertee.

GVO – NEIN DANKE!

Nahrungsmittel auf Basis von gentechnisch veränderten Organismen (GVOs) werden hergestellt, indem Gentechniker Gene aus einem lebenden Organismus (sagen wir einmal ein Bakterium oder Virus) in die DNA eines vollkommen fremden Organismus (sagen wir einmal Mais) schleusen, um ein Lebensmittelprodukt zu schaffen – einen genetisch veränderten Organismus (oder GVO) –, der toleranter gegenüber Kälte oder Unkrautvernichtungsmittel wird, widerstandsfähiger gegenüber Schädlingen oder aber eine längere Haltbarkeit aufweist. Sie haben vielleicht die Diskussionen in Bezug auf GVOs in den Medien mitverfolgt. Auch wenn in der Auseinandersetzung zwischen Biotechunternehmen, der Nahrungsmittelindustrie, Umweltschutzorganisationen und der US-Regierung noch nicht das letzte Wort gesprochen ist, votiere ich persönlich dafür, alle gentechnisch veränderten Lebensmittel zu meiden.

Tatsächlich haben Wissenschaftler unserer eigenen Lebensmittelbehörde FDA warnend darauf hingewiesen, dass durch gentechnisch veränderte Nahrung neue Toxine und Allergene entstehen könnten und sie strengeren Prüfverfahren unterworfen werden sollten, die auch langfristige Auswirkungen berücksichtigen. Leider hat sie aber auch behauptet, dass genmodifizierte Nahrungsmittel den konventionellen Nahrungsmitteln „im Wesentlichen gleichen", sodass aktuell keine Unbedenklichkeitsversuche und keine besondere Kennzeichnung vonnöten seien.

Ich bin aus mehreren Gründen gegen genmodifizierte Nahrungsmittel. Zunächst einmal liebe

---

[2] *Einkaufsratgeber für Verbraucher in Europa sind zu finden unter www.wwf.de/aktiv-werden/tipps-fuer-den-alltag/vernuenftig-einkaufen/einkaufsratgeber-fisch/ und unter www.greenpeace.de/presse/publikationen/einkaufsratgeber-fisch.*

ich sauberes Essen, ich will keine „Frankenstein-Nahrung" zu mir nehmen. Zweitens stellt GV-Nahrung eine echte Gefahr für die Umwelt dar und droht, einige traditionelle Anbaukulturen zu zerstören. Der Wind trägt genveränderte Samen davon und verteilt sie auf Feldern, auf denen nichtmodifizierte oder sogar ökologisch angebaute Pflanzen wachsen.

Drittens möchte ich definitiv die gesundheitsgefährdenden, Fett verursachenden Pestizide meiden. Über 80 Prozent aller genmodifizierten Getreidepflanzen tragen Gene für „Herbizidtoleranz" in sich. Das heißt, sie wurden mit einem Gen gezüchtet, das dafür sorgt, dass die Pflanze überlebt, wenn sie mit einem Unkrautvernichtungsmittel eingesprüht wird. Diese Praxis hat jedoch zu einem großen Problem geführt: Mittlerweile verbreiten sich überall herbizidresistente „Superunkräuter" und diese Epidemie hat dazu geführt, dass die Getreidepflanzen mit mehr Unkrautvernichtungsmitteln behandelt werden denn je. Tatsächlich wurden seit der Einführung von genmodifizierten Pflanzen in den 1990er-Jahren inzwischen über 200 Millionen Kilo Herbizide eingesetzt. Das bedeutet natürlich auch, dass noch mehr giftige Herbizidrückstände als zuvor in unserer Nahrung landen.

Viertens will ich meine Gesundheit schützen. Die Amerikanische Akademie für Umweltmedizin (AAEM) bringt unter anderem folgende potenzielle Gesundheitsrisiken mit dem Genuss genveränderter Lebensmittel in Verbindung: Unfruchtbarkeit, Immunschwäche, Beschleunigung des Alterungsprozesses, eine schlechte Insulinregulation, ein auffälliger Cholesterinwert, Magen-Darm-Erkrankungen. Im Jahr 2009 legte die AAEM Ärzten nahe, eine Ernährung ohne gentechnisch veränderte Lebensmittel zu empfehlen, wobei sie betonte, dass Krankheiten, die die Ärzte aktuell diagnostizierten, in Verbindung mit gentechnisch veränderter Nahrung stehen könnten.

Und zu guter Letzt habe ich ein moralisches Problem mit Unternehmen, die gentechnisch modifiziertes Saatgut herstellen. Große Agrochemiekonzerne wie Monsanto kaufen Saatgut, verändern es gentechnisch, lassen dies patentieren und verkaufen es dann an Farmer. Andere Farmer werden anschließend vor Gericht verklagt, wenn auf ihrem Feld patentiertes GV-Saatgut gefunden wird, das der Wind zufällig herübergeweht hat.

Ich werde keinen einzigen Cent für Produkte von Unternehmen ausgeben, die solche Geschäftspraktiken pflegen. Über unsere täglich gemachten Kaufentscheidungen haben wir, indem wir keine genmodifizierten Lebensmittel kaufen, die Möglichkeit, mit dem Geldbeutel abzustimmen. Doch wie können Sie sicherstellen, keine gentechnisch veränderte Nahrung zu kaufen?

KAUFEN SIE REGIONAL EIN

Was machen Sie bei Lebensmitteln ohne Etikett oder Aufkleber? Bei fehlender Kennzeichnung ist es am besten, erst einmal herauszufinden, wo das Produkt angebaut oder gezüchtet wurde. Ein Großteil der Nahrung, die Sie in den Regalen im Lebensmittelladen finden, wurde Tausende von Meilen mit dem LKW herbeigeschafft oder aus fremden Ländern importiert. Was meinen Sie, wie Obst und Gemüse eine Reise von mehreren Tausend Meilen überhaupt überstehen kann? Damit die Waren frisch bleiben (oder zumindest so wirken) sind sie mit den verschiedensten Chemikalien gespritzt und getränkt.

Kaufen Sie möglichst regional ein – und unterstützen Sie Ihren Bauernmarkt vor Ort. Wenn Sie in New York wohnen und Lebensmittel aus Pennsylvania oder Vermont oder dem New Yorker Hinterland erhalten, ist das für Sie regional. Immerhin wurden sie nicht in Belgien, China oder Mexiko gezüchtet. Sie sind nicht extra aus Kalifornien zu Ihnen gekommen, und es handelt sich nach wie vor um Vollwertnahrung mit vollem Aroma- und Nährstoffgehalt.

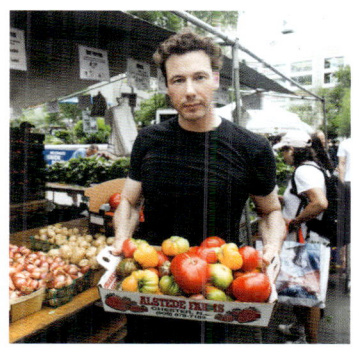

- Greifen Sie auf Bioprodukte zurück – ich weiß, ich wiederhole mich! Zertifizierten Biolebensmitteln werden nicht vorsätzlich GVOs zugesetzt, suchen Sie also nach Produkten mit der Kennzeichnung „aus rein biologischem Anbau" oder „mit Zutaten aus biologischem Anbau".
- Kaufen Sie nach Möglichkeit nicht allzu viele verpackte Lebensmittel; wenn Sie es doch tun, dann studieren Sie stets genau das Inhaltsstoffverzeichnis und suchen Sie nach Biovarianten und Marken mit der Kennzeichnung „ohne Gentechnik".

GEBEN SIE ENTZÜNDUNGEN KEINE NEUE NAHRUNG

Wenn Sie GVO-freie Vollwertkost aus biologischem Anbau wählen, die nicht gentechnisch verändert wurde, meiden Sie damit nicht nur obesogene Substanzen und optimieren Ihre Nahrung – Sie gehen auch einer der heimtückischsten Ursachen für eine schlechte Gesundheit aus dem Weg: Entzündungen.

Entzündungen sind ein natürlicher Prozess; es ist die Art des Körpers, auf Stress oder Traumata zu reagieren, und das ist nicht immer schlecht. Wenn Sie eine Verletzung haben, etwa eine Schnittverletzung oder eine Verstauchung oder eine durch Keime verursachte Krankheit, aktiviert Ihr Körper ein ganzes Heer an Selbstheilkräften – Enzyme, Antikörper, weiße Blutkörperchen und Nährstoffe –, um die Infektion zu bekämpfen und mit den Keimen fertigzuwerden. Diese Entzündungsreaktion ist der Grund, weshalb Sie nach einer Verletzung eine Schwellung wahrnehmen oder Fieber bekommen, wenn Sie krank sind. Sobald die Heilung einsetzt, geht die Entzündung zurück – die Schwellung nimmt ab, das Fieber sinkt.

Ihr Körper leidet ebenso unter Entzündungen, wenn er das Opfer schlechter Nahrung ist, einer Ansammlung von Schadstoffen, Stress oder Umweltgiften – mit der Zeit kann die Entzündung sogar chronisch werden. Sie bemerken es viel-

leicht gar nicht, da es im Innern passiert, aber chronische Entzündungen können letztlich viele Krankheiten verursachen, beispielsweise Diabetes, Bluthochdruck, Herz-Kreislauf-Störungen, Demenz, Arthritis, Ekzeme und sogar Krebs. In einem im *Journal of Epidemiology* veröffentlichten Bericht stellten Forscher fest, dass von den über 80.000 beobachteten Teilnehmern diejenigen an Krebs erkrankten, die im Vergleich zu den krankheitsfreien Testpersonen signifikant höhere Entzündungsmarker aufwiesen.

Es gibt zunehmend Belege dafür, dass gutes Essen und Antistress-Techniken zur Vermeidung chronischer Entzündungen beitragen können. Hier ein paar Maßnahmen für den Alltag:

- Essen Sie Obst und Gemüse aus biologischem Anbau. Sie stecken voller krankheitshemmender Antioxidantien und gesundheitsfördernder sekundärer Pflanzenstoffe, die allesamt gegen Entzündungen wirken. Kreuzblütler – Brokkoli, Kohl, Rosenkohl, Grünkohl und Blumenkohl – sind besonders reich an diesen entzündungshemmenden Substanzen. Wenn Sie sich für Bioprodukte entscheiden, sind Sie auch Pestiziden – einem der Auslöser für Entzündungen im Körper – weniger stark ausgesetzt.
- Streichen Sie alle raffinierten Kohlenhydrate und verarbeiteten Nahrungsmittel. Ich spreche von Lebensmitteln, die mit weißem Mehl, Zucker und hoch konzentriertem Fruktose- beziehungsweise Maissirup hergestellt sind. Diese ungesunden Kohlenhydrate begünstigen die Entstehung von Entzündungen.
- Wählen Sie gesunde Fette. Hierzu gehören natives Olivenöl extra und mittelgroße Portionen an Avocados, Nüssen und Samen. Gesunde Fette bekämpfen Entzündungen.
- Essen Sie zweimal die Woche Fisch aus Wildfang. Die Omega-3-Fettsäuren, die in Fischsorten wie Thunfisch, Makrele, Sardine und Lachs in großen Mengen vorhanden sind, können Entzündungen verringern.

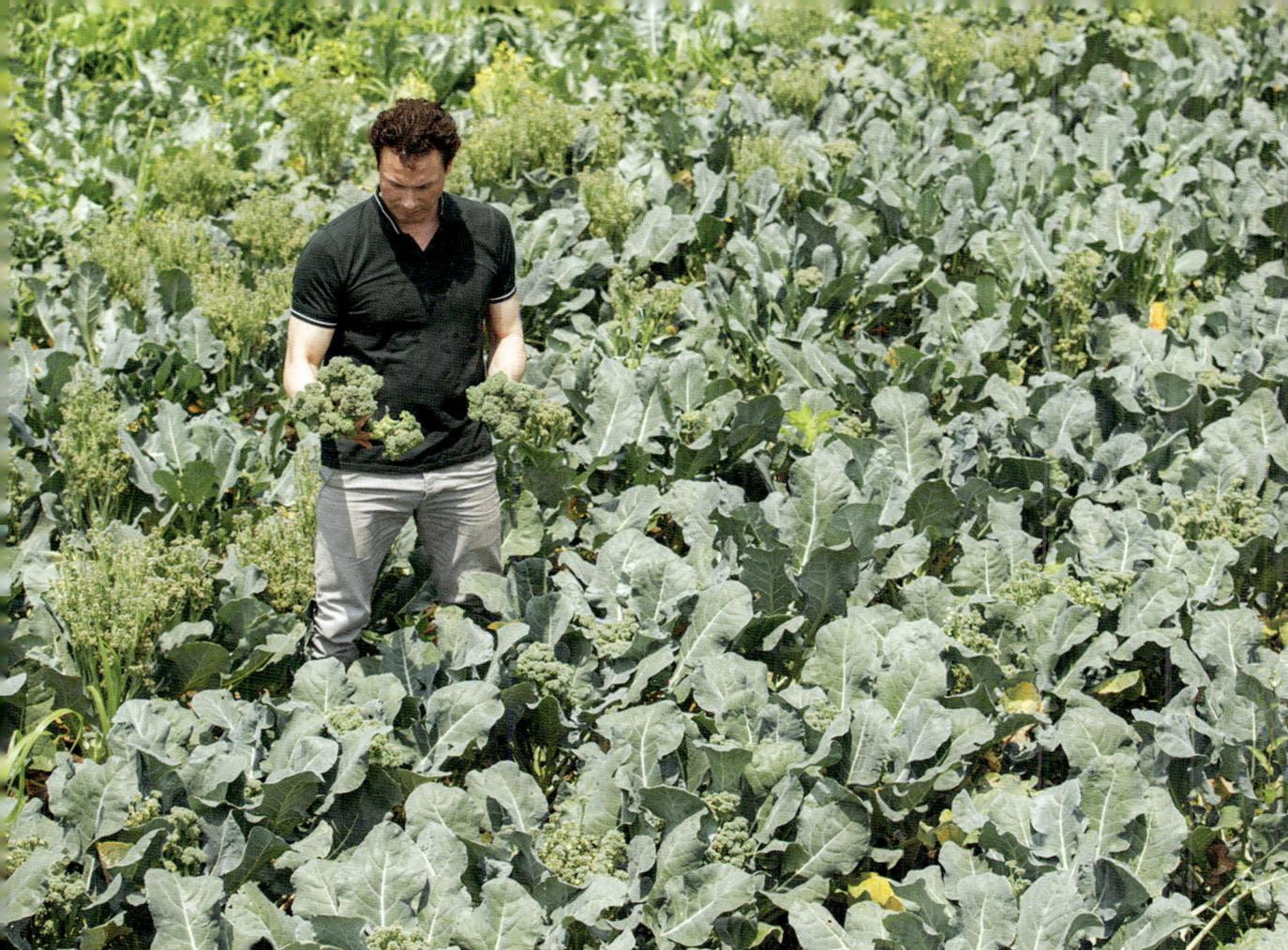

■ Würzen Sie Ihr Essen kräftig. Wie auf Seite 17 schon erwähnt wurde, sind Gewürze mehr als bloß Aromastoffe – sie sind außerdem in der Lage, Fett zu verbrennen. Obendrein stecken sie voller sekundärer Pflanzenstoffe, die Entzündungen bekämpfen. Zwei der besten entzündungshemmenden Gewürze sind Ingwer und Kurkuma.

■ Eliminieren Sie potenzielle Allergene aus Ihrer Nahrung. Wenn Sie eine Unverträglichkeit oder Überempfindlichkeit gegenüber Gluten, Lactose oder anderen Stoffen ignorieren, kann das chronische Entzündungen verschlimmern. Stuft der Körper diese Allergene als feindliche Eindringlinge ein, wird das Immunsystem und die Zirkulation von Entzündungsstoffen hochgefahren.

■ Achten Sie auf Ihr Gewicht. Überschüssige Pfunde können Entzündungen fördern. Wenn Sie Ihr Gewicht nur um fünf bis zehn Prozent verringern, kann das bereits enorme Auswirkungen haben und die Entzündung stark senken. Die Minuskalorien-Diät wird Ihnen dabei helfen, Ihr Idealgewicht zu erreichen – und zu halten.

Ich finde es einfach großartig, wenn man sich wohlfühlt, und wenn ich Vollwertnahrung esse, dann fühle ich mich wohl. Körper und Geist sind lebendig und ich bin voller Leben. Meiner Seele geht es gut, weil ich spüre, dass ich nicht nur etwas Gesundes für mich, sondern auch für unsere Erde tue. Sie haben die Möglichkeit das Gleiche zu tun. Alles fängt damit an, dass Sie sauber essen. Auf geht's ...

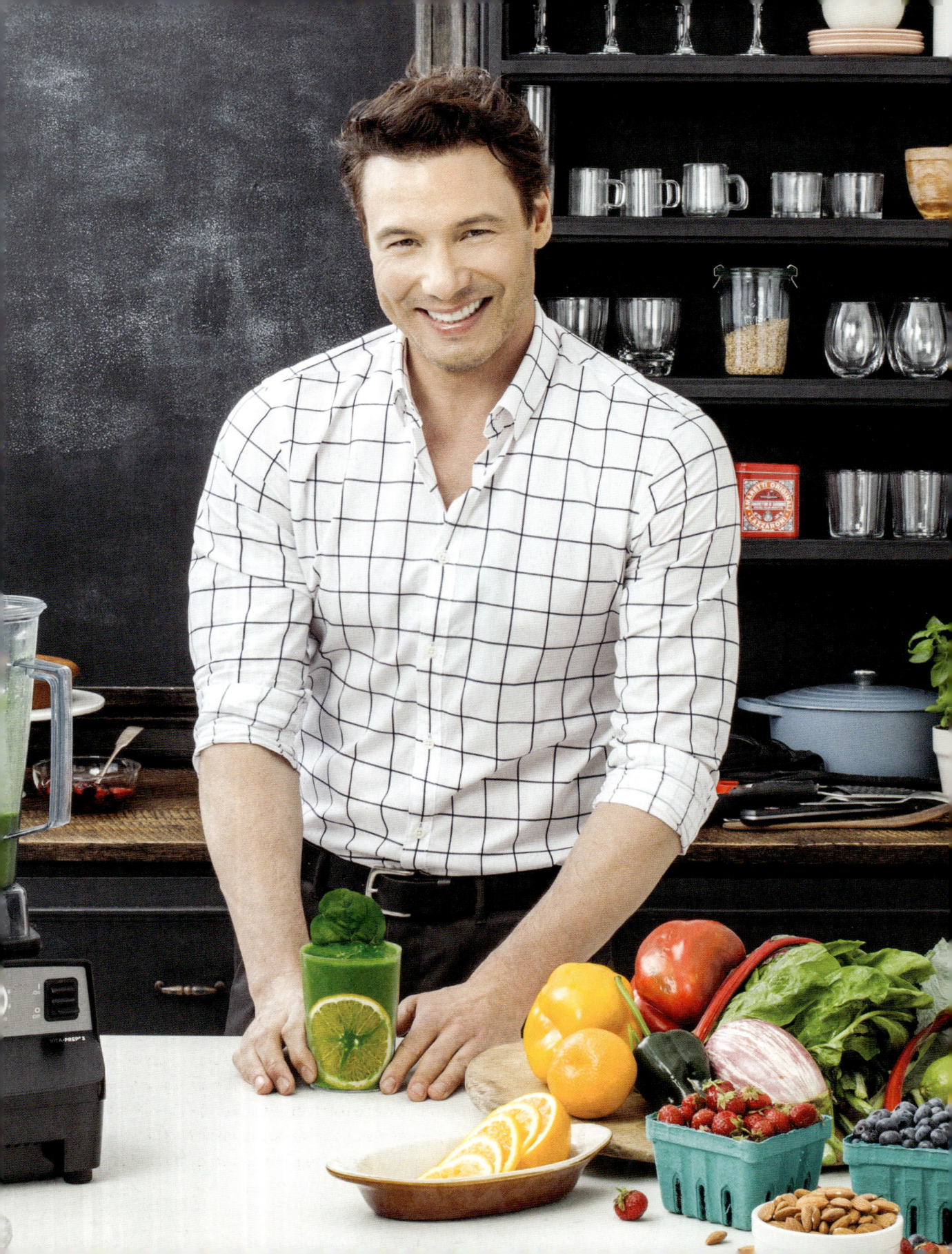

KAPITEL VIER

DIE 10-TAGE-MINUSKALORIEN-REINIGUNG

Sie haben vermutlich schon einiges übers Entschlacken gehört (auch „Detox" genannt) – es ist in letzter Zeit zu einem echten Trend geworden. Vielleicht haben Sie in Interviews mit bekannten Persönlichkeiten gelesen, dass diese auf eine Reinigungskur mit Saft schwören, oder Sie haben teure Entschlackungskuren im Onlinehandel gesehen. Möglicherweise haben Sie auch mit einem Freund oder einem Kollegen gesprochen, der die Vorzüge der neuesten „Detox-Kur" gepriesen hat. Vielleicht fragen Sie sich nun: Was bedeutet eigentlich Entschlacken – und warum sollte der Körper überhaupt *gereinigt* werden?

Jede Zelle im Körper produziert Schlacken, die entfernt werden müssen. Wir alle waren bereits bis zu einem gewissen Grad Giftstoffen ausgesetzt, und das wird sich auch in Zukunft nicht ändern. Sie entstehen durch Pestizide, Strahlung, chemische Substanzen, Konservierungsstoffe und andere chemische Nebenprodukte, die sich in unserem Wasser, unserer Nahrung und in der Luft befinden. Diese toxischen Stoffe können dem Körper schaden und unsere natürlichen Entgiftungsorgane – Haut, Nieren, Darm und Leber – extrem belasten.

Wir können diese Organe bei ihrer Arbeit unterstützen, indem wir Vollwertnahrung essen, reines Wasser trinken und regelmäßig Sport treiben. All diese Maßnahmen spielen eine entscheidende Rolle dabei, dass die Organe Giftstoffe effizient und effektiv aus dem Körper beseitigen. Ich stelle mir das Entschlacken gern wie einen inneren Hausputz vor, nach dessen Durchführung der Körper wieder optimal funktionieren kann.

Der Verlust von Gewicht ist in diesem Zusammenhang ein angenehmer Nebeneffekt der Minuskalorien-Reinigung. Tatsächlich nehmen viele Leute bei diesem Teil des Programms bis zu einem Pfund pro Tag ab. Rechnen Sie sich das einmal aus: Das sind 10 Pfund in 10 Tagen! Da Sie vor allem Minuskalorien zu sich nehmen und dabei Zucker sowie verarbeitete Kohlenhydrate aus der Ernährung streichen – zwei Nahrungsmittelkategorien, die eine Gewichtszunahme fördern –, werden Sie auf natürliche Weise eine negative Kalorienbilanz erzielen. Darüber hinaus werden Sie sehr viele Ballaststoffe essen und trinken, die den Gewichtsverlust stimulieren, indem sie überschüssiges Fett und Kalorien aus dem Körper leiten. Beschleunigt werden Gewichtsverlust und Fettverbrennung dann noch dadurch, dass Sie mehr Flüssigkeit zu sich nehmen – eine der Hauptkomponenten in diesem Reinigungsprogramm.

Und im Gegensatz zu einigen populären Fastenkuren oder Entschlackungsprogrammen mit Säften werden Sie sich mit diesem Ernährungsplan während des gesamten Entgiftungsprozesses nicht hungrig fühlen, denn die Nahrung mit Minuskalorien, die Sie zu sich nehmen, ist vollwertig und sättigend.

Sie können also Ihr Leben wie gewohnt weiterführen – arbeiten, Sport treiben, mit den Kindern herumtollen –, ohne sich erschöpft zu fühlen. Sie müssen kein Leben in der Warteschleife führen, keine Aktivitäten verschieben oder Veranstaltungen absagen. Sie können ohne Ausfallzeiten „einfach nur leben".

SMOOTHIES, SUPPEN UND SALATE

Während der Reinigungsphase werden Sie insgesamt viermal täglich eine Mahlzeit aus drei möglichen Kategorien genießen: Smoothies, Suppen und Salate. Von diesen vier Mahlzeiten erhalten Sie drei in Form von Smoothies, die vierte ist entweder eine Suppe oder ein Salat. Für diese Zusammensetzung gibt es gute Gründe.

Smoothies

Erstens enthält jeder Smoothie ein oder zwei Nahrungsmittel mit Minuskalorien, sodass Sie damit eine geballte Ladung an Nährstoffen erhalten, die zur Ankurbelung des Stoffwechsels beitragen. Zweitens verfügen meine Smoothies über einen hohen Gehalt an Wasser und Ballaststoffen; damit bekommen Sie also zur Sättigung auch wirklich eine Menge Stoff für Ihr Geld geboten. Drittens werden Sie Ihre Smoothies noch mit Proteinpulver anreichern. Und wie Sie inzwischen wissen, beschleunigt Protein die Fettverbrennung, es trägt zum Aufbau aktiver Muskeln bei und erhöht das Sättigungsgefühl.

Suppen

Es gibt nichts, was ich mehr liebe, als eine Schüssel mit herzhafter, selbst gemachter Suppe. Das ist wahres Wohlfühlessen. Aber Suppe verfügt noch über einen weiteren Vorteil, was Forschungen bergeweise bestätigt haben: Sie hilft Ihnen, Ihr Gewicht zu reduzieren und das neue Gewicht zu halten. Der Grund hierfür liegt darin, dass Suppe stark sättigt, obwohl sie doch größtenteils nur aus Wasser besteht.

Forschungen aus über zwei Jahrzehnten haben ergeben, dass Suppe das Völlegefühl erhöht, Hunger lindert und verhindert, dass man zu viel isst. Der Grund: Suppe ist von Natur aus ein Nahrungsmittel mit „geringer Energiedichte", was bedeutet, dass sie für die gleiche Anzahl an Kalorien mehr Nahrung und Nährstoffe bietet als andere Lebensmittel und Sie dadurch letztlich satter macht. Und ebenso wie die Smoothies stecken meine Suppen voller Zutaten mit Minuskalorien.

Salate

Obst und Gemüse sind für den Entgiftungsprozess besonders effektiv, wenn sie roh verzehrt werden – auf diese Weise bleiben alle natürlichen Ballast- und Nährstoffe erhalten. Die Vitamine, Mineralstoffe und Antioxidantien werden Ihnen einfach guttun und dank des natürlichen Zuckergehalts in den Früchten wird Ihr Heißhunger auf Süßes weniger ausgeprägt sein. Mit Salaten erhalten Sie auf besonders genussvolle Weise Ihre tägliche Dosis an Vitaminen. Sie sind vielleicht skeptisch, ob Ihr Appetit durch einen Salat gestillt wird, aber vertrauen Sie mir, das wird er. Soll der Salat satt machen und gleichzeitig Fett verbrennen, ist es wichtig, dass auch Eiweiß in die Salatschüssel kommt – ich habe für Sie Rezepte zusammengestellt, die pflanzliches und tierisches Eiweiß enthalten.

Beim Entschlacken geht es nicht nur darum, was Sie in sich hineinstopfen. Ebenso wichtig ist, dass Sie sich bewusst machen, was *draußen bleibt!* Hier eine Anleitung in drei Schritten, wie Sie die Entschlackung vorbereiten:

SCHRITT 1: VERBANNEN SIE DIE TOXINE

Jeden Tag sind wir durch unsere Umwelt und unsere Nahrung schädlichen, gesundheitsgefährdenden Toxinen ausgesetzt. Sogar über die Luft atmen wir sie ein. Sie sammeln sich in der Leber, dem wichtigsten Entgiftungsorgan des Körpers. Woran erkennen Sie, ob Ihre Leber zu stark mit Giftstoffen belastet ist? Zu den wichtigsten Signalen gehören chronische Erschöpfung, Kopfschmerzen, Allergien, Blähungen, Hautprobleme, Launenhaftigkeit und Benebeltsein („Brain Fog").

Der einfachste Weg, die Belastung durch umweltbedingte Toxine (vor allem in Nahrungsmitteln) zu reduzieren, besteht darin, sich auf den Genuss von Vollwertnahrung zu konzentrieren und täglich reines Wasser zu trinken, was Sie beides im Rahmen dieses Ernährungsplans machen werden!

SCHRITT 2: BEREINIGEN SIE IHR NAHRUNGSMITTELSPEKTRUM

Hier erfahren Sie, auf welche Nahrungsmittel Sie verzichten müssen – und weshalb Sie das tun sollten.

- **Haushaltszucker und Süßstoffe.** Zucker macht hochgradig süchtig. Einige Experten behaupten, dass eine Entwöhnung davon besonders hart sei, möglicherweise sechs- bis achtmal so schwer wie die Entwöhnung von Kokain. Die Schwierigkeit besteht unter anderem darin, dass Zucker zunächst für ein „natürliches Hoch" sorgt, indem er das Gehirn dazu bringt, die „Wohlfühlsubstanz" Serotonin auszuschütten. Sie wollen dieses Gefühl, also essen Sie mehr Zucker. Forschern der Yale University zufolge zeigten die Versuchsteilnehmer, Frauen, denen Bilder von einem Milchshake mit Schokoladeneis präsentiert wurden, die gleiche Gehirnaktivität wie Abhängige, die sich nach Drogen oder Alkohol sehnten. Natürlich kann der Genuss einer großen Menge des süßen Zeugs auch zu Fettleibigkeit beitragen, zu Diabetes und Herz-Kreislauf-Problemen. Erfrischungsgetränke sind in dieser Reinigungskur eindeutig tabu; 0,35 l Cola enthalten etwa zwölf Teelöffel Zucker. Ebenfalls verboten sind in Flaschen abgefüllte Smoothies, Frucht- und Obstsäfte aus dem Laden, gesüßter Kaffee sowie alle anderen Getränke in Flaschen, die laut Kennzeichnung einen hohen Gehalt an Fruktosesirup aufweisen. Künstliche Süßstoffe sind ebenfalls strikt untersagt – also Schluss mit der Diät-Cola!

- **Verarbeitete Lebensmittel.** Hierzu zählen verarbeitetes Getreide und viele Nahrungsmittel, die in Verpackungen verkauft werden. Verarbeitete Lebensmittel enthalten nicht nur Zucker, sondern auch andere Zusatz- und Konservierungsstoffe. Diese wirken wie eine Verschmutzung in Ihrem Körper. Wenn sie sich in Fettzellen anreichern, können sie einige Probleme verursachen, zum Beispiel den Blutzuckerspiegel beeinflussen, Entzündungen hervorrufen und den Stoffwechsel verlangsamen. Pausieren Sie einmal damit und Sie werden gleich einen Unterschied feststellen: Sie fühlen sich leichter, energievoller und geistig wacher.

- **Milchprodukte.** Kommerziell hergestellte Milchprodukte enthalten häufig Allergene, die das Immunsystem belasten können, wenn man sensibel darauf reagiert. Bei vielen Menschen mit einer Empfindlichkeit gegenüber Milchprodukten treten regelmäßig ähnliche Symptome auf wie bei einer Lactoseintoleranz, zum Beispiel Durchfall und Blähungen, aber viele erkennen den Zusammenhang erst dann, wenn sie Milchprodukte für eine Weile komplett meiden und die Symptome dadurch verschwinden. Während der Entschlackungsphase verzichten wir 10 Tage lang auf Milchprodukte. Achten Sie darauf, wie Sie sich vorher und nachher fühlen. Manchmal bleibt die Empfindlichkeit gegenüber einem Lebensmittel lange verborgen, da wir es so regelmäßig zu uns nehmen, dass wir erst während einer Pause bemerken, wie viel besser es uns geht, wenn wir darauf verzichten.

- **Gluten.** Gluten ist ein Pflanzenprotein, das in bestimmten Getreidepflanzen vorkommt, unter anderem in Weizen, Gerste und Roggen. Viele Menschen leiden unter einer Glutenintoleranz, nach dem Essen treten dann Verdauungsbeschwerden auf. In den USA reagiert einer von 133 Menschen tatsächlich allergisch auf Gluten. Diese Form der Allergie wird Zöliakie genannt; es ist eine heftige Immunreaktion, die nach der

Aufnahme von Gluten im Dünndarm auftritt und zu Nährstoffmängeln führen kann.

Grundsätzlich ist nichts Verkehrtes daran, Getreide zu essen. Vollkorngetreide ist reich an Ballaststoffen, und viele Sorten verfügen über wichtige Vitamine und Mineralstoffe wie zum Beispiel Folsäure. Aber in den USA isst man größtenteils Weizen und Getreide, das gentechnisch verändert wurde und einen sehr hohen Gehalt an Gluten besitzt. Viele meiner Kunden, die sich glutenfrei ernähren, berichten, dass sie bei Reisen ins Ausland – zum Beispiel nach Italien – Pasta genießen und überhaupt keine Probleme damit haben. Ich erkläre ihnen dann, dass das daran liegt, dass der Weizen in Italien und auch in anderen europäischen Ländern seit mehr als 500 Jahren nicht verändert wurde, in europäischen Ländern sind genveränderte Lebensmittel sogar größtenteils verboten.

Wenn Sie kein Getreide mehr essen – zumindest eine Zeitlang nicht – dürfen Sie mit dem Verlust von einigen Pfunden rechnen. Wieso? Weil wir in den USA absurd große Mengen von diesem Nahrungsmittel zu uns nehmen, und es steckt voller Kalorien. Sobald Sie glutenhaltige Getreide aus Ihrer Ernährung verbannen, werden Sie sich gleich besser fühlen und deutlich schlanker aussehen.

- **Gehärtete Fette.** Ich lege Ihnen dringend ans Herz, Nahrungsmittel oder Lebensmittelprodukte zu meiden, die „teilweise gehärtete pflanzliche Fette" enthalten, eine Transfettsäurenquelle. (Das sollten Sie grundsätzlich machen, nicht nur während des Entschlackens!) Transfettsäuren verlangsamen den Stoffwechsel eindeutig und erhöhen die Insulintoleranz. Überprüfen Sie immer die Liste der Inhaltsstoffe auf dem Etikett. Alles, was „gehärtet" ist, sollten Sie meiden.

- **Alkohol.** Lassen Sie uns das gleich klarstellen: Es gibt keinen – *wirklich keinen* – besseren Begleiter für eine großartige Mahlzeit als ein schönes Glas Rotwein. Aber während der Entschlackungsphase sind alkoholische Getränke absolut tabu. Ja, ich weiß, Ihren abendlichen Cocktail aufgeben, gehört eventuell zu den härtesten Opfern, die Sie bringen müssen. Aber Alkohol belastet die Leber, er verlangsamt den Stoffwechsel, indem er das zentrale Nervensystem beeinträchtigt, und er fügt Ihrem Diättag zusätzliche Kalorien hinzu. Hoher Alkoholkonsum beeinträchtigt den Körper auch in seiner Leistung, Fett zu verbrennen, und verstärkt die Neigung zu überschüssigem Bauchfett. Sie sollten also in der Zeit, in der Sie Ihrem Körper durch eine Entgiftung die Möglichkeit zur Selbstheilung geben, Ihren Organismus nicht mit Alk belasten.

- **Kaffee.** Dies ist etwas, das ich Ihnen selbst überlasse, mit einer kleinen Einschränkung jedoch. Theoretisch habe ich kein Problem mit Kaffee, aber ich habe ein Problem mit aufgebrühtem Kaffee. Studien haben gezeigt, dass Brühkaffee so viel Säure enthält, dass er Entzündungen verursacht und deshalb schädlich sein kann.

Ein weiterer Grund, die Finger vom Kaffee zu lassen: Verschiedene Studien legen nahe, dass regelmäßiger Kaffeekonsum zu einer Insulinresistenz führen kann, was das Risiko, an Diabetes zu erkranken, erhöht und es Ihnen leichter macht, weitere Pfunde zuzulegen.

Wenn Sie ein echter Koffeinjunkie sind, schlage ich vor, dass Sie zu meinem Lieblingsmuntermacher übergehen: Espresso (während der Reinigungsphase nur einen pro Tag!). Da es sich um eine so kleine, konzentrierte Menge an Kaffee handelt, ist die Wahrscheinlichkeit, dass er Entzündungen hervorruft, geringer, als wenn Sie große Tassen mit gebrühtem Kaffee trinken. Vielleicht ziehen Sie auch grünen Tee oder Matcha-Tee in Erwägung; beide besitzen erwiesenermaßen fettverbrennende Eigenschaften. Oder wählen Sie Kräutertees und Kaffee-Ersatzprodukte. Einige gute amerikanische Produkte sind Pero, Roma, Cafix und Teeccino. Eine weitere Option wäre, Maca-Tee zu probieren, das legendäre Superfood aus Peru, das enorm viel Energie und Ausdauer verleihen soll.

SCHRITT 3:
BEREITEN SIE SICH AM TAG VOR DER REINIGUNGSKUR GUT VOR

Bevor Sie Ihren Körper reinigen, müssen Sie zunächst einmal Ihren Kühlschrank und den Vorratsschrank reinigen. Entfernen Sie alles, was die Entschlackungskur gefährden könnte, einschließlich dem, was unter Schritt 2 aufgeführt wurde. Erzählen Sie Ihrer Familie und den Freunden, dass Sie entgiften werden und deshalb nicht mit ihnen zum Essen oder zum Kaffeetrinken gehen können. Es sind ja nur 10 Tage. Das schaffen Sie.

Wiegen Sie sich an dem Tag, bevor Sie anfangen, und notieren Sie Ihr Gewicht. Wiegen Sie sich dann erst wieder am Tag nach Beendigung der Reinigungskur. Das Gewicht weist ähnliche Fluktuationen auf wie der Aktienmarkt; wenn Sie sich ständig auf die Waage stellen und die Schwankungen sehen, könnte Sie das frustrieren und vom Ziel abbringen.

SCHRITT 4:
FOLGEN SIE DEN 10 REGELN DER MINUSKALORIEN-REINIGUNG

Die Regeln sind ganz einfach. Wenn Sie im Laufe der Reinigungsphase Fragen haben, sollten Sie diese Seite nochmals lesen.

1. Trinken Sie als Erstes früh am Morgen 2 l Wasser, um Schadstoffe aus dem Organismus zu spülen und den Stoffwechsel in Schwung zu bringen.

2. Trinken Sie im Laufe des Tages acht weitere Tassen gefiltertes Wasser. Ein Teil dieser Menge kann auch aus Kräutertee bestehen, aber trinken Sie ansonsten nichts anderes – Kaffee, Tee und Alkohol sind nicht erlaubt. Sie können gern ein wenig frischen Zitronensaft ins Wasser geben, um ihm damit ein wenig Geschmack und Nährstoffe zu verleihen.

3. Nehmen Sie täglich drei Smoothies zu sich und eine feste Mahlzeit am Abend. Alle zwei Tage sollte Ihre feste Mahlzeit aus einem Salat oder einer Suppe bestehen. An „Salat-" oder „Suppentagen" können Sie die Suppe oder den Salat auch am Mittag essen und den Smoothie der Mahlzeit 2 als Mahlzeit 3 am Abend genießen.

4. Folgen Sie entweder dem vorgeschlagenen Essensplan (Seite 33) oder improvisieren Sie einfach. Sie können einige der Smoothies, die Ihnen am besten schmecken, auswählen und 10 Tage lang daran festhalten oder sich nach dem gedruckten Plan richten. Das Gleiche gilt für die Suppen und Salate, die für das Mittag- oder Abendessen ausgetauscht werden können.

5. Essen Sie, bis Sie satt und zufrieden sind – dann hören Sie auf.

6. Zählen Sie keine Kalorien. Wiegen Sie nichts ab und zählen Sie nichts. Wenn Sie die richtigen Nahrungsmittel zur Entschlackung zu sich nehmen, werden Sie instinktiv wissen, wie viel Sie essen müssen und was für Ihren Körper richtig ist.

7. Essen Sie nicht nach 20 Uhr. Essen, das nach 20 Uhr zu sich genommen wird, benötigt tendenziell mehr Zeit zum Verdauen, da sich zur Bettzeit der Stoffwechsel verlangsamt. Halten Sie Ihren Organismus sauber, damit er optimal funktionieren kann, indem Sie späte Mahlzeiten vermeiden.

8. Sollten Sie sich müde fühlen, dann schlafen Sie. Wenn Sie sich ausruhen, erhält Ihr Körper die Möglichkeit, neu aufzutanken und Zellen zu reparieren.

9. Halten Sie sich fern von Nahrungsmitteln, die ich unter Schritt 2 erwähnt habe (Seite 35 und 36).

10. Führen Sie die Reinigungskur nicht länger als 10 Tage lang durch.

ERNÄHRUNGSPLAN FÜR DIE 10-TÄGIGE MINUSKALORIEN-REINIGUNG

TAG 1

Mahlzeit 1 Grüner Gurken-Erdbeer-Smoothie
Mahlzeit 2 Smoothie Grüne Göttin
Mahlzeit 3 Smoothie Sangrita mit Tomaten, Orangen und roter Paprika
Mahlzeit 4 Geschwärzter-Thunfisch-Tataki-Salat mit Zitrusfrucht, Tofu und Brunnenkresse

TAG 2

Mahlzeit 1 Apfel-Limette-Protein-Smoothie mit Koriander
Mahlzeit 2 Tropical Sunrise Smoothie
Mahlzeit 3 Virgin Mary Smoothie
Mahlzeit 4 Hühnersuppe mit Endivie und Lauch

TAG 3

Mahlzeit 1 Würziger Apfelkuchen-Smoothie
Mahlzeit 2 Grüner Smoothie „Dilliziös"
Mahlzeit 3 Spinat-Ananas-Smoothie mit Limette und Minze
Mahlzeit 4 Roccos Chefsalat

TAG 4

Mahlzeit 1 Erdbeer-Shortcake-Smoothie
Mahlzeit 2 Zitrone-Ingwer-Smoothie
Mahlzeit 3 Mandel-Vanille-Protein-Smoothie
Mahlzeit 4 Suppe „Caldo verde" aus gemischtem Blattgemüse und Kichererbsen

TAG 5

Mahlzeit 1 Orange Greensicle Smoothie
Mahlzeit 2 Zitrone-Ingwer-Smoothie
Mahlzeit 3 Virgin Mary Smoothie
Mahlzeit 4 Mangold-Puten-Salat mit großen, hellen Rosinen und Kapern

TAG 6

Mahlzeit 1 Heidelbeer-Basilikum-Smoothie
Mahlzeit 2 Apfel-Limette-Protein-Smoothie mit Koriander
Mahlzeit 3 Spinat-Ananas-Smoothie mit Limette und Minze
Mahlzeit 4 Gemüse-Pot-au-feu

TAG 7

Mahlzeit 1 Zitrus-Beeren-Mix-Smoothie
Mahlzeit 2 Smoothie Grüne Göttin
Mahlzeit 3 Tropical Sunrise Smoothie
Mahlzeit 4 Krabbensalat mit Apfel, Sellerie und Blattgemüse

TAG 8

Mahlzeit 1 Grüner Gurken-Erdbeer-Smoothie
Mahlzeit 2 Smoothie Sangrita mit Tomate, Orange und roter Paprika
Mahlzeit 3 Würziger Apfelkuchen-Smoothie
Mahlzeit 4 Flankensteaksalat mit Meerrettich und Apfel

TAG 9

Mahlzeit 1 Orange Greensicle Smoothie
Mahlzeit 2 Grüner Smoothie „Dilliziös"
Mahlzeit 3 Spinat-Ananas-Smoothie mit Limette und Minze
Mahlzeit 4 Asiatische Curry-Muschel-Suppe

TAG 10

Mahlzeit 1 Mandel-Vanille-Protein-Smoothie
Mahlzeit 2 Limone-Ingwer-Smoothie
Mahlzeit 3 Erdbeer-Shortcake-Smoothie
Mahlzeit 4 Garnelen-Gurken-Salat mit roten Zwiebeln und Poblanos

DIE EINKAUFSLISTE

Wir werden auch Ihre wöchentliche Einkaufsliste im Hinblick auf Giftstoffe einer gründlichen Überprüfung unterziehen. Wie schon erwähnt, sollten Sie frisches Obst und Gemüse der Saison möglichst in Bioqualität kaufen – für die Entschlackungsphase ist das besonders wichtig. Schließlich wollen Sie doch nicht den Körper entschlacken, nur um ihn dann mit Pestiziden aus konventionell angebauter Produkten erneut zu belasten. Selbst wenn Sie nur für eine kurze Zeit auf Bioessen umstellen, kann das bereits eine spürbare Auswirkung auf die Gesundheit haben: Forscher der Emory University ließen ihre Versuchsteilnehmer einige Tage lang Bionahrung zu sich nehmen, anschließend wieder konventionelles Essen. Die Urinproben, die in dieser Zeit genommen wurden, zeigten, dass das Niveau von zwei verbreiteten Pestiziden so niedrig war, dass es unter der nachweisbaren Grenze lag, solange die Probanden Bionahrung zu sich nahmen, jedoch erneut den ehemals hohen Wert erreichte, wenn sie wieder auf konventionelle Nahrung umstellten.

Hier eine Beispielliste für den Einkauf in der Reinigungsphase. Ich habe sie in zwei 5-Tages-Listen aufgeteilt, da Sie während dieser 10 Tage mindestens zweimal einkaufen müssen, um sicherzugehen, dass Sie frische Lebensmittel im Haus haben. Wenn Sie während der Entschlackungsphase weniger Smoothies zu sich nehmen möchten, wird Ihre Einkaufsliste entsprechend anders ausfallen. Die in der Liste gemachten Angaben gelten für eine Person. Sollten noch weitere Familienmitglieder am Reinigungsprogramm teilnehmen, müssen Sie die Nahrungsmenge beim Einkauf natürlich entsprechend anpassen.

TAG 1 BIS 5

OBST
- 1 Banane
- 6 Granny-Smith-Äpfel
- 2 Kiwis
- 4 bis 6 Zitronen
- 4 Limetten
- 3 oder 4 Orangen
- 1 Schale frische Erdbeeren

Trockenfrüchte
- 140 g getrocknete Cranberrys, ungesüßt
- 140 g große, helle Rosinen, ungesüßt

GEMÜSE
- 1 Bund Grünkohl
- 1 oder 2 Bund Spinat
- 1 Bund Blattkohl
- 1 Bund Sareptasenf
- 2 Bund Eskariol (glatte Endivie)
- 2 Römersalatherzen
- 2 Mangold
- 1 Stangensellerie
- 2 oder 3 Gurken
- 1 kleine Lauchstange
- 1 Bund Frühlingszwiebeln
- 1 weiße Zwiebel
- 1 rote Zwiebel
- 1 Knoblauchknolle
- 1 kleine rote Paprikaschote
- 1 kleiner Brokkoli
- 3 oder 4 Tomaten
- 1 Schale Cherrytomaten

Frische Kräuter
- Koriander
- Dill
- Minze
- Thymian

EIWEISSQUELLEN

▌ 230 g rohe Mandeln

▌ circa 900 g Eiweißpulver
(von roccodispirito.com oder wählen Sie ein
Bioprodukt, das aus Eiklar, getrockneter
Rinderbrühe oder Erbsenprotein hergestellt
wurde. Achten Sie darauf, dass die von Ihnen
gewählte Marke keinen Zuckerzusatz enthält.)

▌ circa 570 g Seidentofu

▌ 1 Packung gebratene Putenbrust ohne Haut,
dünn geschnitten

▌ 12 Eier

▌ Thunfischsteak

▌ 450 bis 900 g Hähnchenbrustfleisch ohne
Haut und Knochen

TIEFKÜHLKOST

▌ 340 g TK-Erdbeeren, ungesüßt

LEBENSMITTELKONSERVEN

▌ 1 Dose (420 g) Kichererbsen, ungesalzen

▌ 1 Dose (420 g) Ananasstücke
im eigenen Saft, ungesüßt

SÜSSUNGSMITTEL

▌ Mönchsfruchtextrakt Luo Han Guo oder Stevia,
je nach Mengenangabe des Herstellers.
(Achten Sie darauf, dass die von Ihnen
gewählte Marke keinen Zuckerzusatz enthält.)

GEWÜRZE UND AROMEN

▌ frischer Ingwer

▌ Cayennepfeffer

▌ Bio-Vanilleextrakt

▌ Mandelextrakt

▌ Chipotle-Chilipulver (oder ein anderes
scharfes beziehungsweise geräuchertes
scharfes Chilipulver)

▌ Zimtpulver

▌ Salz, vorzugsweise unbearbeitetes Keltisches
Meersalz (siehe Seite 178)

▌ schwarze Pfefferkörner zum Mahlen

▌ geräuchertes scharfes Paprikapulver

WÜRZMITTEL

▌ Miso-Paste

▌ Coconut Aminos

▌ Rotweinessig

▌ natives Olivenöl extra

▌ 1 Glas Meerrettich

▌ 1 Glas Kapern

SONSTIGES

▌ 1 Dose (120 g) Akazienfaser

▌ 420 g Kokosmus

▌ circa 1,5 l Vanille-Mandelmilch

▌ Olivenöl-Spray

▌ 2,5 bis 3 l ungesalzener Hühnerfond

▌ gehobelter Parmigiano Reggiano (echter
Parmesan)

OBST

- 1 Banane
- 6 bis 8 Granny-Smith-Äpfel
- 2 Kiwis
- 4 Zitronen
- 4 Limetten
- 3 Orangen
- 1 Schale frische Erdbeeren

Trockenfrüchte

- 140 g getrocknete Cranberrys, ungesüßt
- 140 g große, helle Rosinen, ungesüßt

GEMÜSE

- 1 Grünkohl
- 2 Bund Spinat
- 1 Blattkohl
- 1 Bund Sareptasenf
- 4 kleine Salatköpfe (Buttersalat)
- Stangensellerie (falls von den ersten 5 Tagen nichts mehr übrig ist)
- 10 Gurken
- 1 oder 2 Auberginen
- 1 Blumenkohl
- 3 weiße Zwiebeln
- 1 rote Zwiebel
- 4 rote Paprika
- 1 Poblano oder 1 grüne Paprikaschote
- 1 rote Jalapeño
- 1 kleiner Brokkoli
- 230 g Zuchtchampignons
- 230 g getrocknete Shiitakepilze
- 2 Schalen Cherrytomaten

Frische Kräuter

- Basilikum
- Koriander
- Dill
- Minze
- Petersilie

EIWEISSQUELLEN

- circa 570 g Seidentofu
- 340 g Blaukrabbenfleisch
- 340 g Flankensteak
- 450 g geschälte und glasierte Garnelen
- 900 g Miesmuscheln

TIEFKÜHLKOST

- 340 g TK-Heidelbeeren ungesüßt
- 340 g gemischte TK-Beeren, ungesüßt

LEBENSMITTELKONSERVEN

- 1 Dose (circa 420 g) Ananasstücke im eigenen Saft, ungesüßt

GEWÜRZE UND AROMEN

- natriumarmes Krabbengewürz
- Currypulver
- Würzmittel
- Dijon-Senf
- natives Kokosöl

SONSTIGES

- circa 1,5 l Vanille-Mandelmilch, ohne Zucker
- circa 1,5 l Mandelmilch ungesüßt
- 1 Packung TK-Kokospüree, ungesüßt
- 2 bis 3 l Gemüsefond
- 170 g fettarmer griechischer Joghurt ungezuckert

WIE SIE MIT HUNGER UND GELÜSTEN UMGEHEN

Sie haben unbändiges Verlangen nach Pizza oder Schokoladenkuchen? Die ersten Tage der Reinigungsphase können hart werden, aber ich rate Ihnen, dranzubleiben und sich Mahlzeit für Mahlzeit vorzutasten. Das starke Verlangen wird vorübergehen. Ab dem dritten Tag werden Sie sich gut fühlen. Sie werden allmählich die positiven Auswirkungen der Entschlackung spüren – das dringende Verlangen nach Zucker und Salz vergeht, die Geschmacksknospen blühen wieder auf und Sie werden sich nicht länger nach dem Zeug sehnen, das Sie früher unbedingt essen wollten.

Hier nun einige spezielle Tipps für Ihre Reinigungsphase:

■ Essen Sie achtsam. Versuchen Sie, die Mahlzeiten während der Entschlackungskur zeitlich auszudehnen. Entspannen Sie sich, kauen oder trinken Sie langsam und bedächtig. Nehmen Sie den Geschmack des Essens oder des Getränks, das Sie gerade zu sich nehmen, mit allen Sinnen wahr.

■ Versorgen Sie Ihren Körper gut mit Wasser. Die meisten Hungergelüste zwischen den Mahlzeiten sind Anzeichen einer Dehydrierung, die sich mit einem Glas Wasser beseitigen lassen. Eine gute Strategie besteht auch darin, eine Tasse warmen Kräutertee zu schlürfen. Minztee eignet sich großartig, um Gelüste auf Süßes abzuwehren.

■ Genießen Sie Ihren morgendlichen Smoothie. Streichen Sie diesen ersten Frühstücksdrink nicht, sonst werden Sie sicherlich den ganzen Tag lang von irgendwelchen Begierden verfolgt.

■ Ergänzen Sie Ihre Mahlzeiten durch ein paar Grünzutaten. Fügen Sie dem Smoothie oder Saft einige Teelöffel Spirulina, Gerstengras oder eine Kombination aus grünen Pulvern hinzu. Das ist Superfood in Form von Nahrungsergän-

zungsmitteln, die unseren Zellen guttun und für mehr Energie und Vitalität sorgen.

■ Begrenzen Sie den Koffeingenuss. Falls Sie weiterhin Kaffee trinken, ziehen Sie in Erwägung, den Konsum zu drosseln oder nach und nach ganz zu streichen. Koffein kann die Ausschüttung von Stresshormonen anregen, die den Hunger steigern. Versuchen Sie es stattdessen einmal mit einer Tasse grünem Tee. Er enthält ebenfalls Koffein, wirkt sich jedoch nicht so stark auf den Organismus aus.

■ Geben Sie nicht dem Wunsch nach, über die Stränge zu schlagen. Halten Sie vorher kurz inne und fragen Sie sich: *„Bin ich jetzt wirklich hungrig? Oder eher sauer? Gestresst? Einsam oder gelangweilt? Müde?"* Oft greifen wir nach Essen, wenn wir emotional aufgewühlt sind oder uns überfordert fühlen. Anstatt sich Nahrung zu holen, verschaffen Sie sich lieber den physischen oder psychischen Ausgleich, den Sie jetzt wirklich benötigen: Treiben Sie Sport, lesen Sie ein Buch, machen Sie einen Spaziergang, schreiben Sie eine Mail an einen Freund – tun Sie alles, was Sie vom Essen ablenkt und Ihre Stimmungslage beruhigt. Dann wird Ihr Verlangen, über die Stränge zu schlagen, sich in Luft auflösen.

■ Schlafen Sie ausreichend. Versuchen Sie, jede Nacht sieben bis acht Stunden Schlaf zu bekommen. Ist die Schlafqualität schlecht, führt dies zu vermehrtem Appetit, und die hungerregulierenden Hormone geraten außer Rand und Band. Als Folge davon wollen Sie dann alles essen, was in Sichtweite gerät.

■ Sorgen Sie dafür, dass der Hunger nicht zu groß wird. Teilen Sie Ihre Smoothies und täglichen Mahlzeiten so ein, dass Sie alle drei bis vier Stunden essen. Wenn Sie so vorgehen, lässt sich der Hunger besser regulieren.

■ Bleiben Sie aktiv. Machen Sie Walking, etwas Yoga oder ein paar leichte Fitnessübungen.

Bewegung stimuliert die Freigabe von stimmungsaufhellenden chemischen Stoffen wie Serotonin, Endorphin und Dopamin; darüber hinaus zügelt sie aber auch den Appetit und hält Sie vital. Und wenn Sie ein bisschen ins Schwitzen kommen, ist das gut, da Sie durch das Transpirieren auf natürliche Weise effektiv entgiften, indem Toxine über die Haut ausgeschieden werden.

Wenn Sie die Reinigungskur nach 10 Tagen erfolgreich beendet haben, dann stellen Sie sich bitte die folgende Frage: Wie fühle ich mich, seelisch und körperlich? Eine Entschlackungskur bietet die Möglichkeit zu einem echten, direkten Biofeedback: Sie erhalten die Chance, eine Verbindung zu Ihrem Körper herzustellen und zu erkennen, wie es ihm wirklich geht. Viele Menschen stellen fest, dass sie

nach der Entschlackungsphase über mehr geistige Klarheit verfügen, mehr Energie und eine geregeltere Verdauung haben. Konnten Sie feststellen, dass es Ihren Magen beruhigt hat, bestimmte Nahrungsmittel zu meiden? Wie ist es Ihnen ohne Koffein ergangen? Ist Ihre Haut klarer geworden? Sind die täglich auftretenden Kopfschmerzen verschwunden?

Jetzt, da Sie es geschafft haben, ist es natürlich auch an der Zeit, sich auf die Waage zu stellen. Je nachdem, wie hoch Ihr früheres Gewicht war, haben Sie eventuell 10 Pfund oder mehr abgenommen – was für ein großartiger Ausgangspunkt, um nun in die nächste Phase unserer Minuskalorien-Diät zu starten.

Auf geht's!

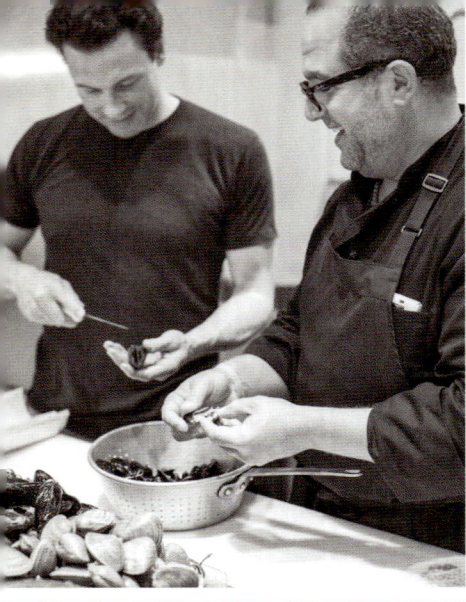
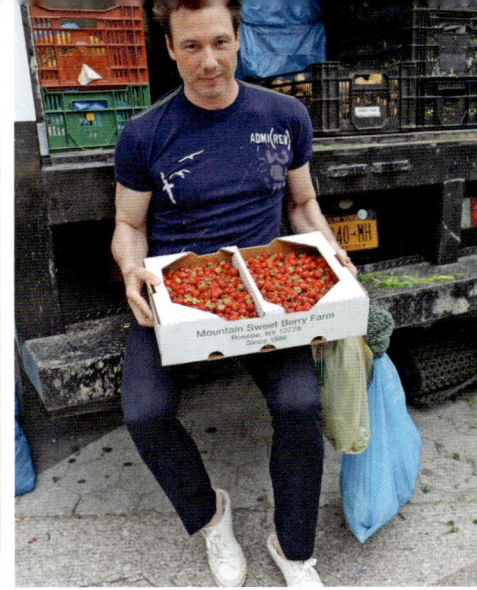
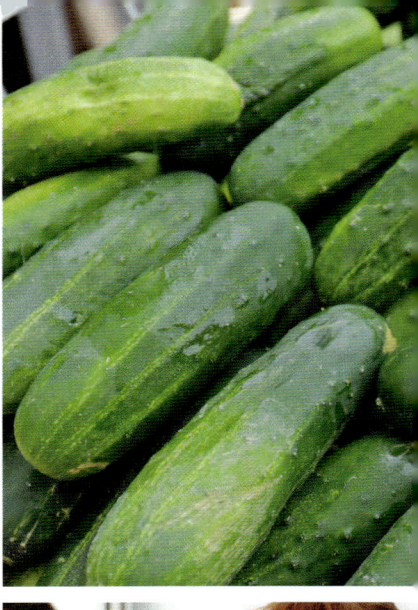
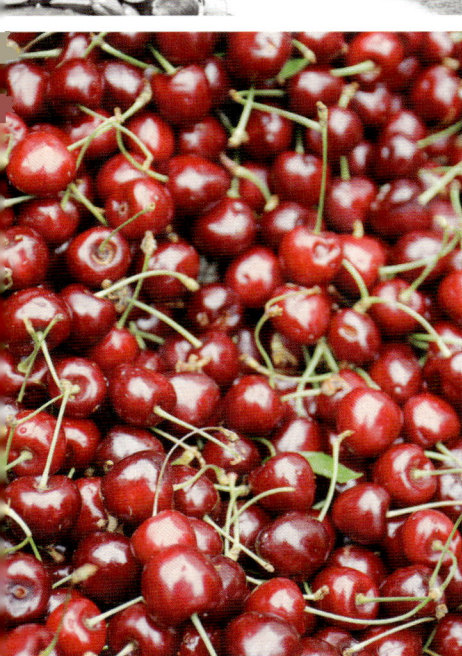
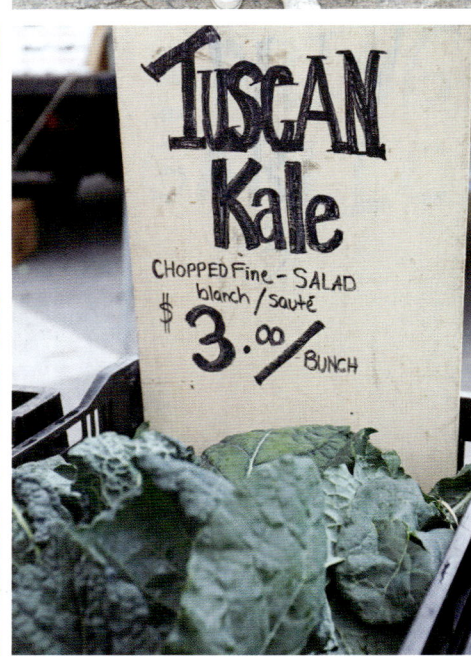

TUSCAN Kale

CHOPPED Fine - SALAD
blanch/sauté
$ 3.00/BUNCH

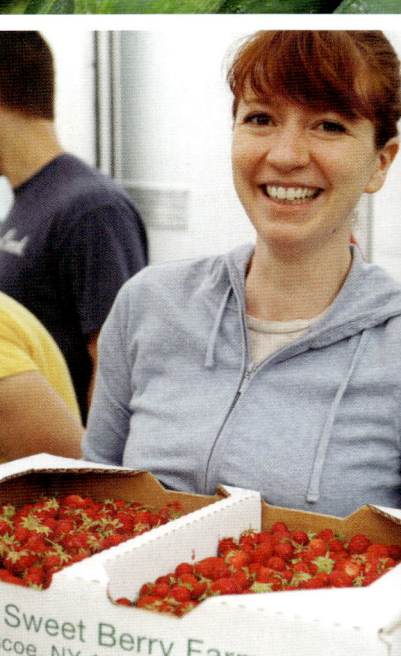
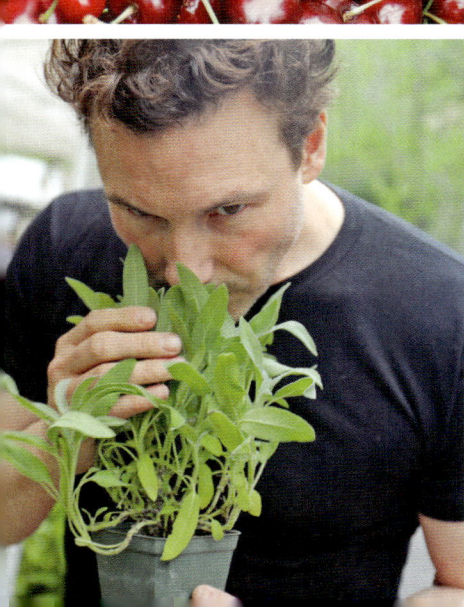
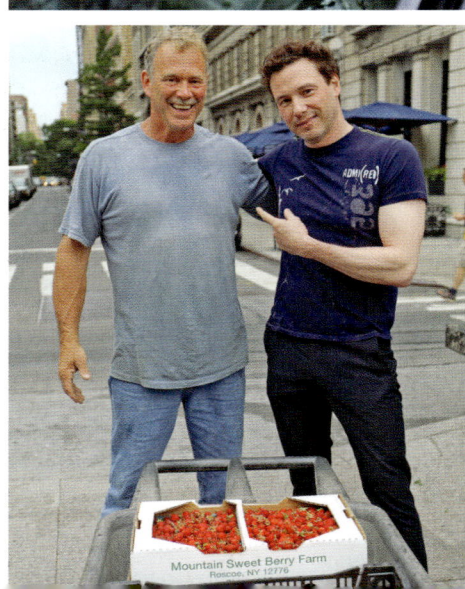
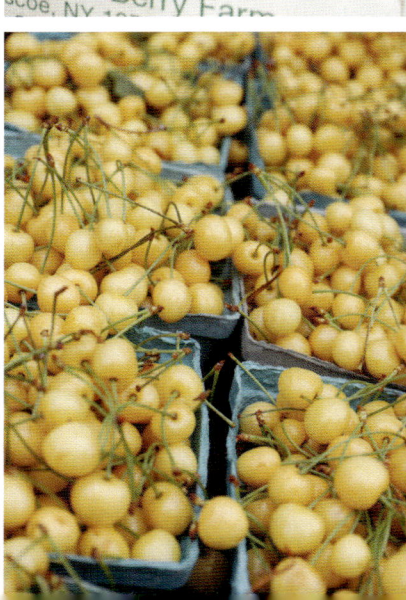

KAPITEL FÜNF

DER 20-TAGE-ALL-YOU-CAN-EAT-PLAN

Ich hoffe, das Ergebnis der 10-tägigen Entschlackungsphase – leuchtende Augen, glänzendes Haar, ein strahlender Teint, mehr Energie und selbstverständlich ein deutlicher Gewichtsverlust – beflügelt Sie nun, die nächste Phase in Angriff zu nehmen – die Minuskalorien-Diät.

Diese Diät ist anders als die meisten Abnehmprogramme, die Sie vielleicht schon ausprobiert haben. Wieso? Nun, zum einen werden keine bestimmten Nahrungsmittelgruppen oder Makronährstoffe ausgeschlossen: Sie ist nicht fettarm, nicht kohlenhydratarm und auch nicht extrem proteinreich. Ein sehr schönes Beispiel für mein All-You-Can-Eat-Programm ist Obst – eine Lebensmittelkategorie, die bei vielen Diäten komplett ausgeschlossen wird, da Früchte Zucker und Kohlenhydrate enthalten. Doch wie Sie bereits wissen, fallen drei meiner 10 Nahrungsmittel mit Minuskalorien sogar in die Kategorie Obst! Der Verzehr von Äpfeln, Zitrusfrüchten und Beeren ist nicht nur erlaubt, sondern sogar erwünscht.

Ein weiterer Unterschied besteht darin, dass im Gegensatz zu vielen anderen Diäten bei meinem Ernährungsstil die Portionsgrößen nicht reglementiert werden. Wenn Sie Nahrungsmittel mit Minuskalorien zu sich nehmen, können Sie Ihr Essen einfach nur genießen, ganz ohne Einschränkungen. Bei dieser Diät ist es nicht erforderlich, dass Sie sich an bestimmte Portionsmengen halten oder Kalorien zählen – das Einzige, was Sie tun müssen, ist, Nahrungsmittel mit einem hohen Nährwert und fettverbrennendem Potenzial zu erkennen und zu verwenden. Diese Diät ist im Grunde ein Lebensstil: Es dreht sich alles um Ernährung und Balance. Die von Ihnen benötigten Nährstoffe erhalten Sie aus viel frischem Obst und Gemüse, Energie gewinnen Sie durch Kohlenhydrate und das Sättigungsgefühl entsteht durch gesunde Proteinquellen. Das Ergebnis ist wirklich sagenhaft. Zählt man dann noch die gesundheitlichen Vorteile hinzu wie etwa den Rückgang von Entzündungen und eine Verbesserung der Blutzuckerregulation, halten Sie ein Rezeptbuch in Händen, mit dem Sie in Zukunft gesünder und schlanker durchs Leben gehen.

Denken Sie daran, dass ich Sie nur um 20 Tage bitte. Überlegen Sie einmal, wie schnell 20 Tage vorübergehen – das sind nicht einmal drei Wochen! Sie sind es sich einfach schuldig, sich diese Zeit zu nehmen, um Ihre Gesundheit zu verbessern und sich in Zukunft rundum wohlzufühlen.

WIE SIE SICH AUF EINEN NEUEN, GESÜNDEREN KÖRPER VORBEREITEN

Eine längere Reise unternimmt man nicht, ohne vorher das Ziel festgelegt, die Route ausgearbeitet oder Reservierungen vorgenommen zu haben. Wie bei den meisten Dingen im Leben gibt es auch bei einer Diät einen Plan dafür, auf welche Weise man am besten logisch und organisiert beginnt. Um wirklich erfolgreich zu sein, empfehle ich Ihnen die folgende Vorgehensweise:

Fragen Sie sich, warum Sie abnehmen möchten

Es gibt viele Gründe, warum Menschen abnehmen wollen, aber am häufigsten wurden von meinen Kunden kosmetische Gründe genannt. Seien wir doch einmal ehrlich: Wir alle möchten gern besser aussehen, wieder in unsere Lieblingsjeans passen und selbstbewusst auftreten, ohne einen Rettungsring um unseren Bauch herum verbergen zu müssen. Auch wenn man zugeben muss, dass die Schönheitsideale in den USA immer übertriebener werden und nicht jeder die Veranlagung zu einem Taillenumfang von 65 cm oder noch weniger hat, ist sicherlich nichts falsch daran, so gut wie möglich aussehen zu wollen. Wenn Sie Ihr schlankeres Ich im Spiegel sehen, gibt das dem Selbstbewusstsein enormen Auftrieb. Sichtbare Erfolge sind ebenfalls starke Motivatoren. Sie erinnern Sie daran, dass sich die von Ihnen durchgeführten Veränderungen und all Ihre Mühen wirklich lohnen.

Neben einem gesteigerten körperlichen Selbstbewusstsein gibt es noch eine ganze Reihe anderer Gründe, warum sich Abnehmen auszahlt, zum Beispiel können Sie gesundheitlichen Problemen vorbeugen oder diese zumindest lindern, zum Beispiel hohen Blutdruck, Typ-2-Diabetes, Herzerkrankungen, Schlaganfall, Erkrankungen der Gallenblase und sogar einige Arten von Krebs. Als weitere Pluspunkte einer Gewichtsreduktion sind unter anderem zu nennen:

▌ Sie sind in der Lage, eine Treppe ohne Ächzen und Keuchen hochzusteigen.
▌ Sie können mit Ihren Kinder Sport machen und herumtoben.
▌ Sie verlängern Ihr Leben und erhöhen die Lebensqualität.

▌ Chronische Schmerzen in den Gelenken und im Rücken lassen nach.
▌ Sie verfügen über mehr Energie und denken insgesamt positiver.

Letzten Endes sind Sie die Person, die bestimmt, wo es langgeht. Sie allein sind dafür verantwortlich, ob Sie sich an den Ernährungsplan halten oder nicht. Deshalb ist es wichtig, gut über die Gründe nachzudenken, die Sie hierher gebracht haben. Wann immer Sie wankelmütig werden, rufen Sie sich diese Gründe ins Gedächtnis.

Konzentrieren Sie sich auf das Positive

Wenn Ihr Ziel darin besteht, ein paar Kilos zu verlieren, liegt der Fokus eindeutig darauf, dass Sie etwas *nicht* wollen (nämlich überschüssiges Gewicht). Es ist jedoch kontraproduktiv, sich auf etwas Negatives zu konzentrieren. Anstatt zu fokussieren, wohin Sie gelangen möchten, hängen Sie trüben Gedanken darüber nach, wohin Sie nicht möchten. Und wenn Sie bereits in der Vergangenheit damit gekämpft haben, einige Pfunde loszuwerden, haben Sie vielleicht von vornherein eine negative Einstellung gegenüber dem neuen Ernährungsplan, weil Sie dabei vor allem an etwaige Entbehrungen denken.

Überlegen Sie sich in Zukunft gut, was Sie *wollen* und nicht, was Sie nicht wollen. Vertreiben Sie negative Gedanken. Sagen Sie sich selbst: *„Ich freue mich darauf, mich großartig zu fühlen und schlank und gesund zu sein."* oder *„Ich kann es kaum erwarten, in 20 Tagen neue Kleidung für mich zu kaufen."* statt *„Ich bin so dick … Ich sehe so fett aus."* oder *„Ich hasse Diäten."*

Es ist auch hilfreich, sich während dieser Zeit auf kleine Schritte zu konzentrieren und sich vor allem kurzfristige Ziele zu setzen. Tatsächlich haben Forscher nachgewiesen, dass der Schlüssel zum erfolgreichen Abnehmen darin liegt, sich Schritt für Schritt immer neue umsetzbare Ziele zu setzen. Psychologen der Freien Universität Berlin beobachteten, dass Diätwillige erfolgreicher abnahmen, wenn sie eine „Implementationsintention" hatten (wenn sie wussten, *wie sie den Gewichtsverlust erreichen wollten*) und weniger eine „Zielintention" (*was sie mit ihrer Diät bezwecken wollten*). Überlegen Sie sich also, was Sie jetzt konkret tun können, um Ihrem Ziel näherzukommen. In der ersten Woche sollten Sie den Fokus von *„Ich werde zehn Kilo abnehmen"* verlagern auf *„Ich werde mir heute Abend ein tolles Essen mit frischen, vollwertigen Nahrungsmitteln kochen."*

Versuchen Sie, Ihr Denken in positivere Bahnen mit praktisch durchführbaren Zielen zu lenken. Halten Sie sich vor Augen, dass das, worauf Sie sich fokussieren, durch Sie zum Leben erweckt wird.

Bereiten Sie Ihre Familie und die Freunde vor

Ehe Sie mit dem neuen Ernährungsplan anfangen, ist es ratsam, der Familie und den Freunden Ihre Absicht mitzuteilen. Vielleicht (hoffentlich!) unterstützen sie Sie – womöglich wollen sie sich Ihnen sogar anschließen. Möglicherweise sind sie skeptisch. Stellen Sie sich auch darauf ein. Es wird immer welche geben, die sagen: „Schau an, er/sie macht *schon wieder* eine Diät." Fein! Die Leute können denken, was sie wollen. Lassen Sie sich nur nicht durch deren Negativität vom Kurs abbringen. Hier geht es nur um Sie, nicht um die anderen.

Ignorieren Sie alle negativen Kommentare und denken Sie daran: Keiner weiß besser als Sie selbst, was gut für Ihren Körper und Ihre Gesundheit ist. In Kapitel 13 gebe ich Ihnen einige Ratschläge, wie Sie dieses Programm mit oder ohne Familie durchführen und wie Sie mit Problemen umgehen, die entstehen können, wenn ein Familienmitglied seine Essgewohnheiten ändert. Das Großartige an diesem Ernährungsplan ist, dass er sich so gut ans Familienleben anpassen lässt und dass Ihr Ehepartner und die Kinder gar nicht erst den Eindruck bekommen, auf „Diät" zu sein.

Legen Sie einen Anfangstermin fest

Es ist wichtig, dass Sie ein Anfangsdatum festlegen – und sich auch daran halten. Kein Verschieben auf „morgen" – sobald Sie ein Datum festgelegt haben, streichen Sie es in Ihrem Kalender rot an, programmieren Sie es im Handy, posten Sie es in Ihren sozialen Medien. Bekennen Sie sich offiziell zu Ihrem Vorhaben. Haben Sie das erst einmal getan, gibt es keinen Weg zurück.

Was ist der beste Zeitpunkt, um mit einem neuen Ernährungsprogramm zu beginnen? In einer britischen Umfrage mit 2.000 weiblichen Diätwilligen wurde interessanterweise festgestellt, dass die Erfolgschancen am größten waren, wenn die Diät an einem Sonntag oder Montag begann. Aus psychologischer Sicht sind Sie motiviert, die Diät auch wirklich durchzuhalten, wenn Sie damit am Wochenanfang beginnen. In der Umfrage wurde zudem festgestellt, dass 88 Prozent aller Personen, die ihre Diät an einem Sonntag begannen, das neue Gewicht halten konnten.

Treffen Sie also in Bezug auf das Startdatum eine kluge Entscheidung!

DIE GRUNDLAGEN DER 20-TAGE-DIÄT

Wie ich schon erwähnt habe, besteht die Minuskalorien-Diät aus einem Ernährungsplan für 20 Tage, der sich auf 10 Lebensmittel mit Minuskalorien konzentriert, von denen Sie in unbegrenzter Menge essen dürfen. Sie werden auch 10 verschiedene Eiweißquellen zu sich nehmen, zusammen mit anderen Nahrungsmitteln, die reich an Ballast- und Nährstoffen sind.

Essen werden Sie:

▮ 4 Mahlzeiten pro Tag: Frühstück, Mittagessen, Abendessen und einen Snack
▮ unbegrenzte Mengen an Lebensmitteln mit Minuskalorien

Einschränken werden Sie:

▮ bestimmte Kohlenhydrate
▮ Milchprodukte (griechischer Joghurt und einige italienische Käsesorten sind in kleiner Menge enthalten)

OBST UND GEMÜSE, DAS FÜR DIE MAHLZEITEN ERLAUBT IST:

UNVERARBEITETES GEMÜSE

Auberginen
Blattkohl
Blumenkohl
Brokkoli
Brunnenkresse
Cima di Rapa (Stängelkohl)
Erbsenschoten
Eskariol (Endivie)
Frühlingszwiebeln
gelbe Wachsbohnen
grüne Bohnen
Grünkohl
Gurken
Knoblauch
Kopfsalat, alle Sorten
Löwenzahn
Mangold
Okra
Pak Choi
Paprika, alle Sorten
Petersilie
Pilze, alle Sorten
Rosenkohl
Rote-Bete-Blätter
Rotkohl
Rübstiele
Rucola
Sareptasenf
Sellerie
Sommerkürbis
Spargel
Spinat
Sprossen (Alfalfa, Brokkoli,
    Mungo etc.)
Tomaten, alle Sorten
Wasserkastanien
Weißkohl
Yambohnen
Zucchinis
Zwiebeln

UNVERARBEITETES OBST

Ananas
Äpfel
Aprikosen
Bananen
Birnen
Brombeeren
Cranberrys
Erdbeeren
Granatäpfel
Grapefruits
Guaven
Heidelbeeren
Himbeeren
Kakifrucht (Dattelpflaume)
Kirschen
Mangos
Melone, alle Sorten
Nektarinen
Orangen
Papayas
Passionsfrucht
Pfirsiche
Pflaumen
Tangelos
Tangerines
Wassermelone
Weintrauben

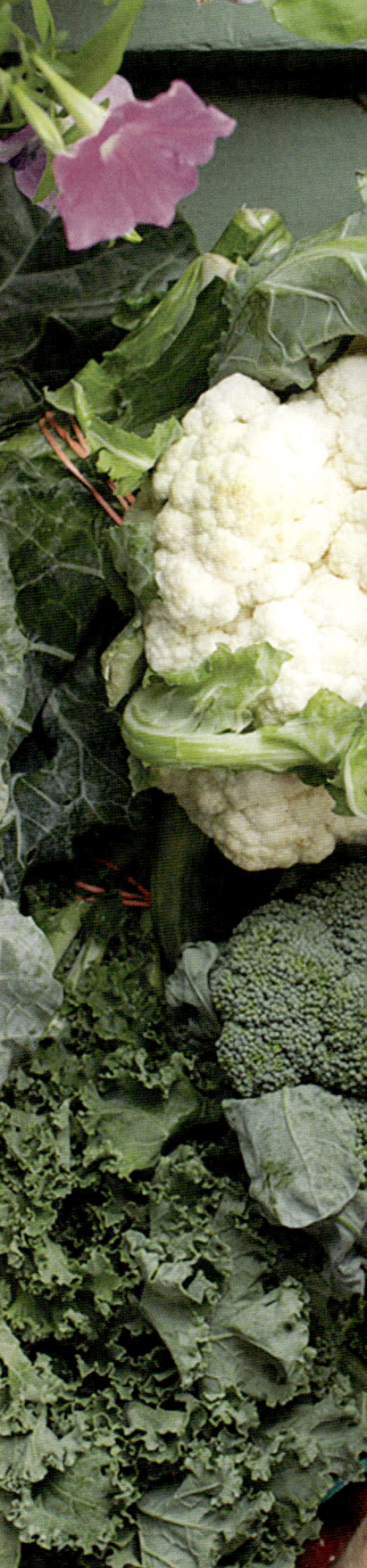

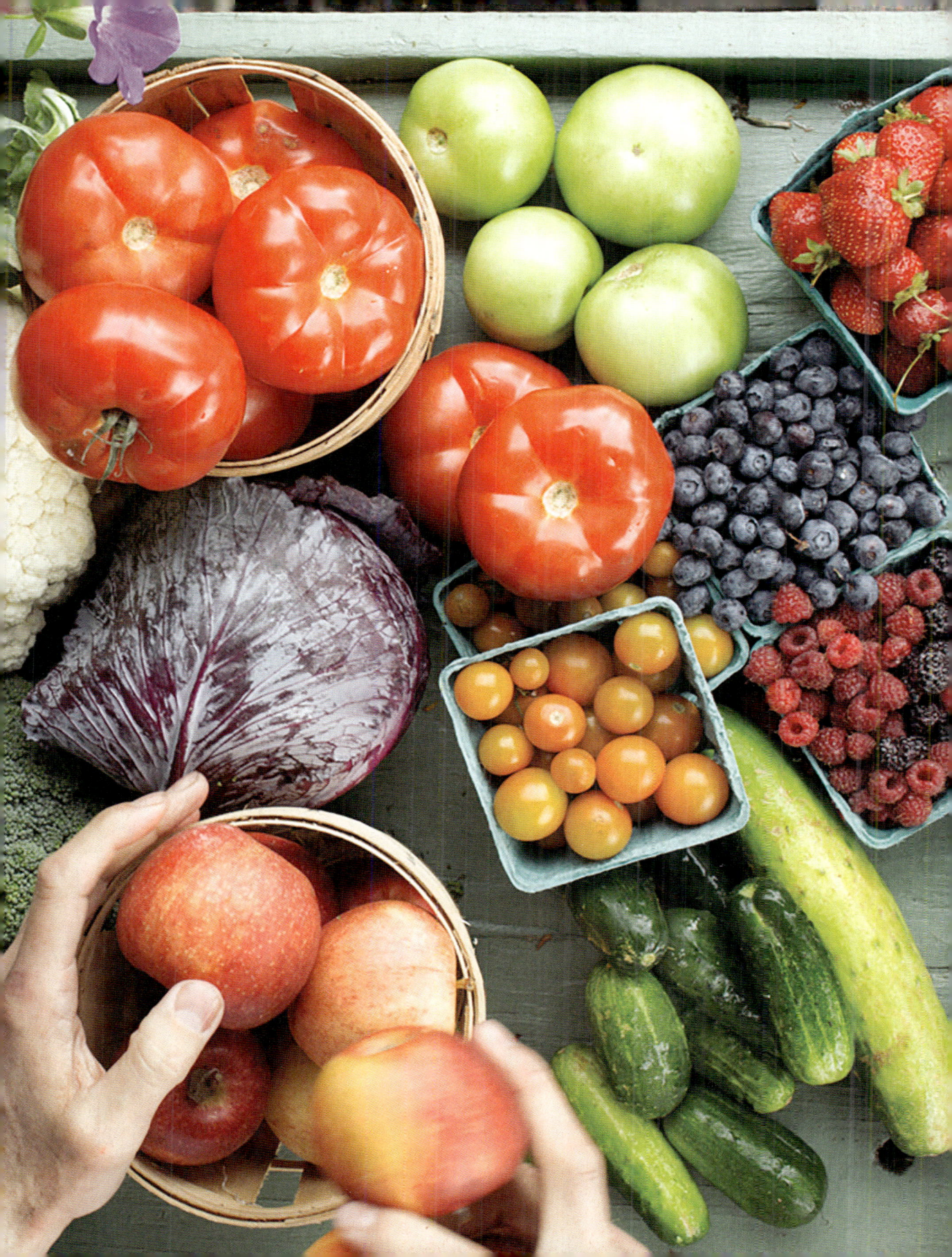

- raffinierte oder verarbeitete Nahrungsmittel
- nicht ökologisch erzeugte oder gentechnisch veränderte Nahrungsmittel
- Transfette
- Zucker oder Alkohol
- Limonade oder andere Getränke, die mit Zucker oder künstlichen Süßstoffen hergestellt wurden
- normalen Kaffee (Espresso ist erlaubt)

WIE DIE MINUSKALORIEN-DIÄT FUNKTIONIERT

Sie werden täglich drei Mahlzeiten und einen Snack zu sich nehmen. Um Ihnen eine Vorstellung davon zu geben, wie Sie die Mahlzeiten zusammenstellen können, habe ich einen 20-Tage-Speiseplan mit Beispielmenüs zusammengestellt. Die Menüs beinhalten meine Rezepte, die auf Seite 68 beginnen. Mit Ausnahme der Smoothies sind sämtliche Rezepte für vier Personen gedacht – halbieren Sie die Zutaten sowie die Einkaufsliste, wenn Sie nur für zwei Leute kochen. Wenn Sie allein Diät machen, können Sie für zwei oder vier Personen kochen, dann haben Sie noch für einen beziehungsweise drei Folgetage Reste, oder Sie frieren das übrig gebliebene Essen einfach für eine andere Woche ein.

Falls Sie jemand sind, der ungern Entscheidungen trifft und bei der Auswahl seines Essens nicht allzu wählerisch ist, würde ich empfehlen, dass Sie meinen Menüs Wort für Wort folgen. Es macht Ihr Leben leichter, wenn Sie bei der Planung der Mahlzeiten nicht lange herumüberlegen müssen. Wenn Sie jedoch gern Ihre eigenen Menüs zusammenstellen, ist das ebenfalls in Ordnung. Diese Diät ist flexibel genug, um auch das zu ermöglichen. Ich schlage vor, dass Sie sich in dem Fall Teil II anschauen; wählen Sie aus der Rezeptauswahl Gerichte aus, die Sie am meisten ansprechen, und servieren Sie diese abwechselnd als Frühstück, Mittagessen und Abendessen. Snacks dürfen Sie so oft essen, wie Sie wollen. Wenn Sie in der Ent-

schlackungsphase Smoothie-Rezepte gefunden haben, die Ihnen besonders gut schmecken, dann genießen Sie diese doch während der nächsten 20 Tage immer wieder mal zum Frühstück. Auf Seite 60 finden Sie unter dem Punkt „Wie Sie die Minuskalorien-Diät auf die eigenen Bedürfnisse abstimmen" weitere Unterstützung bei der Planung eigener Menüs.

Auch als Veganer oder Vegetarier können Sie meine Diät durchführen. Tatsächlich sind einige meiner Rezepte sogar speziell für Sie gedacht! Wenn auf dem Ernährungsplan ein Fleischgericht steht, tauschen Sie dies einfach gegen ein fleischloses Gericht aus Kapitel 9 aus. Lesen Sie auch Kapitel 12, denn dort gehe ich auf die speziellen Bedürfnisse von Personen ein, die die Diät auf rein pflanzlicher Basis durchführen möchten. Ich werde Ihnen erläutern, wie das funktioniert, und dabei auch auf die Vorteile einer fleischlosen Ernährung eingehen.

Bei der Umsetzung meiner Diät dürfen Sie gern weiteres ballaststoffreiches, stärkearmes Gemüse sowie frisches Obst zu sich nehmen (Anregungen dazu siehe Seite 48). Achten Sie nur auf einen niedrigen Stärkegehalt, sodass die Nahrung mit den Minuskalorien ihre wunderbare Wirkung wirklich entfalten kann. Und vergessen Sie nicht, während des ganzen Tages Wasser zu trinken – circa 2 ½ bis 3 l –, denn Wasser ist ein echtes Nahrungsmittel mit Minuskalorien.

Ich möchte Ihnen wirklich Mut machen, die nächsten 20 Tage für sich zu kochen, und ich verspreche Ihnen auch, dass die Rezepte in diesem Buch selbst für Ungeübte leicht durchzuführen sind – es sind keine Expertentricks oder teure Kochutensilien vonnöten. Mein Hintergrundwissen und meine Erfahrung setze ich einzig dazu ein, auf innovative Weise aromatische Gerichte zu kreieren – nicht, um die Dinge unnötig zu verkomplizieren. Denken Sie daran: Indem Sie Ihr Essen selbst zubereiten, erhalten Sie über alles, was in Ihren Körper gelangt, Kontrolle, und damit bekommen Sie auch Kontrolle über Ihr Gewicht. Wenn Sie gern in

Restaurants essen oder das aus praktischen Gründen so machen müssen, dann lesen Sie bitte Kapitel 14 zum Thema Auswärtsessen. Dort zeige ich Ihnen, wie Sie eine Auswahl aus der Menükarte treffen können, ohne die Minuskalorien-Diät aus dem Blick zu verlieren.

Um Ihnen bei Ihrer Diät zu helfen, habe ich für die Tage 1 bis 7, 8 bis 14 und 15 bis 20 Einkaufslisten zusammengestellt. Sie sind nur als Anhaltspunkt für Sie gedacht – ich habe diese Listen für einen vierköpfigen Haushalt konzipiert, aber natürlich wird die Menge der von Ihnen benötigten Lebensmittel von der Anzahl der Leute abhängen, für die Sie kochen. Achten Sie also darauf, dass Sie für jede Zutat die Menge entsprechend anpassen. Die Zusammenstellung der Listen hängt auch davon ab, wie stark Sie sich nach meinen Beispielmenüs richten. Wenn Sie zum Beispiel sowohl zum Frühstück als auch als Snack Smoothies zu sich nehmen statt des von mir vorgeschlagenen Frühstücks, werden Sie die Einkaufsliste um die Zutaten, die Sie für Ihre Lieblings-Smoothies benötigen, erweitern müssen. Was die angegebenen Gewürze und Würzmittel angeht, so werden Sie die meisten davon vermutlich bereits in Ihrem Vorratsschrank haben – es besteht keine Notwendigkeit, gleich ein komplett neues Würzregal zu kaufen!

Auch wenn dies ein Essensplan für 20 Tage ist, heißt das nicht, dass Sie damit nach 20 Tagen aufhören müssen! Viele meiner Kunden haben festgestellt, dass ihnen mein Essen so gut schmeckt und sie damit so große Erfolge erzielen, dass sie mit dieser Ernährung unbegrenzt weitermachen möchten. Wenn Sie das Gefühl haben, dass Ihr Gewicht ein Plateau erreicht hat oder wenn Sie durch zu viel Schlemmerei im Urlaub oder während der Feiertage vielleicht einen Rückschlag erlitten haben, können Sie ruhig eine weitere Reinigungsphase einlegen. Die Entschlackungskur wird Sie wieder auf Kurs bringen.

Okay ... jetzt geht's los. Es wird Zeit, den Kochlöffel zu schwingen!

MENÜVORSCHLÄGE FÜR DIE 20-TAGE-DIÄT MIT MINUSKALORIEN

TAG 1

FRÜHSTÜCK

Apfel-Zimt-Frühstück „Risotto" mit Haferkleien und Mandeln oder ein Minuskalorien-Smoothie

MITTAGESSEN

Brokkoli-Salat mit Mandeln und Limone nach Thai-Art

SNACK

Gurken-Mandelreis-Sushi oder ein Minuskalorien-Smoothie

ABENDESSEN

Gebackenes Hähnchenschnitzel auf süßsaurem Rotkohl + Crêpes Suzette mit Orangen und Vanillecreme

TAG 2

FRÜHSTÜCK

Heidelbeer-Quinoa-Porridge mit Minze oder ein Minuskalorien-Smoothie

MITTAGESSEN

Hühnersuppe mit Endivie und Lauch

SNACK

Gurken-Mandelreis-Sushi oder ein Minuskalorien-Smoothie

ABENDESSEN

Flunder in Mandelkruste mit gehacktem Spinat und Muschelbrühe + Zitrus-Beeren-Schüssel mit Schlagcreme

TAG 3

FRÜHSTÜCK

Zitrussalat-Frühstück mit Gurken und Basilikum oder ein Minuskalorien-Smoothie

MITTAGESSEN

Krabbensalat mit Apfel, Sellerie und grünem Blattgemüse

SNACK

Apfel-Cranberry-Mandel-Riegel oder ein Minuskalorien-Smoothie

ABENDESSEN

Auberginenrollen + Schokoladen-Mandelbutter-Trüffel

TAG 4

FRÜHSTÜCK

Frühstückspizza mit Pilzen und Brokkoli oder ein Minuskalorien-Smoothie

MITTAGESSEN

Hühnersuppe mit Endivie und Lauch

SNACK

Apfel-Cranberry-Mandel-Riegel oder ein Minuskalorien-Smoothie

ABENDESSEN

Rinderfilet mit geschmortem Grünkohl und schwarzen Oliven + Schokoladen-Mandelbutter-Trüffel

TAG 5

FRÜHSTÜCK

Frittata mit Grünkohl, roter Zwiebel und Tomate oder ein Minuskalorien-Smoothie

MITTAGESSEN

Garnelen-Gurken-Salat mit roter Zwiebel und Poblanos

SNACK

Blumenkohl und Äpfel mit Mandelbuttersoße nach Thai-Art oder ein Minuskalorien-Smoothie

ABENDESSEN

„Pappardelle" aus Hähnchenfleisch mit Winter-Pesto + Erdbeeren im Schokoladenmantel mit Mandelstückchen

TAG 6

FRÜHSTÜCK

Avocado-Toast mit Spinat und Tomaten oder ein
Minuskalorien-Smoothie

MITTAGESSEN

Suppe „Caldo verde" aus gemischtem
Blattgemüse und Kichererbsen

SNACK

Blumenkohl und Äpfel mit Mandelbuttersoße
nach Thai-Art oder ein Minuskalorien-Smoothie

ABENDESSEN

Flunder „à la plancha" mit katalanischer
Auberginen-Würzsoße + Erdbeeren im
Schokoladenmantel mit Mandelstückchen

TAG 7

FRÜHSTÜCK

Mexikanische Blumenkohl-Chili-Pfanne mit Rührei
oder ein Minuskalorien-Smoothie

MITTAGESSEN

Garnelen-Gurken-Salat mit roter Zwiebel und
Poblanos

SNACK

Großer Raspelsalat mit Chiasamen-Dressing oder
ein Minuskalorien-Smoothie

ABENDESSEN

Hackfleischbällchen mit Pilz- und Spinatsoße +
Mandeln in Kakaohülle

EINKAUFSLISTE TAG 1 BIS 7

OBST

- 4 große Äpfel (Gala, Pink Lady oder Empire)
- 3 oder 4 große Red-Delicious-Äpfel
- 7 Limetten
- 2 oder 3 Zitronen
- 2 Avocados
- 6 Orangen
- 2 oder 3 Grapefruits
- 2 Schalen frische Heidelbeeren
- mehrere Schalen Beeren, verschiedene Sorten
- 1 Schale Erdbeeren

Trockenfrüchte

- 145 g Cranberrys, ungesüßt und ungeschwefelt
- 145 g große, helle Rosinen, ungesüßt und
  ungeschwefelt

GEMÜSE

- mehrere Köpfe Eskariol (Endivie)
- 8 Packungen Spinat, circa 280 g pro Packung
- 4 kleine Salatköpfe (Buttersalat)
- 2 Bund Grüner Krauser (Grünkohl)
- 4 Bund Palmkohl
- 4 Packungen gemischtes Blattgemüse, circa
  280 g pro Packung (zum Beispiel Grünkohl,
  Sareptasenf und andere)
- 1 Knoblauchknolle
- 1 oder 2 Zwiebeln
- 1 rote Zwiebel
- 1 große Aubergine
- 3 große japanische Auberginen
- 1 Lauchstange
- 2 bis 5 Brokkoliröschen
- 3 Blumenkohl
- 1 oder 2 Packungen Champignons
- 3 oder 4 frische Tomaten
- 5 Schalen Cherrytomaten
- 10 Gurken
- 2 Rotkohl
- 1 Stangensellerie
- 2 rote Paprika
- 1 grüne Paprika
- 2 Poblanos oder grüne Paprika
- 4 Karotten

Frische Kräuter

- Ingwer
- mehrere Bund Koriander
- Minze
- Thymian
- Basilikum

RINDFLEISCH

- 4 magere Rinderfilets à 85 g, fettarm
- 340 g mageres Bio-Rinderhack

FISCH UND MEERESFRÜCHTE

- 900 g Garnelen, geschält und gedämpft
- 900 g (circa 24) japanische Teppichmuscheln
- 5 Flunderfilets à 115 g
- 340 g blaues Krabbenfleisch, geschält

GEFLÜGEL

- 4 Hähnchenschnitzel à 115 g, ohne Knochen und Haut
- 225 g Hühnerschenkelfleisch ohne Knochen und Haut
- 340 g Hähnchenbrustfilet ohne Knochen und Haut

EIER

- 36 Eier

GETREIDE UND KORN

- 340 g Haferkleie
- 450 g roter Quinoa
- 680 g Haferflocken
- 208 g glutenfreier TK-Pizzateig
- 1 Laib glutenfreies Brot
- 170 g Vollkornpuffreis

LEBENSMITTELKONSERVEN

- 430 g Cannellini-Bohnen
- 65 g schwarze Oliven in Scheiben
- 425 g Kichererbsen
- 2 Dosen (je 425 g) Tomaten, stückig

SÜSSUNGSMITTEL

- Mönchsfruchtextrakt Luo Han Guo oder Stevia, je nach Mengenangabe des Herstellers. (Achten Sie darauf, dass die von Ihnen gewählte Marke keinen Zuckerzusatz enthält.)
- circa 0,35 l roher Kokosnuss-Nektar
- circa 250 g Zartbitterschokolade, ohne Zuckerzusatz

ESSIG UND ÖL

- Kokosöl
- natives Olivenöl extra
- Olivenöl-Spray
- Reisessig
- Apfelessig

GEWÜRZE UND WÜRZMITTEL

- schwarze Pfefferkörner
- Zimt
- Salz, vorzugsweise unverarbeitetes Keltisches Meersalz (siehe Kasten Seite 178)
- Kümmel, gemahlen
- Vanilleextrakt
- 1 Vanilleschote
- rote Paprikaflocken
- natriumarmes Krabbengewürz
- Cayennepfeffer
- Fenchelsamen
- Paprikapulver
- geräuchertes Paprikapulver
- Koriander, gemahlen
- Kreuzkümmel
- Chilipulver
- Knoblauchpulver
- Pfeilwurz
- 230 g Bio-Kakaopulver, ungesüßt

WÜRZMITTEL UND SOSSEN

- Chilisoße (Tabasco)
- grüne Chilisoße (Tabasco)
- Thai-Fischsoße
- Coconut Aminos
- Wasabipulver
- Dijon-Senf
- 0,8 l fettarme Marinara-Soße, ungesalzen
- rote Thai-Currypaste

MILCH- UND MILCHERSATZPRODUKTE

- Parmigiano Reggiano (echter Parmesan)
- Pecorino Romano (Hartkäse)
- 2 l Vanille-Mandelmilch, ungesüßt
- 170 g fettarmer griechischer Joghurt
- 2 l Kokosmilch, ungesüßt

SONSTIGES

- 450 bis 680 g rohe Mandeln
- 230 g Mandelsplitter
- 340 g Chiasamen
- 1 Packung Nori-Algenblätter
- 340 g Flohsamenschalen
- 230 g Eiklarpulver
- Hühnerfond, ungesalzen
- Rinderfond, ungesalzen
- 230 g Gelatinepulver
- 50 g getrocknete Apfelchips
- 340 g rohe Mandelbutter

TAG 8

FRÜHSTÜCK

Breakfast Bowl mit Quinoa und Beeren oder ein
Minuskalorien-Smoothie

MITTAGESSEN

Reste der Suppe „Caldo verde" aus gemischtem
Blattgemüse und Kichererbsen

SNACK

Großer Raspelsalat mit Chiasamen-Dressing oder
ein Minuskalorien-Smoothie

ABENDESSEN

Gemüsepfanne mit Shiitakepilzen und Pak Choi +
Mandeln in Kakaohülle

TAG 9

FRÜHSTÜCK

Omelett mit Spinat und Pilzen oder ein
Minuskalorien-Smoothie

MITTAGESSEN

Flankensteaksalat mit Meerrettich und Apfel

SNACK

Auberginen-Mandel-Dip mit Sellerie oder ein
Minuskalorien-Smoothie

ABENDESSEN

Scharfer Garnelen-Kohl-Eintopf mit Paprika +
Blitzschneller Mandelkuchen mit gemischten
Beeren

TAG 10

FRÜHSTÜCK

Apfel-Zimt-Frühstück „Risotto" mit Haferkleien
und Mandeln oder ein Minuskalorien-Smoothie

MITTAGESSEN

Pilzbouillon mit Lauch, Tofu und Wasabi

SNACK

Auberginen-Mandel-Dip mit Sellerie oder ein
Minuskalorien-Smoothie

ABENDESSEN

Wirsingroulade mit Rinderhack und Paprika-
Tomaten-Gulasch + Blitzschneller Mandelkuchen
mit gemischten Beeren

TAG 11

FRÜHSTÜCK

Heidelbeer-Quinoa-Porridge mit Minze oder ein
Minuskalorien-Smoothie

MITTAGESSEN

Salat aus grünem Blattgemüse mit cremigem
Mandeldressing und Radieschen

SNACK

Erdnuss-Apfel-Scheiben oder ein Minuskalorien-
Smoothie

ABENDESSEN

Spinat-Pesto-Pasta mit Tomaten + Schokoladen-
Mandelbutter-Trüffel

TAG 12

FRÜHSTÜCK

Zitrussalat-Frühstück mit Gurken und Basilikum
oder ein Minuskalorien-Smoothie

MITTAGESSEN

Reste der Pilzbouillon mit Lauch, Tofu und Wasabi

Erdnuss-Apfel-Scheiben oder ein Minuskalorien-Smoothie

ABENDESSEN

Gegrillte Garnelen mit marinierten Gurken, Grünkohl und Blumenkohl + Schokoladen-Mandelbutter-Trüffel

---

TAG 13

FRÜHSTÜCK

Frühstückspizza mit Pilzen und Brokkoli oder ein Minuskalorien-Smoothie

MITTAGESSEN

Roccos Chefsalat

SNACK

Bio-Cranberrysoße ohne Zuckerzusatz oder ein Minuskalorien-Smoothie

ABENDESSEN

Wirsingroulade mit Rinderhack und Paprika-Tomaten-Gulasch + Erdbeeren im Schokoladenmantel mit Mandelstückchen

---

TAG 14

FRÜHSTÜCK

Frittata mit Grünkohl, roter Zwiebel und Tomate oder ein Minuskalorien-Smoothie

MITTAGESSEN

Asiatische Curry-Muschel-Suppe

SNACK

Bio-Cranberrysoße ohne Zuckerzusatz oder ein Minuskalorien-Smoothie

ABENDESSEN

Pfeffersteakscheiben mit Mangold und Pilzen + Erdbeeren im Schokoladenmantel mit Mandelstückchen

EINKAUFSLISTE TAG 8 BIS 14

OBST

- 4 große Äpfel (Gala, Pink Lady oder Empire)
- 5 Äpfel
- 1 Granny-Smith-Apfel
- 2 oder 3 Zitronen
- 3 oder 4 Orangen
- 2 oder 3 Grapefruits
- 2 Schalen frische Heidelbeeren
- mehrere Schalen Beeren, verschiedene Sorten
- 1 Handvoll frische Cranberrys
- 1 Schale Erdbeeren

GEMÜSE

- circa 500 g Spinat
- 1 großer Bund Sareptasenf
- 6 kleine Salatköpfe (Buttersalat)
- circa 570 g Spinat, geputzt
- 2 Römersalatköpfe, geputzt
- 4 oder 5 Bund Grünkohl
- 1 Chinakohl
- 2 Wirsing
- 1 Bund Mangold
- 4 große Rettiche
- 1 Knoblauchknolle
- 2 große Zwiebeln
- 1 Bund Frühlingszwiebeln
- 3 Schalotten
- 2 mittelgroße italienische Auberginen
- 1 große japanische Aubergine
- 3 bis 4 Lauchstangen
- 2 Brokkoli
- 2 Blumenkohl
- 280 g Shiitakepilze
- 680 g Champignons
- 680 g gemischte Pilze, in dünne Scheiben geschnitten
- 3 große Tomaten
- 3 oder 4 Schalen Cherrytomaten
- 7 bis 9 Gurken
- 1 Rotkohl
- 7 oder 8 rote Paprika
- 4 Karotten

- 340 g Bohnensprossen
- 1 großer Pak Choi

Frische Kräuter
- mehrere Bund Koriander
- Minze
- Basilikum

RINDFLEISCH
- 1 Flankensteak à 340 g, von sichtbarem Fett befreit
- 1 Flankensteak à 450 g, von sichtbarem Fett befreit
- 900 g mageres Bio-Rinderhack

FISCH UND MEERESFRÜCHTE
- 450 g Garnelen, geschält, gereinigt und entdarmt
- 900 g Miesmuscheln

GEFLÜGEL
- 225 g gebratene Putenbrust ohne Haut, dünn geschnitten

EIER
- 36 Eier

PFLANZLICHES EIWEISS
- 570 g mittelfester Tofu

GETREIDE UND KORN
- 450 g Quinoa
- 208 g tiefgefrorener glutenfreier Pizzateig
- 130 g ungesalzene Vollkornreiscracker

LEBENSMITTELKONSERVEN
- 2 Dosen (je 425 g) Kichererbsen
- circa 425 g Tomatenmark, ungesalzen

SÜSSUNGSMITTEL
- circa 250 g Zartbitterschokolade, ohne Zuckerzusatz

ESSIG
- Sherryessig

GEWÜRZE UND AROMEN
- Baharat-Gewürzmischung
- Currypulver
- Mandelextrakt

WÜRZMITTEL UND SOSSEN
- 1 Glas Meerrettich, gerieben
- 1 Glas Chili-Knoblauch-Soße
- Sojasoße, natriumarm und glutenfre

MILCH- UND MILCHERSATZPRODUKTE
- 2 l Vanille-Mandelmilch, ungesüßt

SONSTIGES
- 2 EL Hanfherzen
- 450 bis 680 g rohe Mandeln
- 450 g Mandelmehl
- 180 g Erdnussbutterpulver
- 100 g Kapern
- Zitruspektin
- 450 g Kirschpaprika, eingelegt
- Hühnerfond, ungesalzen
- 4 unbeschichtete kleine 0,18-l-Becher aus Pappe

TAG 15

FRÜHSTÜCK

Avocado-Toast mit Spinat und Tomaten oder ein Minuskalorien-Smoothie

MITTAGESSEN

Geschwärzter-Thunfisch-Tataki-Salat mit Zitrusfrucht, Tofu und Brunnenkresse

SNACK

Rote Ameisen auf dem Baum oder ein Minuskalorien-Smoothie

ABENDESSEN

Hähnchenschnitzel mit Sareptasenf, Quinoa und Orangen + Mandeln in Kakaohülle

TAG 16

FRÜHSTÜCK

Mexikanische Blumenkohl-Chili-Pfanne mit Rührei oder ein Minuskalorien-Smoothie

MITTAGESSEN

Reste der asiatischen Curry-Muschel-Suppe

SNACK

Rote Ameisen auf dem Baum oder ein Minuskalorien-Smoothie

ABENDESSEN

Hackfleischbällchen mit Pilz- und Spinatsoße + Mandeln in Kakaohülle

TAG 17

FRÜHSTÜCK

Breakfast Bowl mit Quinoa und Beeren oder ein Minuskalorien-Smoothie

MITTAGESSEN

Gehobelter Rosenkohl mit warmem, geröstetem Knoblauch und Mandel-Zitronen-Dressing

SNACK

Apfel-Cranberry-Mandel-Riegel oder ein Minuskalorien-Smoothie

ABENDESSEN

Garnelen mit Sareptasenf, Pilzen und Miso + Crêpes Suzette mit Orangen und Vanillecreme

TAG 18

FRÜHSTÜCK

Omelett mit Spinat und Pilzen oder ein Minuskalorien-Smoothie

MITTAGESSEN

Hühnersuppe mit Endivie und Lauch

SNACK

Apfel-Cranberry-Mandel-Riegel oder ein Minuskalorien-Smoothie

ABENDESSEN

Spinat-Pesto-Pasta mit Tomaten + Zitrus-Beeren-Schüssel mit Schlagcreme

TAG 19

FRÜHSTÜCK

Mexikanische Blumenkohl-Chili-Pfanne mit Rührei oder ein Minuskalorien-Smoothie

MITTAGESSEN

Mangold-Putenbrust-Salat mit großen, hellen Rosinen und Kapern

SNACK

Großer Raspelsalat mit Chiasamen-Dressing oder ein Minuskalorien-Smoothie

ABENDESSEN

Gemüsepfanne mit Shiitakepilzen und Pak Choi + Blitzschneller Mandelkuchen mit gemischten Beeren

TAG 20

FRÜHSTÜCK

Breakfast Bowl mit Quinoa und Beeren oder ein Minuskalorien-Smoothie

MITTAGESSEN

Hühnersuppe mit Endivie und Lauch

SNACK

Großer Raspelsalat mit Chiasamen-Dressing oder ein Minuskalorien-Smoothie

ABENDESSEN

Flunder „à la plancha" mit katalanischer Auberginen-Würzsoße + Blitzschneller Mandelkuchen mit gemischten Beeren

EINKAUFSLISTE TAG 15 BIS 20

OBST

▌ 3 Avocados

▌ 2 Äpfel

▌ 4 bis 6 Zitronen

▌ 10 bis 12 Orangen

▌ 6 bis 8 Schalen Beeren (verschiedene Sorten)

Trockenfrüchte

▌ 145 g ungesüße Cranberrys

▌ 50 g getrocknete Apfelchips

GEMÜSE

- 16 Handvoll Spinat
- 500 g Spinat, geputzt
- circa 560 g Spinat, geputzt
- 16 Handvoll Sareptasenf
- 12 Handvoll glatte Endivie (Eskariol), gewaschen und klein geschnitten
- 6 Handvoll Mangold
- 1 bis 3 Zwiebeln
- 1 rote Zwiebel
- 1 Bund Frühlingszwiebeln
- 1 Stangensellerie
- 900 g Rosenkohl
- 2 oder 3 Schalotten
- 3 große japanische Auberginen
- 3 bis 4 Lauchstangen
- 3 Brokkoli
- 4 Blumenkohl
- 680 g Champignons
- 680 g gemischte Pilze, in Scheiben geschnitten
- 340 g Pilze, beliebige Sorte
- 1 große Tomate
- 3 Schalen Cherrytomaten
- 2 Rotkohl
- 2 oder 3 rote Paprika
- 8 Karotten
- 340 g Bohnensprossen
- 1 großer Kopf Pak Choi

Frische Kräuter

- Petersilie
- Thymian
- Basilikum

RINDFLEISCH

- 340 g mageres Bio-Rinderhackfleisch

FISCH UND MEERESFRÜCHTE

- 340 g Thunfischsteak
- 450 g Garnelen, geschält, gereinigt und entdarmt
- 4 Flunderfilets à 115 g

GEFLÜGEL

- 4 Hähnchenschnitzel ohne Knochen und Haut à 115 g
- 230 g Hühnerschenkelfleisch ohne Knochen und Haut
- 170 g gebratene Putenbrust ohne Haut, dünn geschnitten

EIER

- 48 Eier

PFLANZLICHES EIWEISS

- 570 g mittelfester Tofu

LEBENSMITTELKONSERVEN

- 3 Dosen (je 425 g) Tomaten, stückig, ungesalzen

GEWÜRZE UND AROMEN

- Senfsamen
- 2 Vanilleschoten
- Fisch- beziehungsweise Meeresfrüchtegewürz, natriumarm

WÜRZMITTEL UND SOSSEN

- Miso-Paste

MILCH- UND MILCHERSATZPRODUKTE

- 2 l Vanille-Mandelmilch, ungesüßt
- Parmigiano Reggiano
- 170 g fettarmer griechischer Joghurt

SONSTIGES

- 230 bis 460 g rohe Mandeln
- Rinderfond, ungesalzen
- 1 bis 2 l Hühnerfond, ungesalzen
- 4 bis 8 unbeschichtete kleine 0,18-l-Pappbecher

WIE SIE DIE MINUSKALORIEN-DIÄT AUF DIE EIGENEN BEDÜRFNISSE ABSTIMMEN

In diesem Kapitel habe ich Ihnen für die gesamte Phase von 20 Tagen einen Essensplan zusammengestellt, der alle Mahlzeiten umfasst und all meine Rezepte berücksichtigt. Dadurch ist der Ernährungsplan sehr abwechslungsreich und Sie decken damit das gesamte Nahrungsspektrum mit Minuskalorien ab. Ich habe diese Lebensmittel relativ großzügig eingeplant. Je mehr Sie sich davon auf den Teller packen, desto weniger Pfunde packen Sie vermutlich auf Ihre Hüften!

Sie haben die Wahl, ob Sie dem 20-Tage-Plan genau so folgen, wie er von mir aufgestellt wurde, oder ob Sie ihn lieber – abhängig von Ihrer Zeit, Ihren Terminen und Vorlieben – individuell anpassen. Ich zeige Ihnen nun, wie das funktioniert, indem wir gemeinsam „einen Tag mit Minuskalorien durchleben".

Frühstück

Gleich zum Einstieg: Lassen Sie das Frühstück nicht ausfallen. Es ist eindeutig belegt, dass Menschen, die morgens frühstücken, mehr abnehmen und weniger unter Hungerattacken leiden als diejenigen, die kein Frühstück zu sich nehmen. Ein für die Minuskalorien-Diät typisches Frühstück kann jedes der folgenden Nahrungsmittel beinhalten:

- Minuskalorien-Smoothie.

- Rührei, bestehend aus dem Eiweiß mehrerer Eier, als Beilage ein oder zwei Obststücke mit Minuskalorien. Als zusätzliche Fatburner können Sie Spinat, Pilze und/oder Tomaten in Ihr Rührei geben.

- Eine kleine Schüssel Haferflocken mit Beeren-Topping.

- Eines meiner Frühstücksrezepte.

Mittagessen

Essen Sie zur Mittagszeit einen Salat – ein großzügiges Salatbett aus Blattgemüse, gehackten Tomaten und Sellerie, in Streifen geschnittenen Gurken oder anderen Gemüsesorten mit Minuskalorien. Garnieren Sie das Ganze mit Hühnchen, Garnelen oder anderen Meeresfrüchten, mit Pute, Thunfisch oder Rindfleisch. Träufeln Sie Olivenöl darüber, geben Sie ein wenig Essig und vielleicht ein oder zwei fettverbrennende Gewürze hinzu – und schon haben Sie sich den perfekten Salat mit Minuskalorien zubereitet. Weitere Optionen für das Mittagessen sind zum Beispiel:

- Eine mit Krabbenfleisch, Garnelen oder Thunfisch gefüllte Tomate und, wenn Sie mögen, als Dessert eine Frucht mit Minuskalorien.

- Ein wenig übrig gebliebenes Rindfleisch oder Hühnchen mit einer Beilage aus gekochtem Blattgemüse, Kreuzblütengewächsen oder beidem.

- Eines meiner Suppen- oder Salatrezepte.

- Reste von einem meiner Hauptgerichte.

Abendessen

Die Zubereitung des Abendessens ist ebenfalls kinderleicht. Fügen Sie einer Eiweißquelle wie gegrilltem Hähnchen ein gekochtes Gemüse mit Minuskalorien und eine Suppe oder einen Salat hinzu, und schon haben Sie eine Mahlzeit gezaubert, die Ihre Gewichtsabnahme fördert. Bei der Wahl des Gemüses müssen Sie sich nicht einmal auf die Gruppe mit den Minuskalorien beschränken. Sie können auch andere ballaststoffreiche, kalorienarme Gemüsesorten wählen (siehe dazu die Liste auf Seite 48). Achten Sie jedoch darauf, dass die Hauptmahlzeiten mindestens zwei Nahrungsmittel mit Minuskalorien umfassen. Vergessen Sie auch nicht, eines meiner Desserts mit Minuskalorien einzuplanen! Hier nun einige Ideen für das Abendessen:

- Eine meiner 10 Proteinquellen mit Fettverbrennungspotenzial, kombiniert mit einem meiner 10 Nahrungsmittel mit Minuskalorien.

- Eine Suppe oder einen Salat aus meinem Rezeptteil.

- Eines meiner Hauptgerichte und, wenn Sie mögen, auch eines meiner Desserts.

- Überreste des Hauptmenüs vom Vorabend.

- Essen Sie auch einmal fleischlos: Genießen Sie eines meiner Hauptgerichte auf rein pflanzlicher Basis.

Snacks

Der Essensplan für die Minuskalorien-Diät sieht vier Mahlzeiten pro Tag vor, wobei eine davon in einem Snack besteht. Sie haben die Wahl, ob Sie den Snack lieber spät am Morgen zu sich nehmen oder im Laufe des Nachmittags, je nachdem, wann Sie sich hungriger fühlen. Die für den Snack empfohlenen Nahrungsmittel sind Früchte mit Minuskalorien wie Äpfel, Zitrusfrüchte und Beeren oder ein beliebiges Gemüse mit Minuskalorien. Kombinieren Sie diese mit Mandeln, und schon füllen Sie Ihren Bauch mit Ballaststoffen und guten Fetten. Das bedeutet, dass Sie sich den ganzen Morgen oder Nachmittag über gesättigt fühlen und nicht ausgehungert zum Mittagessen oder Abendessen gehen. Einige weitere Snackideen sind zum Beispiel:

- Überreste einer Suppe mit Minuskalorien,

- ein Minuskalorien-Smoothie,

- Selleriesticks mit Mandelbutter oder

- einen meiner Snacks mit Minuskalorien.

AUFBAU DER DIÄT

Diese Diät ist ganz simpel aufgebaut. Die Mahlzeiten sind eine Kombination aus meinen Nahrungsmitteln mit Minuskalorien, mageren Eiweißquellen und gesunden Fetten. Sollten Sie also selbst die Mahlzeit planen, behalten Sie folgende Anordnung im Hinterkopf: 2 oder mehr Nahrungsmittel mit Minuskalorien + 1 mageres eiweißreiches Lebensmittel + 1 kleine Menge Fett wie etwa natives Olivenöl extra oder eine Avocado. Und denken Sie daran: Sie müssen keine Kalorien zählen, nicht das Fett in Gramm abmessen, keine Kohlenhydrate zählen und auch nicht die Portion exakt bemessen. Bei Nahrungsmittel mit Minuskalorien ist es nicht erforderlich, dass Sie

WIE SIE IHRE KÜCHE RICHTIG BESTÜCKEN

Ich habe Ihnen versprochen, dass Sie für die Zubereitung meiner Rezepte keine außergewöhnlichen Küchenutensilien brauchen, und das werden Sie auch nicht. Wir sollten uns jedoch darüber einig sein, was als außergewöhnliches Equipment zu verstehen ist (wir Köche neigen dazu, es beim Kauf von Küchenartikeln gern etwas zu übertreiben). Hier also eine Liste aller „Spezialgerätschaften", die Sie für die Herstellung der Rezepte aus diesem Buch benötigen.

- Mixer – Die Smoothies werden mit einem typischen Haushaltsmixer zubereitet. Sollten Sie jedoch bereit sein, ein höherwertiges Gerät anzuschaffen, empfehle ich den Vitamix oder Blendtec. Der NutriBullet ist nicht ganz so leistungsstark wie diese zwei, funktioniert aber auch und ist äußerst handlich.

- Microplane Reibe/Zester – Einige der Rezepte erfordern frisch gehobelten Parmesan oder Pecorino Romano. Keine Klinge umfasst eine so große Käseoberfläche wie die Microplane. Sie ist auch bei den Zitrusreiben die beste Wahl.

- Antihaftpfanne und Grillpfanne – Halten Sie Ausschau nach ungiftigen, ökofreundlichen Antihaftpfannen ohne Beschichtung aus Polytetrafluoroethyen (PTFE) und Perfluoroctansäure (PFOA). Ecolution ist eine Marke, die großartige, sichere Produkte anbietet.

jeden Bissen, den Sie in den Mund stecken, vorher gründlich analysieren.

Wenn dann Tag 20 immer näher rückt, haben Sie ein Gefühl dafür entwickelt, was Sie essen dürfen und wie Sie Ihre Mahlzeiten optimal zusammenstellen. Sie werden damit vertraut sein, wie Nahrungsmittel mit Minuskalorien den Stoffwechsel beeinflussen, und verstehen, auf welche Weise sie wirken und Ihrem Körper beim Abnehmen helfen.

In den folgenden Kapiteln finden Sie die Rezepte für die Entschlackungsphase und die Diät. Jedes einzelne davon ist wirklich einfach in der Zubereitung und lässt sich problemlos nachkochen. Sowohl während der Entschlackungs- als auch Diätphase können Sie Ihre Lieblingsrezepte und -Smoothies auswählen und diese auf beliebige Weise auf Ihren Speiseplan setzen, und das so oft Sie wollen.

Die meisten der in meinen Rezepten verwendeten Zutaten finden Sie im Lebensmittelladen vor Ort, allerdings gibt es auch einige spezielle Ingredienzien, die man vielleicht nur in einem Reformhaus, einem Asialaden oder einem Supermarkt mit nationalen Spezialitäten findet. Größtenteils sind sie außerdem übers Internet erhältlich. Mit Ausnahme der Smoothies sind all meine Rezepte für vier Portionen konzipiert. Sollten Sie nur für eine oder zwei Personen kochen, empfehle ich Ihnen trotzdem, das Rezept komplett nachzukochen, sodass Sie Reste für schnelle Mahlzeiten zur Verfügung haben.

Auch wenn Sie bisher noch nicht viel Zeit in der Küche verbracht haben, gibt es keinen besseren Augenblick, sich der Herausforderung des Kochens zu stellen. Ich schwöre, dass meine Rezepte narrensicher sind – Sie können nichts verkehrt machen!

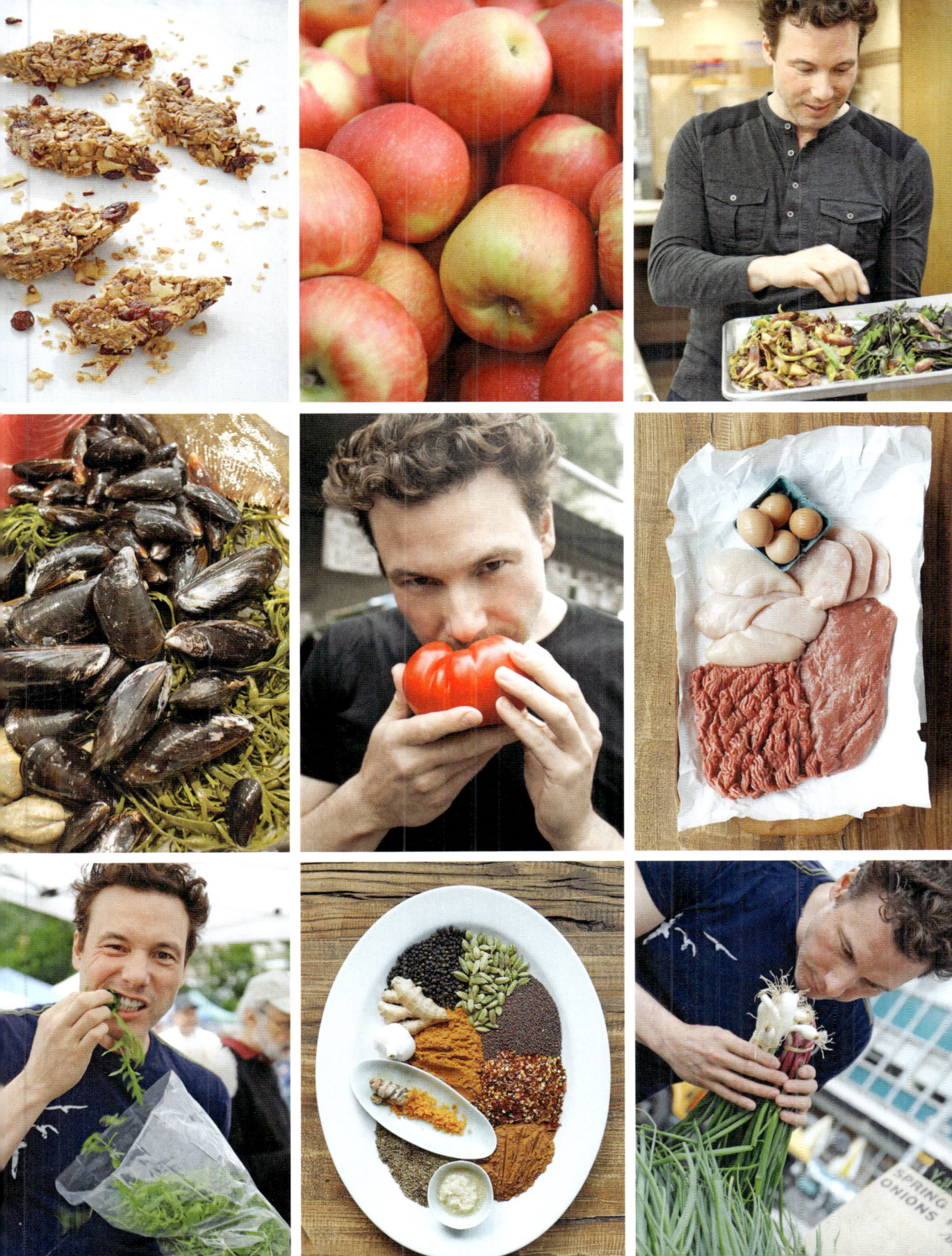

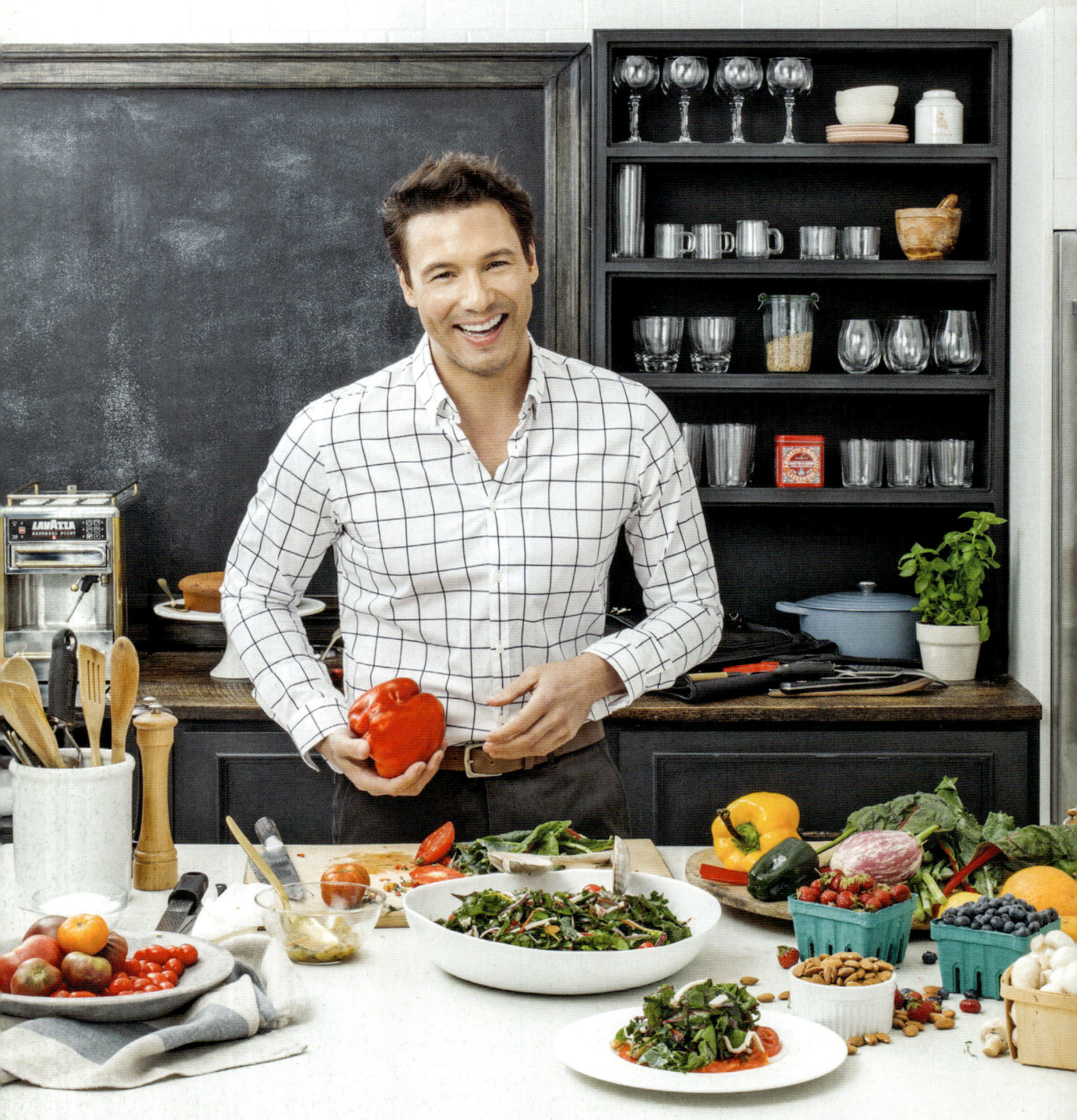

TEIL II

MINUS-KALORIEN-DIÄT – REZEPTE

Die in den Rezepten verwendete Maßeinheit Tasse umfasst ein Volumen von 240 ml.

Je nach Wahl des Süßungsmittels verändert sich auch die Gesamtkalorienzahl des Rezeptes.

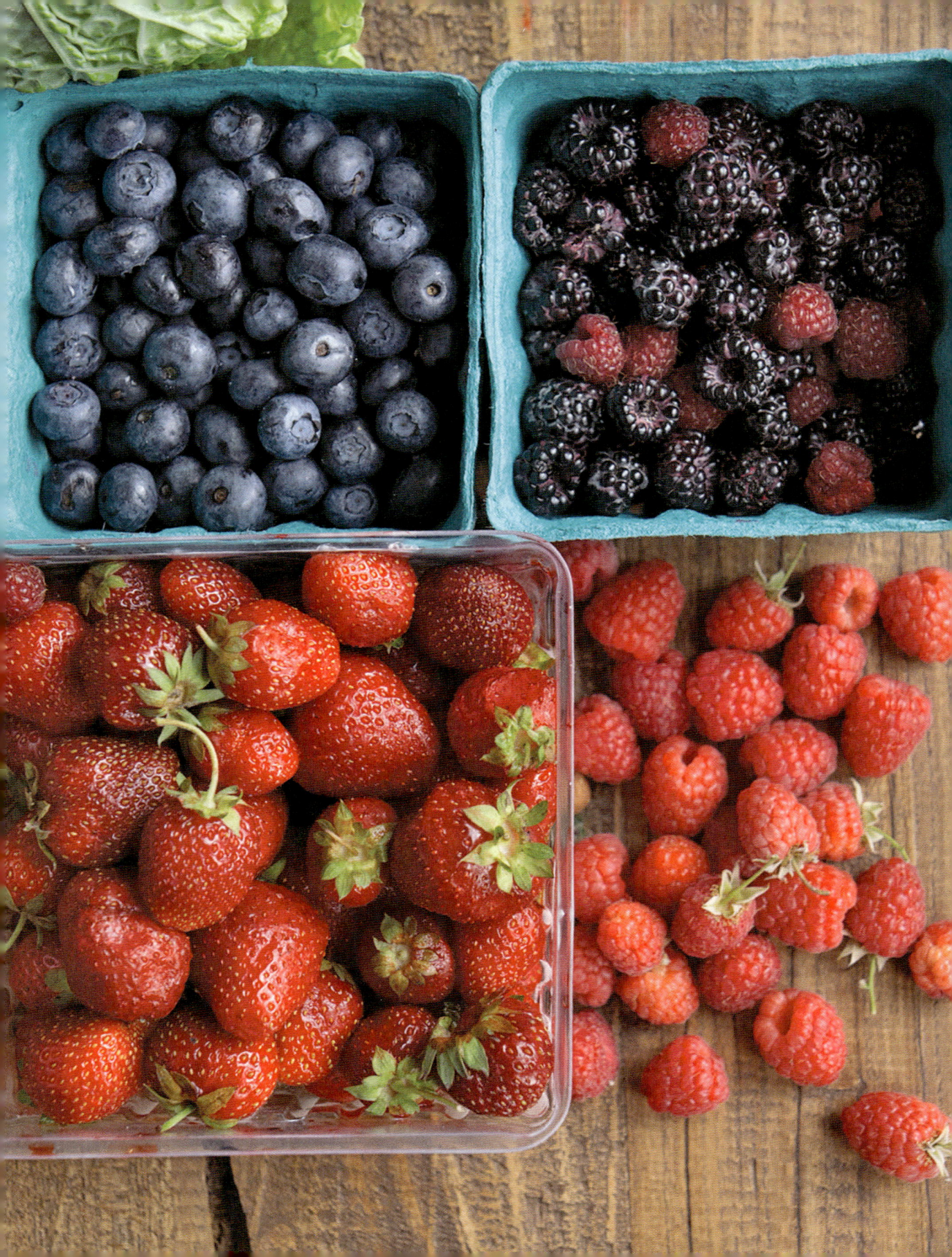

SMOOTHIES

GRÜNER GURKEN-ERDBEER-SMOOTHIE

ERGIBT 1 SMOOTHIE
VORBEREITUNGSZEIT: 5 MINUTEN
ZUBEREITUNGSZEIT: 3 MINUTEN

Ich verneige mich vor der Person, die den Smoothie erfunden hat, wer auch immer das gewesen sein mag. Welches andere Getränk erfüllt so großartig mehrere Aufgaben gleichzeitig? Er fungiert als Mahlzeit, als Snack, füllt nach dem Sport die Energiereserven auf und bewährt sich sogar als Dessert. Dieser erfrischende grüne Smoothie steckt voller Vitamine und Mineralstoffe. Er eignet sich perfekt als Frühstück to go oder sogar als schnelles Mittagessen – aber vergessen Sie nicht, das Eiweißpulver hinzuzufügen – es trägt dazu bei, dass Sie sich bis zum Abendessen gesättigt fühlen!

PRO PERSON

253 Kalorien
3,5 g Fett
28,5 g Eiweiß
31 g Kohlenhydrate
9 g Ballaststoffe
411 mg Natrium

ZUTATEN

½ Tasse Wasser
Mönchsfruchtextrakt Luo Han Guo (Ersatz für 2 TL Zucker, nach Packungsanweisung dosieren, ersatzweise mit Stevia süßen)
5 Mandeln
1 EL reine Akazienfaser
1 Tasse Grünkohlblätter, die Blätter leicht zusammengedrückt, die dicken Blattrippen entfernt
½ Tasse Gurke, klein geschnitten
gut ¼ Tasse TK-Erdbeeren, ungezuckert
¼ Tasse Bananenscheiben
3 gehäufte EL (Rocco's) Eiweißpulver (oder nach Packungsanweisung dosieren)
½ Tasse zerstoßenes Eis oder kleine Eiswürfel

ZUBEREITUNG

1. Wasser, Luo Han Guo, Mandeln und Akazienfaser in einen Mixer geben und sämig pürieren. Grünkohl, Gurken, Erdbeeren und Banane hinzufügen und ebenfalls sämig pürieren.
2. Eiweißpulver und Eis hinzufügen und weitermixen, bis eine cremige Konsistenz entsteht. Sofort servieren.

TIPP

Wenn Sie eine extrem reife Banane haben, deren Verfallsdatum sichtbar näher rückt, werfen Sie diese nicht einfach weg. Wickeln Sie die Banane in Alufolie und frieren Sie sie ein. Sie haben nun bereits eine fertige, gesunde Zutat für Ihre Smoothies und benötigen kein Eis mehr. Gefrorene Bananen geben Smoothies eine dickliche, wohlschmeckende Konsistenz – ein bisschen wie ein gesunder Milchshake!

SPINAT-ANANAS-SMOOTHIE MIT
LIMETTE UND MINZE
(REZESEITE 70)

GRÜNER GURKEN-ERDBEER-
SMOOTHIE

AKAZIENFASER

Relativ neu auf dem Markt der Nahrungsergänzungsmittel ist der Ballaststoff Akazienfaser; er wird aus dem Gummi des Akazienbaums hergestellt. Akazienfaser wird in Pulverform verkauft und kann Smoothies und Frühstückscerealien einfach beigemischt werden. In den USA ist die Akazienfaser zwar noch relativ neu, tatsächlich wird sie andernorts jedoch bereits seit Urzeiten als Naturmedizin eingesetzt; die Ägypter verwendeten sie sogar zum Einbalsamieren von Mumien!

Für mich ist die Akazienfaser ein Nahrungsergänzungsmittel mit Minuskalorien, weil der Körper sie nicht verdauen kann und sie dazu beiträgt, dem Körper überschüssige Kalorien, Zucker und Fett zu entziehen. Dank der Akazienfaser fühlen Sie sich auch gesättigt und zufrieden – ein weiterer Pluspunkt von Minuskalorien.

Wenn Sie unter Verdauungsproblemen leiden wie zum Beispiel dem Reizdarmsyndrom, eignet sich die Akazienfaser großartig als natürliche Behandlungsmethode. Dieser vielseitige Ballaststoff ist in Reformhäusern und in einigen Lebensmittelläden erhältlich.

SPINAT-ANANAS-SMOOTHIE MIT LIMETTE UND MINZE

ERGIBT 1 SMOOTHIE
VORBEREITUNGSZEIT: 5 MINUTEN
ZUBEREITUNGSZEIT: 3 MINUTEN

Ich liebe den Geschmack von frischer Minze – er erinnert mich an den Sommer. Minze hat zudem zahlreiche gesundheitsfördernde Eigenschaften: Sie lindert nachweislich Migräne, Verstopfung, Magenverstimmungen, Reizdarmsyndrom und Muskelschmerzen. Darüber hinaus kann ihr Duft dem sportlichen Training zu einem zusätzlichen Energiekick verhelfen: Einer Studie zufolge liefen die Sportler schneller und vollführten mehr Push-ups, wenn sie zuvor an Minze geschnuppert hatten!

ZUTATEN

¼ Tasse Wasser
1 EL reine Akazienfaser
½ Tasse Granny-Smith-Apfelstückchen
1 Tasse frische oder TK-Ananasstückchen
1 Tasse Spinat, leicht zusammengedrückt
⅓ Tasse frische Minzblätter, leicht zusammengedrückt
1 TL Limettensaft, frisch gepresst
⅛ TL Limettenschale, gerieben
3 gehäufte EL (Rocco's) Eiweißpulver (oder nach Packungsanweisung dosieren)
½ Tasse zerstoßenes Eis oder kleine Eiswürfel

ZUBEREITUNG

1. Wasser, Akazienfaser, Apfel, Ananas, Spinat, Minze, Limettensaft und geriebene Limettenschale in einen Mixer geben und sämig pürieren.
2. Eiweißpulver und Eis hinzufügen und weitermixen, bis eine cremige Konsistenz entsteht. In einem hohen Glas servieren.

PRO PERSON

250 Kalorien
0,5g Fett
27g Eiweiß
39g Kohlenhydrate
10,5g Ballaststoffe
425mg Natrium

PROTEINPULVER – WORAUF SIE ACHTEN SOLLTEN

Heutzutage sind so viele Proteinpulver auf dem Markt, dass die Entscheidung, welches man nun kaufen soll, mitunter schwerfällt. Lassen Sie mich für Sie ein wenig Licht ins Dunkel bringen. Bei der Suche nach einem Eiweißpulver sind für mich folgende Überlegungen wichtig:

Gesamteiweißgehalt: Wenn es um Gewichtsmanagement geht, ist es bei der Auswahl eines Eiweißpulvers vor allem wichtig, darauf zu achten, dass Sie das Produkt mit dem höchstmöglichen Eiweißgehalt pro Portion kaufen: 90 Prozent oder höher sind bestens, aber alles, was über 80 Prozent liegt, ist auch schon ganz gut. Schauen Sie für die Berechnung einfach auf die Deklarierung und teilen Sie die Menge Eiweiß durch die Portionsgröße (Grammangaben). Wenn also eine Portion von insgesamt 30 g 25 g Eiweiß enthält, ergibt sich ein Eiweißgehalt von 83 Prozent.

Geschmack: Je nach Herkunftsart hat Eiweißpulver einen unterschiedlichen Geschmack, und das variiert – leider – auch noch von Marke zu Marke. Ich mag Proteinpulver aus Hühnereiklar, da es im Allgemeinen am geschmacksneutralsten ist; für bestimmte Shakes kombiniere ich es allerdings mit Eiweißpulver aus braunem Reis mit Schokoladengeschmack, einfach deshalb, weil das besser schmeckt.

Konsistenz: Einige Eiweißpulver können grobkörnig sein. Eiklarpulver hat einen seidigen Schimmer und verleiht den Shakes eine cremige Konsistenz. Erbsenprotein führt zu einer eher zähen Textur, deshalb findet es am besten in Frucht-Smoothies Anwendung. Eiweiß aus braunem Reis ist sehr kleinkörnig, sodass man es am besten in Kombination mit anderen Pulvern verwendet oder in einem Smoothie auf Obst- oder Gemüsebasis.

Eiweißquelle: Die von Ihnen gewählte Eiweißquelle dürfte stark von Ihren persönlichen Präferenzen oder Ernährungseinschränkungen abhängen. Veganer und Vegetarier werden zum Beispiel eine pflanzliche Eiweißquelle bevorzugen, während Fleischesser jede Art von Proteinpulver, das ihnen schmeckt, auswählen können. Hier ein schneller Überblick über meine drei Favoriten unter den Eiweißpulvern:

- **Eiklarpulver.** Von allen Eiweißpulvern wird dieses am besten vom Körper aufgenommen, außerdem ist es eine wirklich hervorragende Proteinquelle. Im Allgemeinen enthält eine Portion 30 g Eiweiß, 0,5 g Kohlenhydrate, 0 g Fett und lediglich 100 Kalorien.

- **Erbsenprotein.** Erbsenprotein auf pflanzlicher Basis enthält 15 bis 30 g Eiweiß pro Portion, außerdem 2 g Kohlenhydrate, 2 g Fett und 140 Kalorien. Der einzige Nachteil besteht darin, dass Erbsenproteinpulver schnell ein bisschen „schlammig" aussieht, wenn es in Smoothies gemixt wurde.

- **Sojaproteinisolat.** Sofern Sie nicht sehr empfindlich oder allergisch auf Soja reagieren, ist dies ebenfalls eine gute Wahl. Eine Portion enthält 30 g Eiweiß, 16 g Kohlenhydrate, 3 g Fett und 216 Kalorien.

All diese Proteinpulver können nicht nur in Smoothies und Shakes, sondern auch wunderbar anderweitig beim Kochen eingesetzt werden, zum Beispiel zum Auflockern, Binden oder Emulgieren. Achten Sie jedoch darauf, dass Sie ein „Rohproteinprodukt" kaufen, das zu hundert Prozent natürlich und unbehandelt ist.

APFEL-LIMETTE-PROTEIN-SMOOTHIE MIT KORIANDER

ERGIBT 1 SMOOTHIE
VORBEREITUNGSZEIT: 5 MINUTEN
ZUBEREITUNGSZEIT: 3 MINUTEN

Haben Sie schon einmal im Fitnessstudio die Typen gesehen, die Gewichte heben und anschließend ihre Protein-Smoothies trinken, und sich gefragt, was das eigentlich soll? Diese Leute machen sich tatsächlich eine fundamentale Ernährungsregel zunutze: Studien zeigen, dass nach dem Training durch eine solche Kohlenhydrat-Eiweiß-Kombination die Hormone angeregt werden, welche für den Muskelaufbau und Fettabbau zuständig sind. Trinken Sie also nach dem Work-out! Ihre Muskeln werden es Ihnen danken.

ZUTATEN

½ Tasse Wasser

1½ Tassen Granny-Smith-Apfelstückchen

1 EL reine Akazienfaser

1 kleine Prise Cayennepfeffer (optional)

1 Tasse Spinat

1 EL Limettensaft, frisch gepresst

⅛ TL Limettenschale, gerieben

1 Tasse frische Korianderblätter, leicht zusammengedrückt

3 gehäufte EL (Rocco's) Eiweißpulver (oder nach Packungs-anweisung dosieren)

½ Tasse zerstoßenes Eis oder kleine Eiswürfel

ZUBEREITUNG

1. Wasser, Äpfel und Akazienfaser in einen Mixer geben und sämig pürieren.
2. Cayennepfeffer (falls erwünscht), Spinat, Limettensaft, geriebene Limettenschale und Koriander hinzufügen und ebenfalls sämig pürieren.
3. Eiweißpulver und Eis dazugeben und mixen, bis eine cremige Konsistenz entsteht. Sofort servieren.

PRO PERSON

238 Kalorien

0g Fett

26g Eiweiß

34g Kohlenhydrate

10,5g Ballaststoffe

410mg Natrium

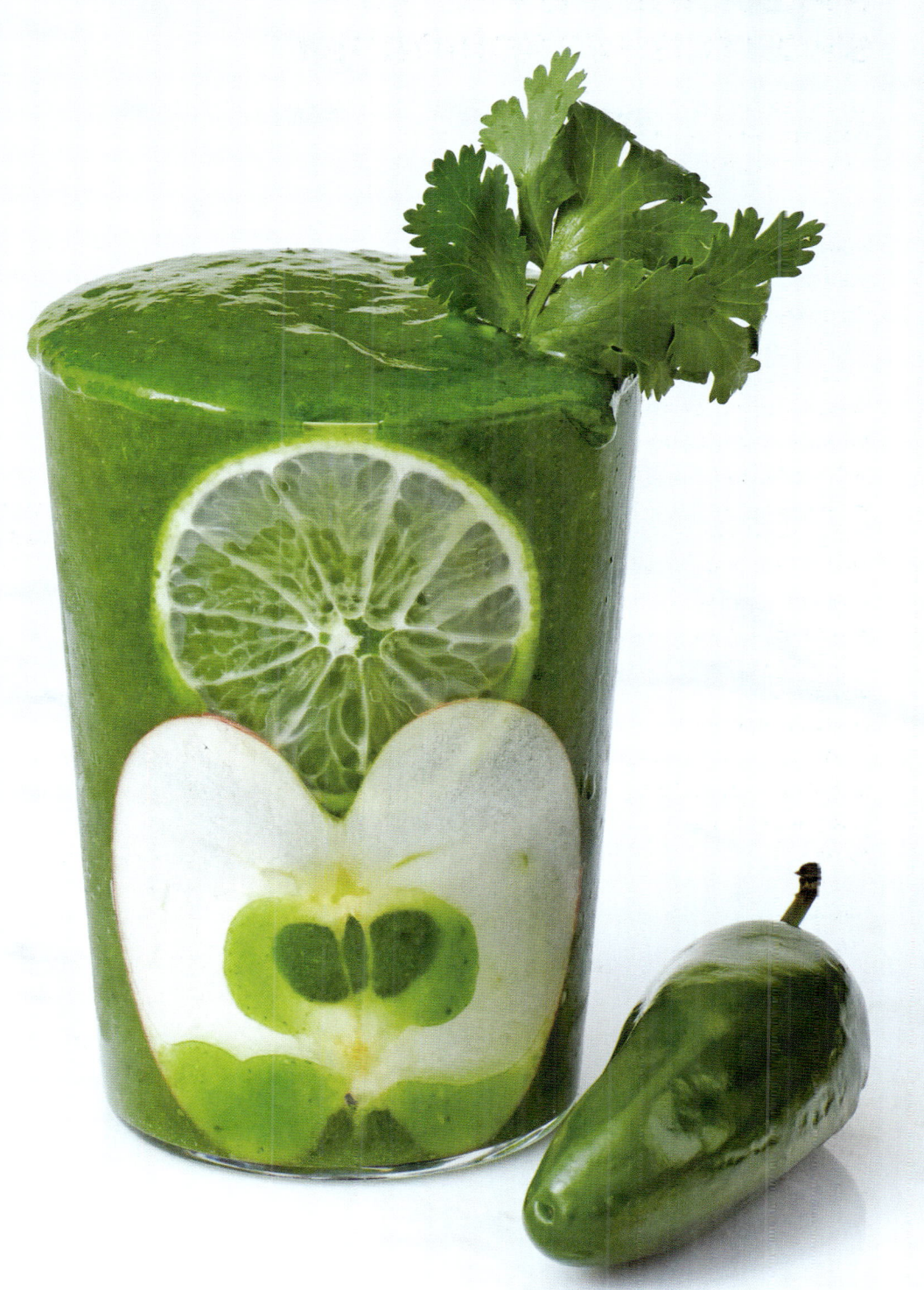

SMOOTHIE GRÜNE GÖTTIN

ERGIBT 1 SMOOTHIE
VORBEREITUNGSZEIT: 5 MINUTEN
ZUBEREITUNGSZEIT: 3 MINUTEN

Wenn Sie die Zutatenliste überflogen haben und beim Wort „Brokkoli" angeekelt das Gesicht verzogen haben, nur keine Sorge: Durch die Kiwi schmeckt der Smoothie eher süßlich, frischer Ingwer sorgt außerdem für leichte Schärfe – Sie werden nie heraus-schmecken, dass Sie gerade Brokkoli „trinken"!
Dieser Smoothie verarbeitet gleich vier Lebensmittel mit Minuskalorien auf einen Schlag.

PRO PERSON

224 Kalorien
1g Fett
28,25g Eiweiß
29,5g Kohlenhydrate
10,25g Ballaststoffe
433mg Natrium

ZUTATEN

½ Tasse Wasser
1 EL reine Akazienfaser
1 TL frischer Ingwer, geschält und klein gehackt
1 Tasse Brokkoliröschen
¼ Tasse Stangensellerie, klein geschnitten (ein circa 13 cm langes Stück)
1 reife Kiwi, geschält
½ TL Zitronensaft
3 gehäufte EL (Rocco's) Eiweißpulver (oder nach Packungs-anweisung dosieren)
½ Tasse zerstoßenes Eis oder kleine Eiswürfel

ZUBEREITUNG

1. Wasser, Akazienfaser und Ingwer in einen Mixer geben und sämig pürieren.
2. Brokkoli, Sellerie, Kiwi und Zitronensaft hinzufügen und ebenfalls sämig pürieren.
3. Eiweißpulver und Eis hinzufügen und mixen, bis eine cremige Konsistenz entsteht. Sofort servieren.

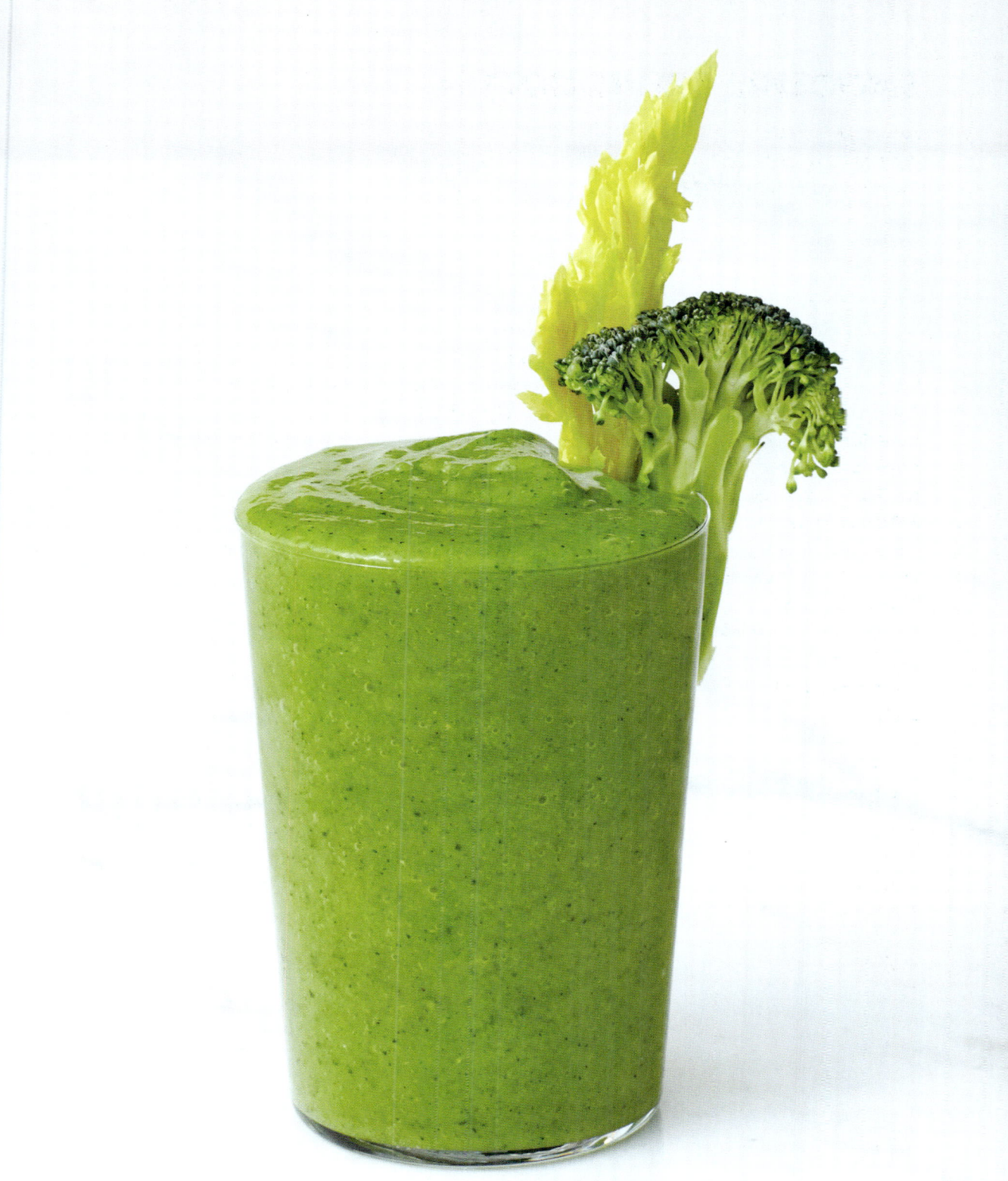

TROPICAL SUNRISE SMOOTHIE

ERGIBT 1 SMOOTHIE
VORBEREITUNGSZEIT: 5 MINUTEN
ZUBEREITUNGSZEIT: 3 MINUTEN

Ich liebe es, mir diesen dekadent schmeckenden Smoothie zum Frühstück zuzubereiten. Die Kombination aus Kokosnuss, Limette und Kiwi erinnert an einen Drink, den Sie normalerweise eher am Strand mit den Füßen im Sand genießen, und zaubert ein wenig Karibik-Flair in Ihren Morgen. Fügen Sie eine Tasse Blattkohl hinzu, um Phytonährstoffe zu erhalten, dazu noch etwas Gurke wegen der Minuskalorien – und schon können Sie sonnig in den Tag starten!

PRO PERSON

253 Kalorien
5 g Fett
27 g Eiweiß
27,5 g Kohlenhydrate
10 g Ballaststoffe
393 mg Natrium

ZUTATEN

½ Tasse Wasser
½ TL Vanilleextrakt
1 EL reine Akazienfaser
1½ TL Kokosmus
1 Tasse Blattkohl, leicht zusammengedrückt
1 Tasse Gurkenstückchen, klein geschnitten
1 Kiwi, geschält
⅛ TL Limettenschale, gerieben
1 EL Limettensaft, frisch gepresst
3 gehäufte EL (Rocco's) Eiweißpulver (oder nach Packungsanweisung dosieren)
½ Tasse zerstoßenes Eis oder kleine Eiswürfel

ZUBEREITUNG

1. Wasser, Vanilleextrakt, Akazienfaser, Kokosmus, Blattkohl, Gurke, Kiwi, geriebene Limettenschale und Limettensaft in einen Mixer geben und sämig pürieren.
2. Eiweißpulver und Eis hinzufügen und weitermixen, bis eine cremige Konsistenz entsteht. Sofort servieren.

TIPP

Versuchen Sie doch einmal einen Kaltaufguss und tunken Sie einen Kamille-Teebeutel ins Wasser, bevor Sie den Smoothie zubereiten.

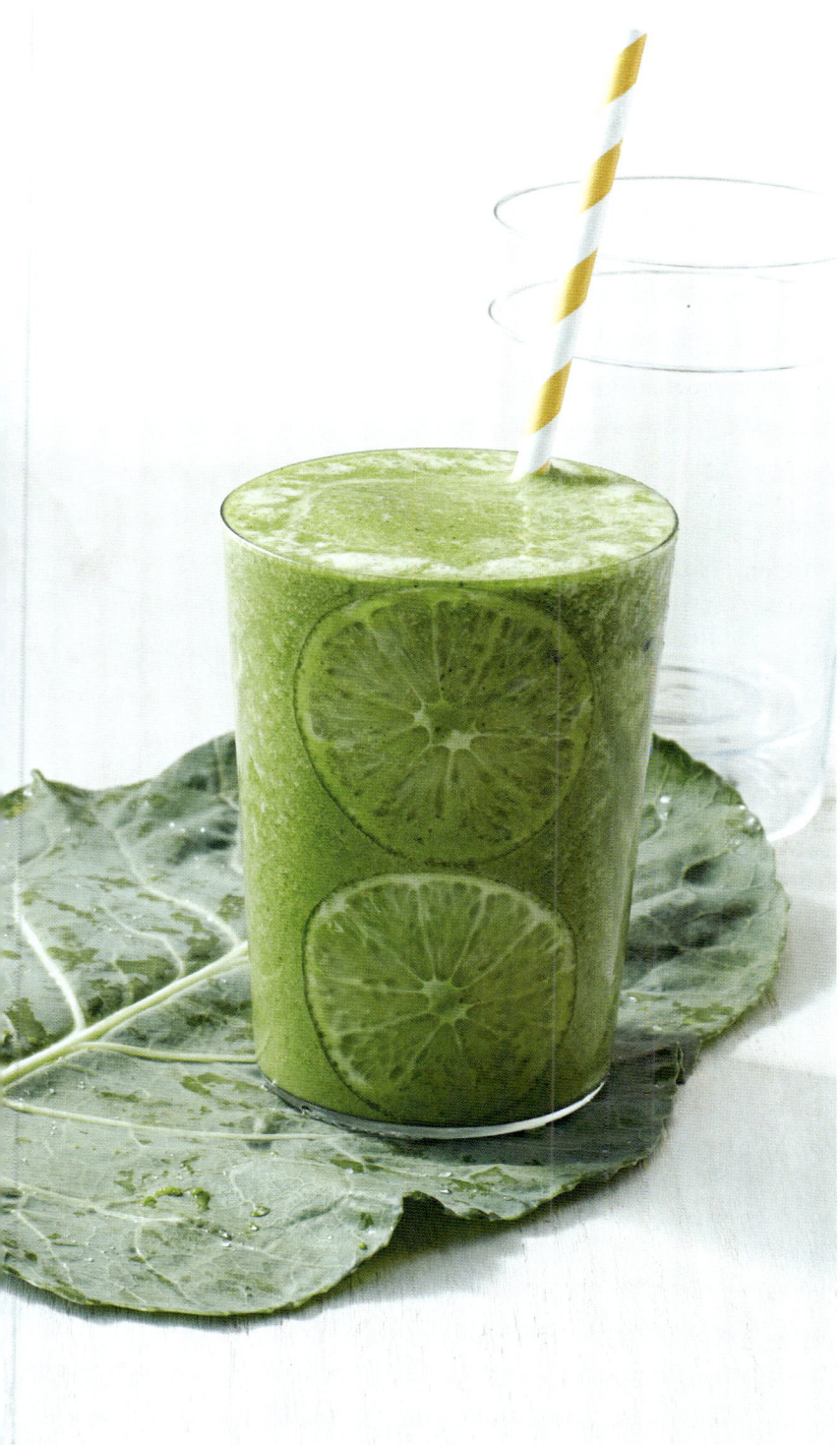

KOKOSMUS

Kokosmus ist in Bezug auf die Kokosnuss das, was die Erdnussbutter bei Erdnüssen ist oder die Mandelbutter bei Mandeln. Es handelt sich um püriertes Kokosnussfleisch, das mit Kokosöl vermischt wird, sodass ein cremiger, butteriger Aufstrich entsteht.

Wie auch andere Kokosprodukte ist das Mus reich an mittelkettigen Triglyceriden (MCTs), einer Gruppe von Fetten, die leicht vom Körper aufgenommen wird und zur Reduktion des Körperfetts sowie zu einer besserer Insulinsensitivität beitragen kann.

Auch wenn Kokosmus über einen hohen Anteil an gesättigten Fettsäuren verfügt, hilft es, den Gesamtcholesterinspiegel und den LDL-Cholesterinwert zu senken, während der HDL-Wert (das „gute" Cholesterin) steigt. Und ebenso wie Kokosöl ist auch Kokosmus reich an Laurinsäure, einer Substanz, die Bakterien und Keime bekämpft. Darüber hinaus verfügt Kokosmus über entzündungshemmende Eigenschaften.

Kokosmus ist sehr vielseitig einsetzbar. Sie können es zum Kochen verwenden oder aber als Brotaufstrich anstelle von Butter, Erdnussbutter oder Mayonnaise. Kokosmus wird bei Raumtemperatur relativ fest, deshalb sollten Sie das Glas kurz in warmes Wasser stellen, wenn Sie das Mus als Aufstrich verwenden möchten.

GRÜNER SMOOTHIE „DILLIZIÖS"

ERGIBT 1 SMOOTHIE
VORBEREITUNGSZEIT: 5 MINUTEN
ZUBEREITUNGSZEIT: 3 MINUTEN

Vitamin C, Kalzium, Ballaststoffe und Zutaten mit Minuskalorien – mit diesem Morgen-Smoothie erhalten Sie von alledem eine ordentliche Dosis. Ich habe ein wenig frischen Dill hinzugefügt, um eine würzige Kräuternote zu erzielen. Dill ist außerdem gut für das Verdauungssystem. Der Seidentofu verleiht dem Smoothie eine cremige Konsistenz, ganz zu schweigen von dem Proteinschub, den Sie damit erhalten. Wenn Sie möchten, können Sie stattdessen auch Mandelmilch nehmen.

PRO PERSON

230 Kalorien
2,5 g Fett
31,25 g Eiweiß
22 g Kohlenhydrate
7 g Ballaststoffe
414 mg Natrium

ZUTATEN

½ Tasse Wasser
1 EL reine Akazienfaser
1 Tasse Grünkohlblätter, die Blätter leicht zusammengedrückt, die dicken Blattrippen entfernt
½ Tasse Granny-Smith-Apfelstückchen, klein geschnitten
1 Tasse Gurkenstückchen, klein geschnitten
90 g Seidentofu oder ½ Tasse Mandelmilch
½ Tasse Dill, frisch gehackt
1 EL Zitronensaft, frisch gepresst
3 gehäufte EL (Rocco's) Eiweißpulver (oder nach Packungsanweisung dosieren)
½ Tasse zerstoßenes Eis oder kleine Eiswürfel

ZUBEREITUNG

1. Wasser, Akazienfaser, Grünkohl, Granny-Smith-Apfel und Gurke in einen Mixer geben und sämig pürieren.
2. Tofu oder Mandelmilch, Dill und Zitronensaft hinzufügen und ebenfalls sämig pürieren.
3. Eiweißpulver und Eis dazugeben und mixen, bis eine cremige Konsistenz entsteht. In einem hohen Glas servieren.

TIPP

Geben Sie noch ein Avocadoviertel in den Mixer. So erhalten Sie eine cremigere Konsistenz, zusätzliche Ballaststoffe und eine gehörige Portion einfach gesättigter Fettsäuren, die gut fürs Herz sind.

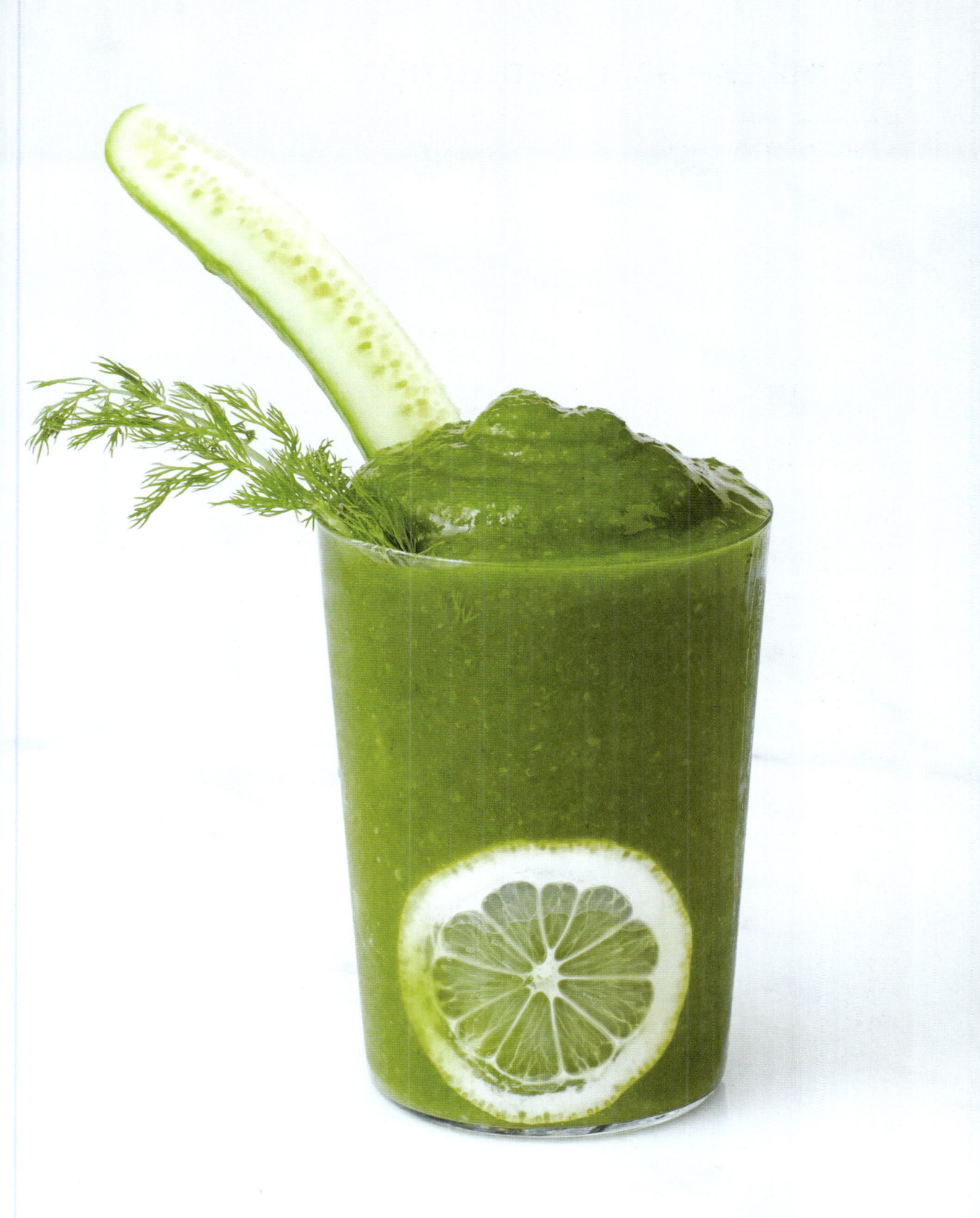

ZITRONEN-INGWER-SMOOTHIE

ERGIBT 1 SMOOTHIE
VORBEREITUNGSZEIT: 5 MINUTEN
ZUBEREITUNGSZEIT: 3 MINUTEN

Ich liebe diesen Smoothie. Er hat einen leichten, reinen, ungekünstelten Geschmack und strotzt nur so vor Vitaminen und Nährstoffen. Die Süße des Apfels wird durch den frisch gepressten Zitronensaft als Gegengewicht harmonisch ergänzt. Fügen Sie etwas Sellerie und Grünkohl als wertvolle grüne Ingredienzien hinzu und ein wenig frisch geriebenen Ingwer, um einen Hauch von Schärfe zu erzeugen – köstlich!

PRO PERSON

270 Kalorien
1g Fett
27g Eiweiß
44g Kohlenhydrate
11g Ballaststoffe
425mg Natrium

ZUTATEN

½ Tasse Wasser
1 EL reine Akazienfaser
⅛ TL Zimt
¾ TL Ingwer, geschält und frisch gehackt
1½ Tassen Apfelstücke, klein geschnitten
1 Tasse Grünkohlblätter, die Blätter leicht zusammengedrückt, die dicken Blattrippen entfernt
1 Selleriestange (circa 13 cm lang), klein geschnitten
1 EL Zitronensaft, frisch gepresst
3 gehäufte EL (Rocco's) Eiweißpulver (oder nach Packungsanweisung dosieren)
½ Tasse zerstoßenes Eis oder kleine Eiswürfel

ZUBEREITUNG

1. Wasser, Akazienfaser, Zimt, Ingwer, Apfel, Grünkohl, Sellerie und Zitronensaft in einen Mixer geben und sämig pürieren.
2. Eiweißpulver und Eis hinzufügen und weitermixen, bis eine cremige Konsistenz entsteht. In einem hohen Glas servieren.

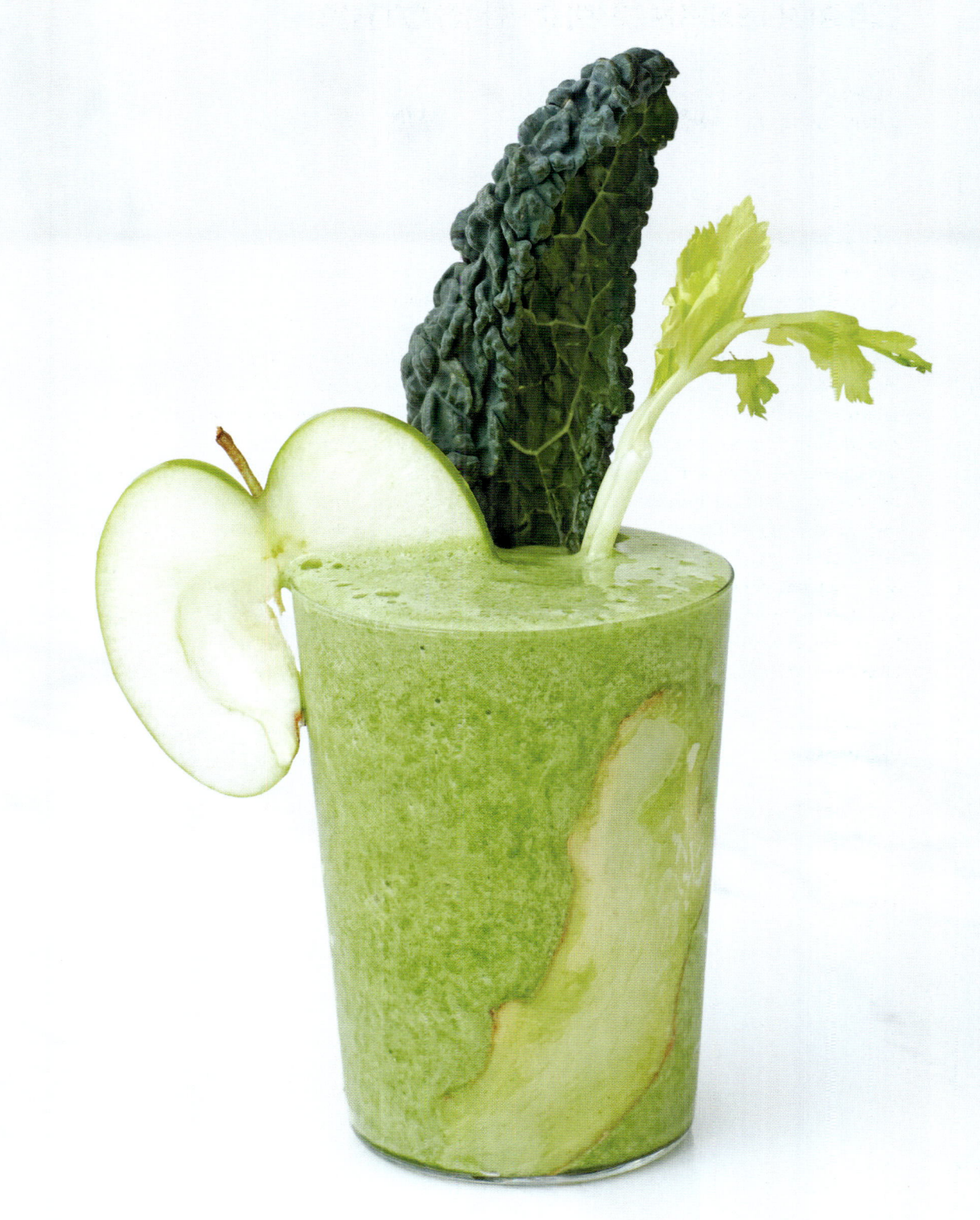

ORANGE GREENSICLE SMOOTHIE

ERGIBT 1 SMOOTHIE
VORBEREITUNGSZEIT: 5 MINUTEN
ZUBEREITUNGSZEIT: 3 MINUTEN

Auch wenn grüne Drinks voller Nährstoffe stecken und Vitamine und Antioxidantien mit entgiftender und alkalisierender Wirkung besitzen, befürchten doch viele Menschen, dass diese Getränke einfach zu … hm, „grün" schmecken. Bei diesem cremigen Smoothie mit Mandelmilch und frischen Orangen ist dies nicht der Fall … er schmeckt wie ein Dessert!

PRO PERSON

247 Kalorien
2,5 g Fett
32 g Eiweiß
28 g Kohlenhydrate
9,5 g Ballaststoffe
450 mg Natrium

ZUTATEN

¾ Tasse ungesüßte Vanille-Mandelmilch oder selbst gemachte Mandelmilch (siehe Rezept Seite 91)
1 EL reine Akazienfaser
2 Tassen Spinat
⅛ TL Orangenschale, gerieben
¾ Tasse Orangenscheiben
1 TL Vanilleextrakt
3 gehäufte EL (Rocco's) Eiweißpulver (oder nach Packungsanweisung dosieren)
½ Tasse zerstoßenes Eis oder kleine Eiswürfel

ZUBEREITUNG

1. Mandelmilch, Akazienfaser, Spinat, geriebene Orangenschale, Orangenscheiben und Vanille in einen Mixer geben und sämig pürieren.
2. Eiweißpulver und Eis hinzufügen und weitermixen, bis eine cremige Konsistenz entsteht. In einem hohen Glas servieren.

TIPP

Fügen Sie 1½ TL Kokosmus hinzu, um eine besonders cremige Konsistenz zu erzielen.

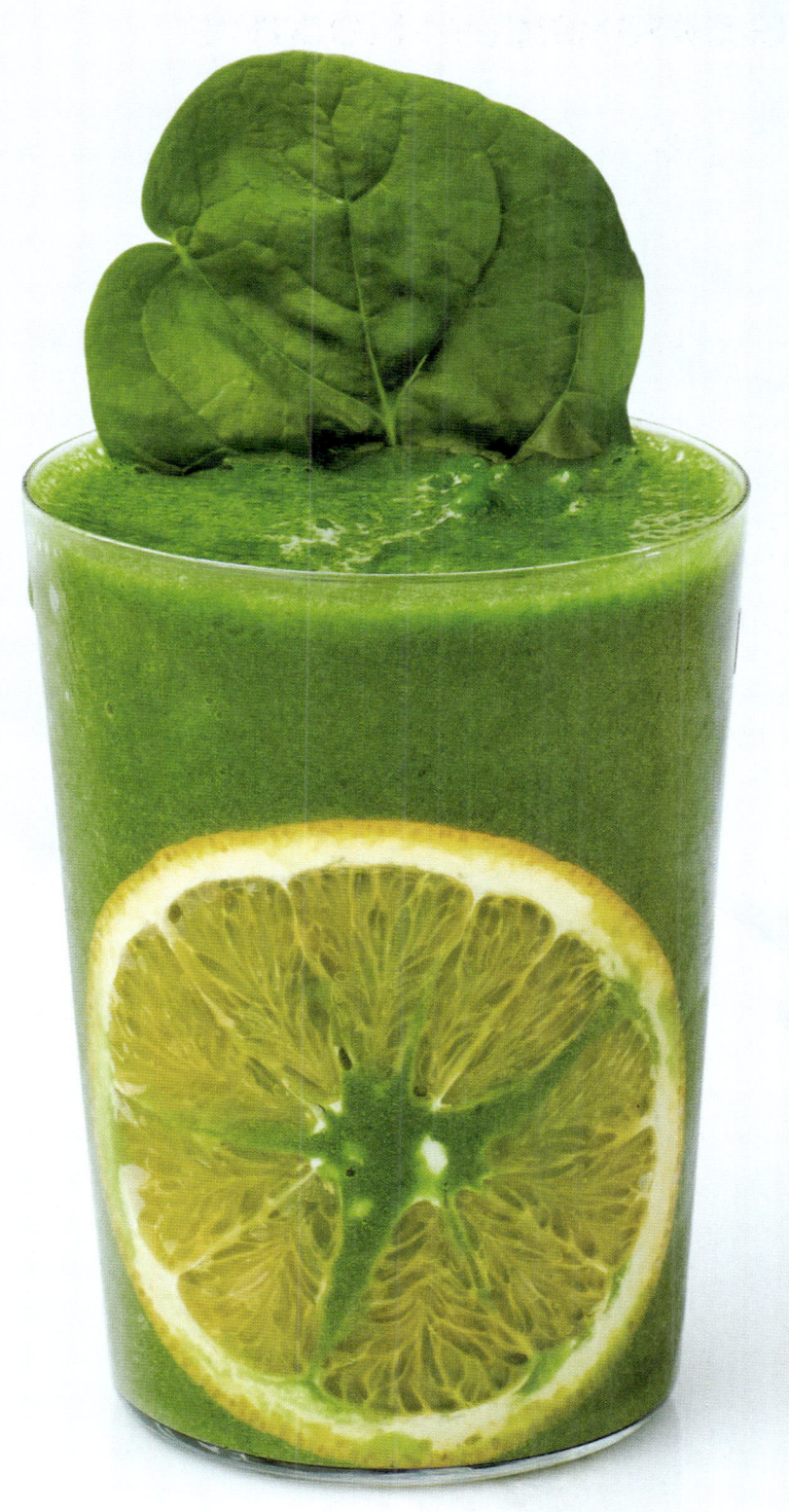

SMOOTHIE SANGRITA MIT TOMATE, ORANGE UND ROTER PAPRIKA

ERGIBT 1 SMOOTHIE

VORBEREITUNGSZEIT: 5 MINUTEN

ZUBEREITUNGSZEIT: 3 MINUTEN

Zu diesem würzigen, erfrischenden Drink wurde ich durch die traditionell mexikanische *Sangrita* inspiriert. Ursprünglich wurde die Sangrita erfunden, um dem Tequila die Schärfe zu nehmen. Man trinkt abwechselnd Sangrita und Tequila, um den Gaumen zu kühlen. Dies ist aber nicht als Empfehlung zu verstehen, Tequila zu trinken; durch seinen reinen, würzigen Geschmack ist dieser Smoothie auch für sich allein genossen köstlich.

PRO PERSON

245 Kalorien

0,5g Fett

28g Eiweiß

39,5g Kohlenhydrate

12g Ballaststoffe

390mg Natrium

ZUTATEN

1 Tasse frische Tomaten, gehackt

1 EL reine Akazienfaser

¾ Tasse Orangenstücke (Orangen vorher schälen)

½ Tasse rote Paprika, klein geschnitten

1 EL plus 1 TL Limettensaft, frisch gepresst

⅛ TL gemahlener Ancho-Chili (oder ein anderes würziges oder geräuchertes Chilipulver)

3 gehäufte EL (Rocco's) Eiweißpulver (oder nach Packungs-anweisung dosieren)

½ Tasse zerstoßenes Eis oder kleine Eiswürfel

ZUBEREITUNG

1. Tomaten, Akazienfaser, Orangenstückchen, rote Paprika, Limettensaft und Chilipulver in einen Mixer geben und sämig pürieren.
2. Eiweißpulver und Eis hinzufügen und weitermixen, bis eine cremige Konsistenz entsteht. In einem hohen Glas servieren.

TIPPS

1. Wenn Sie mögen, geben Sie einen oder zwei Spritzer Ihrer Lieblings-Chilisoße dazu.
2. Fügen Sie einen Spritzer Magenbitter hinzu, um einen authentischen, süffigen Brunchgeschmack zu erzeugen.

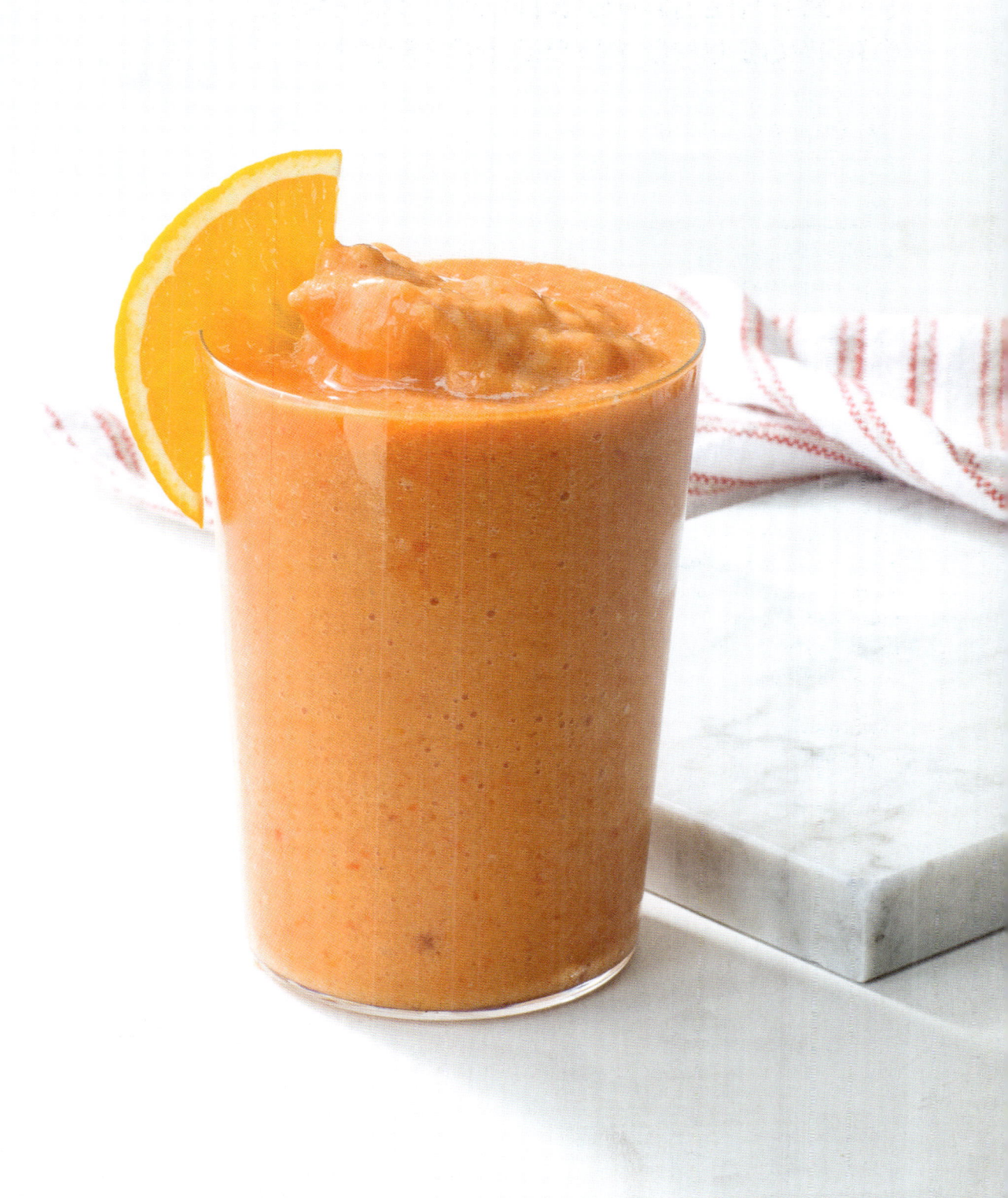

VIRGIN MARY SMOOTHIE

ERGIBT 1 SMOOTHIE
VORBEREITUNGSZEIT: 5 MINUTEN
ZUBEREITUNGSZEIT: 3 MINUTEN

Wenn ich Smoothie-Rezepte entwickle, experimentiere ich gern mit verschiedenen Geschmackskombinationen, manchmal werde ich jedoch auch durch klassische Rezepte inspiriert. Diese Mischung aus Tomaten, Sellerie und Meerrettich erinnert mich an eine Bloody Mary – aber statt leerer Alkoholkalorien bekommen Sie hier energiesteigerndes Eiweiß!

PRO PERSON

203 Kalorien
0,5 g Fett
7 g Eiweiß
26,5 g Kohlenhydrate
10 g Ballaststoffe
450 mg Natrium

ZUTATEN

¼ Tasse Wasser
1 EL reine Akazienfaser
1½ Tassen Tomaten, frisch gehackt
½ Tasse Staudensellerie, klein geschnitten
1 TL Meerrettich, gerieben
1 EL Zitronensaft, frisch gepresst
2 (TK-)Erdbeeren, ungesüßt
3 gehäufte EL (Rocco's) Eiweißpulver (oder nach Packungs-
    anweisung dosieren)
1½ Tasse zerstoßenes Eis oder kleine Eiswürfel
schwarzer Pfeffer, frisch gemahlen

ZUBEREITUNG

1. Wasser, Akazienfaser, Tomaten, Sellerie, Meerrettich, Zitronen-saft und Erdbeeren in einen Mixer geben und sämig pürieren.
2. Eiweißpulver und Eis hinzufügen und weitermixen, bis eine cremige Konsistenz entsteht. In einem hohen Glas servieren mit frisch gemahlenem schwarzem Pfeffer als Topping.

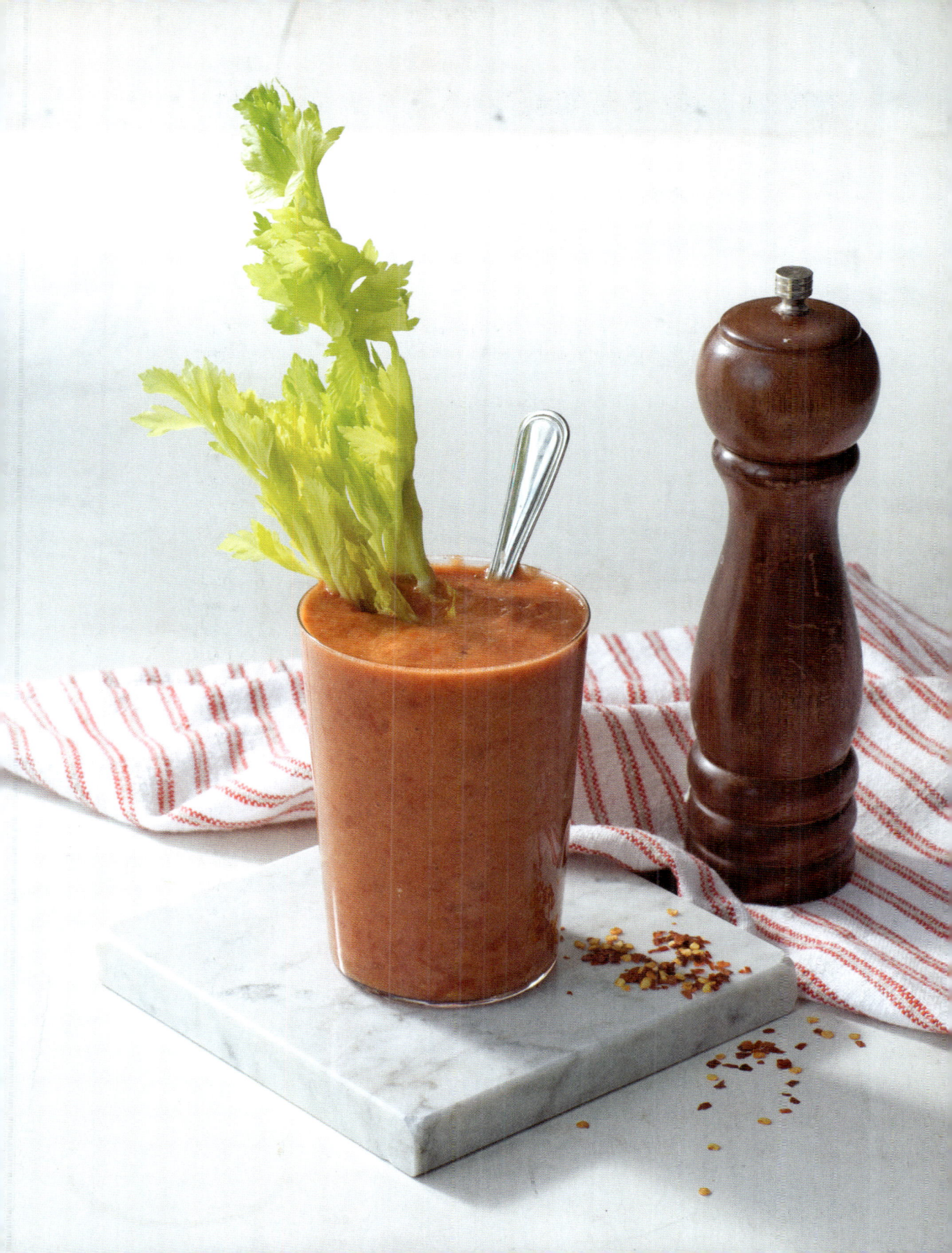

ERDBEER-SHORTCAKE-SMOOTHIE

ERGIBT 1 SMOOTHIE
VORBEREITUNGSZEIT: 5 MINUTEN
ZUBEREITUNGSZEIT: 3 MINUTEN

Eine der besten Methoden, einen Smoothie geschmacklich zu testen, besteht darin, ihn gemeinsam mit den Kindern zu probieren. Wenn Ihre Kinder ihn mögen, muss er gut sein! Dieser dessertähnliche Smoothie bietet Ihnen eine wunderbare Gelegenheit, Ihren Kindern heimlich ein paar zusätzliche Nährstoffe einzuflößen.

PRO PERSON

247 Kalorien
2,5g Fett
30,5g Eiweiß
27,5g Kohlenhydrate
9,5g Ballaststoffe
450mg Natrium

ZUTATEN

1 Tasse ungesüßte Vanille-Mandelmilch oder selbst gemachte Mandelmilch (Rezept Seite 91)
1 EL reine Akazienfaser
1½ Tassen frische Erdbeeren
1½ TL Vanilleextrakt
Mönchsfruchtextrakt Luo Han Guo (Ersatz für 2 TL Zucker, nach Packungsanweisung dosieren, ersatzweise mit Stevia süßen)
1 TL Zitronensaft, frisch gepresst
3 gehäufte EL (Rocco's) Eiweißpulver (oder nach Packungsanweisung dosieren)
½ Tasse zerstoßenes Eis oder kleine Eiswürfel

ZUBEREITUNG

1. Mandelmilch, Akazienfaser, Erdbeeren, Vanilleextrakt, Luo Han Guo und Zitronensaft in einen Mixer geben und sämig pürieren.
2. Eiweißpulver und Eis hinzufügen und mixen, bis eine cremige Konsistenz entsteht. In einem hohen Glas servieren.

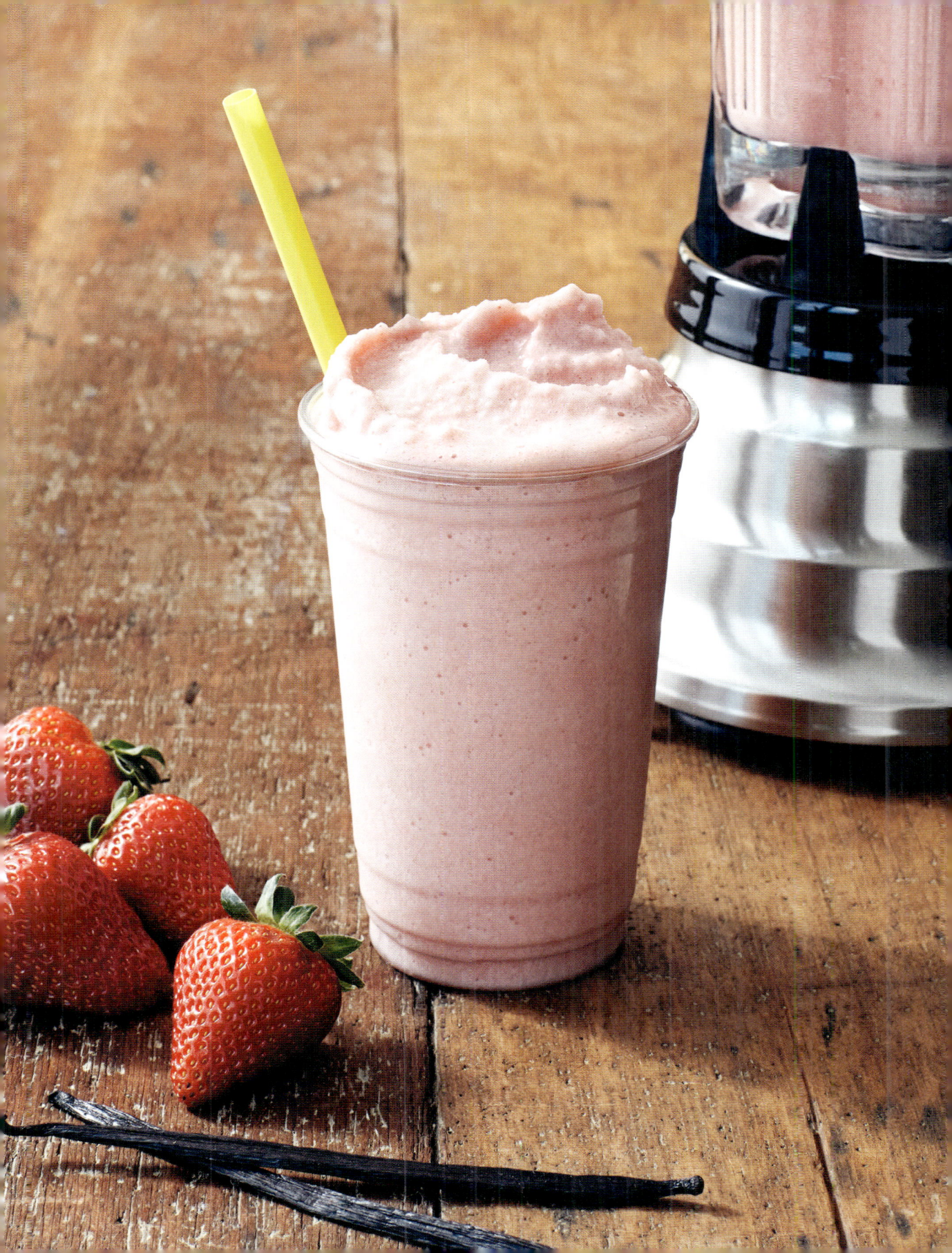

MANDEL-VANILLE-PROTEIN-SMOOTHIE

ERGIBT 1 SMOOTHIE
VORBEREITUNGSZEIT: 2 MINUTEN
ZUBEREITUNGSZEIT: 3 MINUTEN

Sie benötigen ganz dringend einen süßen, cremigen Smoothie, der satt macht und Ihnen einen Proteinkick verschafft? Dann ist dieses Rezept hier das richtige. Rösten Sie die Mandeln im Voraus, sodass Sie alle Zutaten in wenigen Minuten als schnelles Frühstücksgetränk oder Stärkungsmittel nach dem Training zusammenmixen können.

PRO PERSON

269 Kalorien
10,5g Fett
30,5g Eiweiß
18,5g Kohlenhydrate
9,5g Ballaststoffe
400mg Natrium

ZUTATEN

2 EL Mandeln
1 Tasse ungesüßte Vanille-Mandelmilch oder selbst gemachte Mandelmilch (Seite 91)
½ Tasse Wasser
1 EL reine Akazienfaser
¼ TL Mandelextrakt
1 TL Vanilleextrakt
Mönchsfruchtextrakt Luo Han Guo (Ersatz für 4 TL Zucker, nach Packungsanweisung dosieren, ersatzweise mit Stevia süßen)
3 gehäufte EL (Rocco's) Eiweißpulver (oder nach Packungsanweisung dosieren)
½ Tasse zerstoßenes Eis oder kleine Eiswürfel

ZUBEREITUNG

1. Den Backofen auf 200 Grad vorheizen.
2. Die Mandeln in eine kleine Pfanne oder auf ein Backblech mit Rand geben und im Ofen 3 bis 4 Minuten lang goldbraun rösten.
3. Mandelmilch, Wasser, Akazienfaser, geröstete Mandeln, Mandel- und Vanilleextrakt sowie Luo Han Guo in einen Mixer geben und sämig pürieren.
4. Eiweißpulver und Eis hinzufügen und weitermixen, bis eine cremige Konsistenz entsteht. In einem hohen Glas servieren.

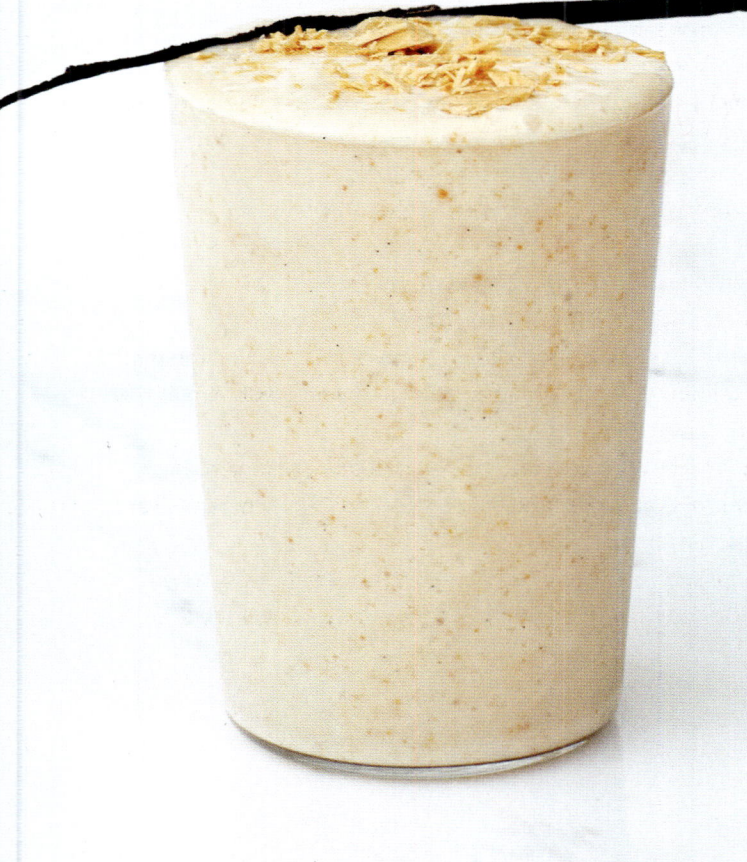

SELBST GEMACHTE MANDELMILCH

Mandelmilch können Sie zu Hause ganz einfach selbst herstellen – und Sie werden merken, dass sie noch cremiger und leckerer schmeckt als die verpackte Mandelmilch aus dem Lebensmittelladen. Achten Sie jedoch darauf, dass Sie für die Herstellung wirklich circa 24 Stunden einplanen – die Mandeln müssen nämlich einmal über Nacht eingeweicht werden und dann ein zweites Mal nach dem Häckseln. Abgesehen von der Einweichzeit benötigen Sie nur wenige Minuten für die Herstellung.

Ergibt: 720 ml

ZUTATEN

1 Tasse rohe, ungeschälte Mandeln
3 Tassen kaltes Wasser sowie zusätzliches Wasser, um die Mandeln zu bedecken
1 Prise Salz

ZUBEREITUNG

1. Die Mandeln in einen Behälter füllen, mit Wasser bedecken, Salz hinzufügen und über Nacht einweichen lassen.
2. Das Wasser abgießen und die Mandeln abtropfen lassen, dann die Mandeln im Mixer mit 3 Tassen kaltem Wasser sämig pürieren. Die Masse in einen Behälter mit Deckel füllen, diesen für 12 Stunden in den Kühlschrank stellen.
3. Die Mandelmilch durch ein feinmaschiges Sieb oder ein Seihtuch in eine Flasche oder einen anderen Behälter mit Deckel füllen. Sofort aufbrauchen oder bis zu zwei Tage in einem fest verschlossenen Behälter im Kühlschrank aufbewahren.

TIPPS

1. Zum Süßen der Mandelmilch können Sie Mönchsfruchtextrakt Luo Han Guo (als Ersatz für 2 TL Zucker) hinzufügen.

2. Geben Sie vor dem Püriervorgang das Mark einer Vanilleschote in den Mixer. So können Sie selbst eine fantastisch schmeckende Vanille-Mandelmilch herstellen.

WÜRZIGER APFELKUCHEN-SMOOTHIE

ERGIBT 1 SMOOTHIE
VORBEREITUNGSZEIT: 5 MINUTEN
ZUBEREITUNGSZEIT: 3 MINUTEN

Ja, diese flüssige Mahlzeit schmeckt genau wie Moms Apfelkuchen, aber es ist doch beruhigend zu wissen, dass Sie mit diesem Smoothie nur Lebensmittel und Gewürze mit Minuskalorien zu sich nehmen, und dazu noch Eiweiß und Ballaststoffe. Lassen Sie es sich schmecken!

PRO PERSON

274 Kalorien
2,5 g Fett
30 g Eiweiß
36 g Kohlenhydrate
9,5 g Ballaststoffe
450 mg Natrium

ZUTATEN

1 Tasse ungesüßte Vanille-Mandelmilch oder selbst gemachte Mandelmilch (Seite 91)
1 EL reine Akazienfaser
1 Tasse Apfelstücke, grob zerkleinert
1 TL Vanilleextrakt
Mönchsfruchtextrakt Luo Han Guo (Ersatz für 4 TL Zucker, nach Packungsanweisung dosieren, ersatzweise mit Stevia süßen)
1 TL Zimtpulver
3 gehäufte EL (Rocco's) Eiweißpulver (oder nach Packungsanweisung dosieren)
½ Tasse zerstoßenes Eis oder kleine Eiswürfel

ZUBEREITUNG

1. Mandelmilch, Akazienfaser, Apfel, Vanille, Luo Han Guo und Zimt in einen Mixer geben und sämig pürieren.
2. Eiweißpulver und Eis hinzufügen und mixen, bis eine cremige Konsistenz entsteht. In einem hohen Glas servieren.

TIPP

Fügen Sie 1 TL rohen Kokosnektar hinzu, wenn Sie das Ganze gern etwas süßer hätten.

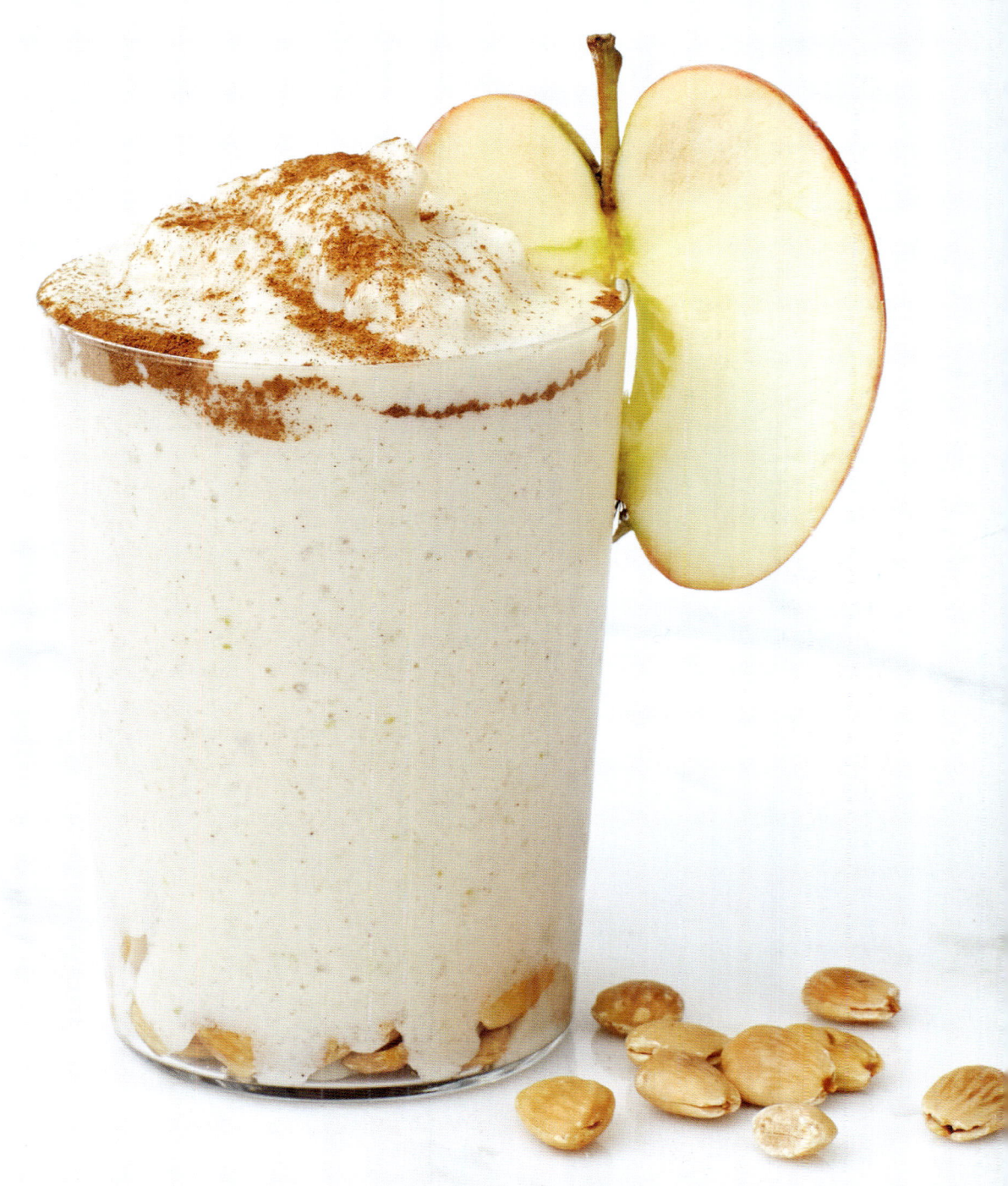

HEIDELBEER-BASILIKUM-SMOOTHIE

ERGIBT 1 SMOOTHIE
VORBEREITUNGSZEIT: 2 MINUTEN
ZUBEREITUNGSZEIT: 3 MINUTEN

Jeder liebt Heidelbeeren, und die Heidelbeeren erwidern unsere Zuneigung auf ihre Art: Von allen Früchten haben sie mit den höchsten Anteil an Antioxidantien. Hier habe ich diese Superbeeren mit Basilikum kombiniert, einem Küchenkraut, das vollgepackt ist mit Vitamin K, Kalzium und jeder Menge Antioxidantien. Das Ergebnis ist ein aufgepeppter Smoothie, der vielleicht Ihr neuer Lieblingsdrink werden könnte.

PRO PERSON

256 Kalorien
2,5 g Fett
30 g Eiweiß
31,5 g Kohlenhydrate
9 g Ballaststoffe
450 mg Natrium

ZUTATEN

½ Tasse ungesüßte Vanille-Mandelmilch oder selbst gemachte Mandelmilch (Seite 91)
1 EL reine Akazienfaser
1 Tasse (TK-)Heidelbeeren
¼ TL Vanilleextrakt
Mönchsfruchtextrakt Luo Han Guo (Ersatz für 4 TL Zucker, nach Packungsanweisung dosieren, ersatzweise mit Stevia süßen)
¼ Tasse frische Basilikumblätter, leicht zusammengedrückt
3 gehäufte EL (Rocco's) Eiweißpulver (oder nach Packungsanweisung dosieren)
½ Tasse zerstoßenes Eis oder kleine Eiswürfel

ZUBEREITUNG

1. Mandelmilch, Akazienfaser, Heidelbeeren, Vanilleextrakt, Luo Han Guo und Basilikum in einen Mixer geben und sämig pürieren.
2. Eiweißpulver und Eis hinzufügen und mixen, bis eine cremige Konsistenz entsteht. Sofort servieren.

TIPP

Fügen Sie 1 TL rohen Kokosnektar hinzu, wenn Sie das Ganze gern etwas süßer hätten.

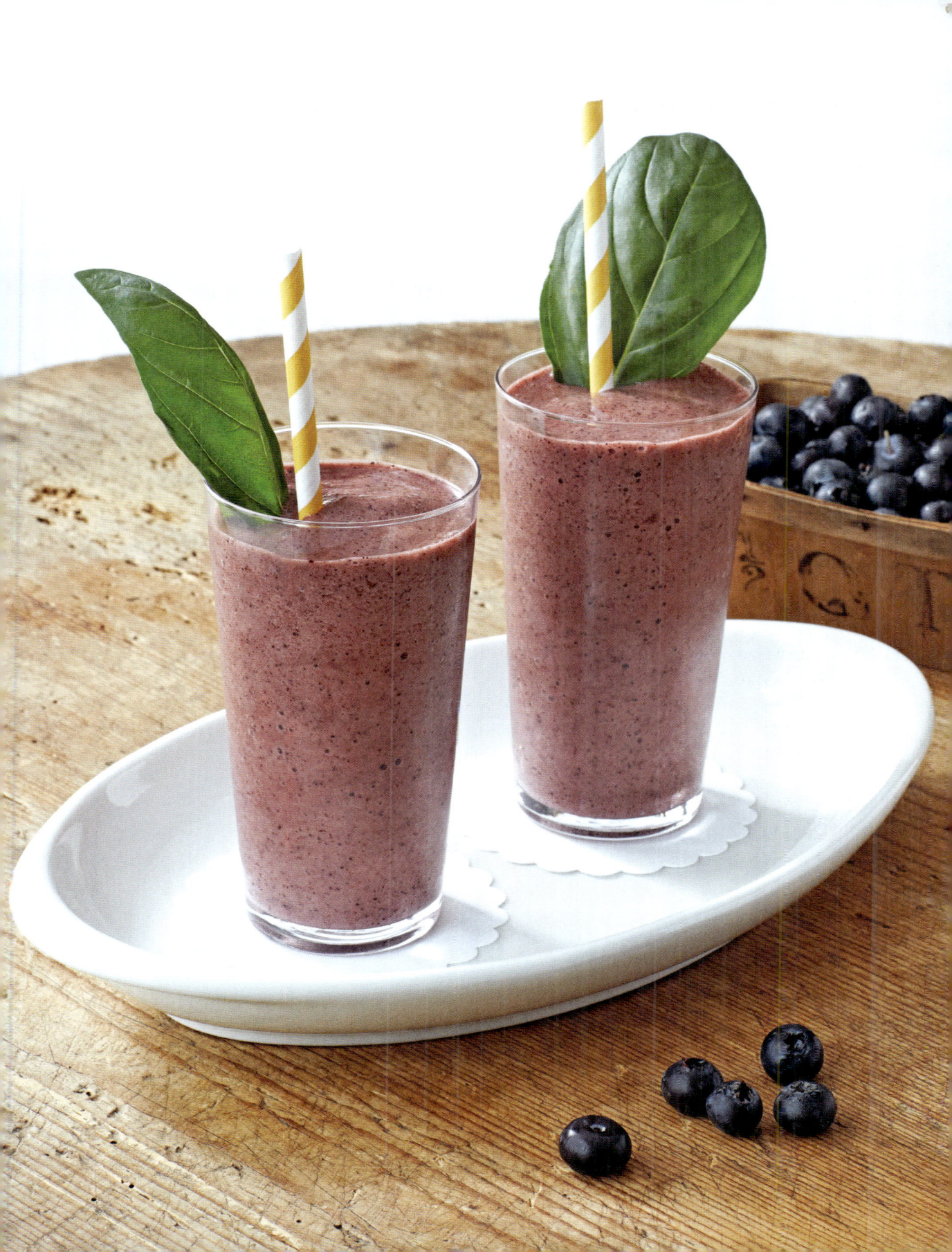

ZITRUS-BEEREN-MIX-SMOOTHIE

ERGIBT 1 SMOOTHIE
VORBEREITUNGSZEIT: 5 MINUTEN
ZUBEREITUNGSZEIT: 3 MINUTEN

Ich bin mir immer unschlüssig, ob ich diesen Smoothie lieber zum Frühstück oder als Dessert genieße. Auf jeden Fall enthält er unglaublich viel Vitamin C und ist sehr aromatisch. Das Kokosdessert mit Vanillegeschmack sorgt für eine cremige Fülle, wodurch dieser Smoothie auf besonders angenehme Weise sättigt.

PRO PERSON

250 Kalorien
4,5g Fett
26g Eiweiß
34g Kohlenhydrate
12,5g Ballaststoffe
400mg Natrium

ZUTATEN

¼ Tasse Wasser
½ EL reine Akazienfaser
½ Tasse Orangenstücke (Orange vorher schälen)
½ Tasse gemischte (TK-)Beeren
1 TL Vanilleextrakt
Mönchsfruchtextrakt Luo Han Guo (Ersatz für 2 TL Zucker, nach Packungsanweisung dosieren, ersatzweise mit Stevia süßen)
6 frische Minzblätter
¼ Tasse ungesüßtes TK-Kokosdessert mit Vanillegeschmack
3 gehäufte EL (Rocco's) Eiweißpulver (oder nach Packungsanweisung dosieren)
1 Tasse zerstoßenes Eis oder kleine Eiswürfel

ZUBEREITUNG

1. Wasser, Akazienfaser, Orangenstücke, Beeren, Vanilleextrakt, Luo Han Guo und Minze in einen Mixer geben und sämig pürieren.
2. Das tiefgefrorene Dessert, Eiweißpulver und Eis hinzufügen und mixen, bis eine cremige Konsistenz entsteht. In einem hohen Glas servieren.

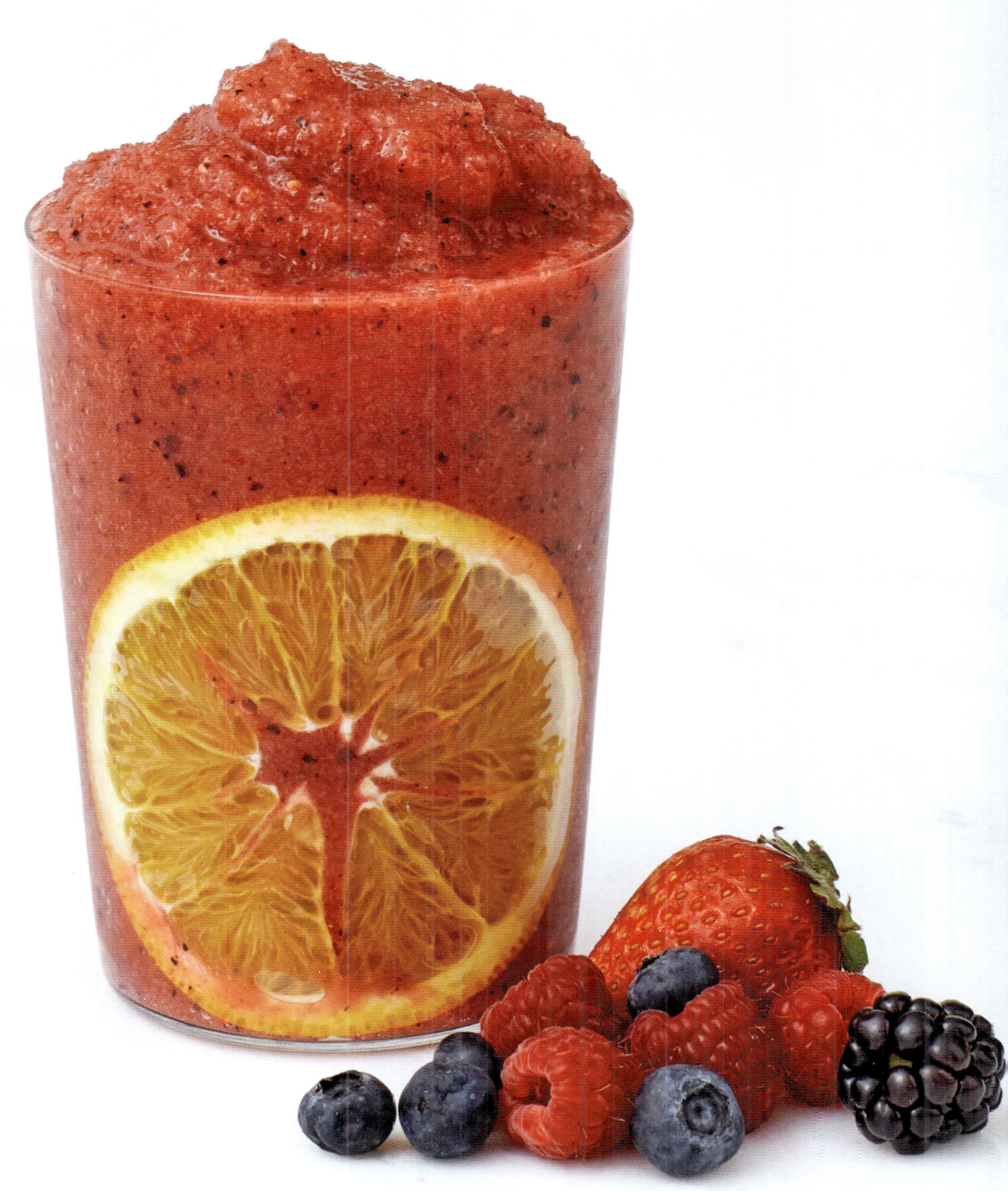

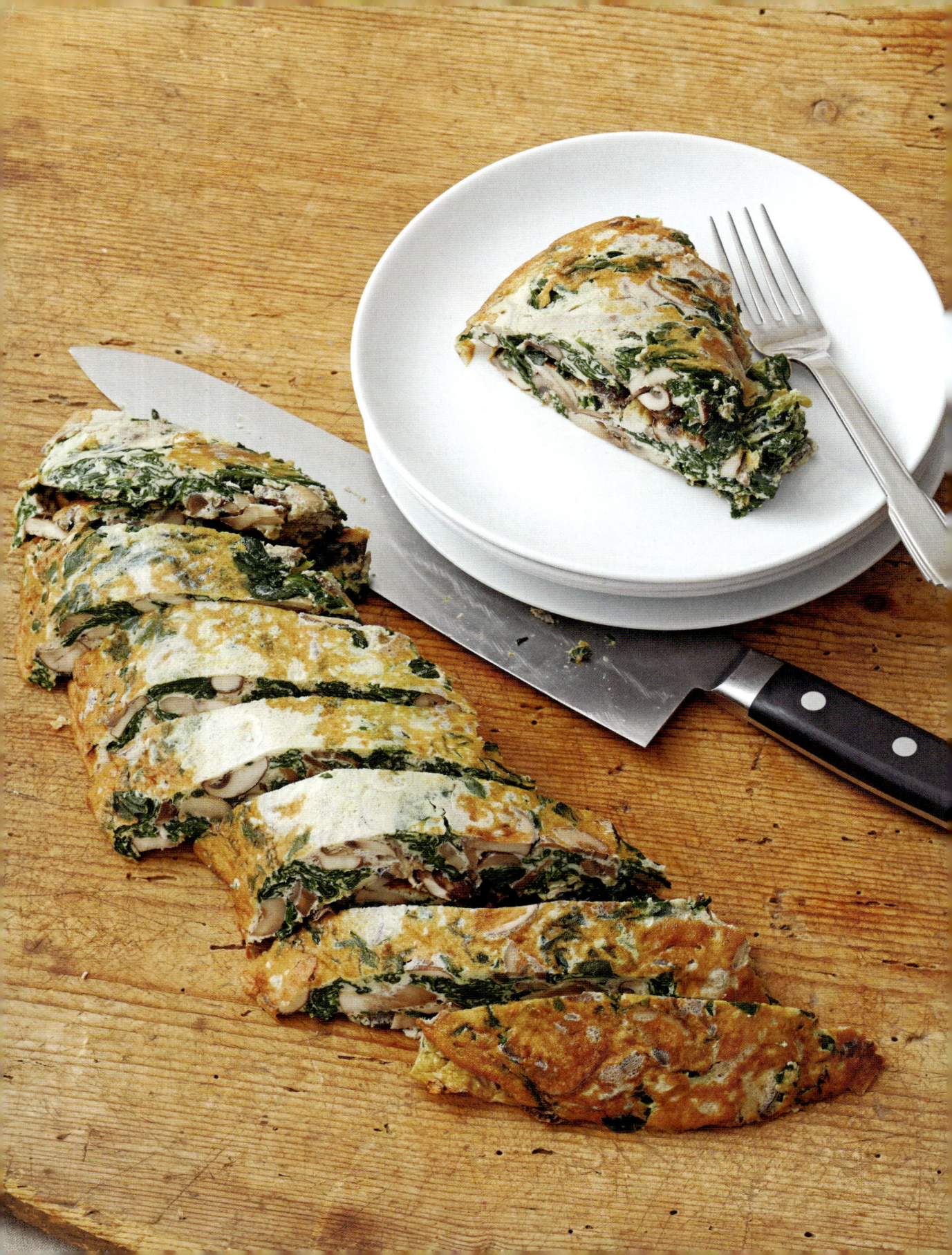

KAPITEL SIEBEN

FRÜHSTÜCK

APFEL-ZIMT-FRÜHSTÜCK „RISOTTO" MIT HAFERKLEIEN UND MANDELN

ERGIBT 4 PORTIONEN
VORBEREITUNGSZEIT: 10 MINUTEN
ZUBEREITUNGSZEIT: 10 MINUTEN

Jeder weiß, dass das Frühstück die wichtigste Mahlzeit des Tages ist. Alle – Mom, Großmutter und auch die Ärzte – haben uns das immer wieder gesagt. Dennoch ist in den USA das Frühstück die Mahlzeit, die am häufigsten ausgelassen wird. 30 Prozent aller Amerikaner verzichten darauf. Als hochbeschäftigter Restaurantchef zählte auch ich einst zu dieser Gruppe. Dann traf es mich wie ein Blitz: Ich verpasste eine *ganze Mahlzeit!* Als echter Essensliebhaber nahm ich alte Frühstücksgepflogenheiten wieder auf, und heute weiß ich, dass mir das geholfen hat, mein neues Gewicht zu halten. Dieses herzhafte und sättigende Frühstück sollte auch Ihnen helfen, gesunde Frühstücksgewohnheiten zu entwickeln.

ZUTATEN

4 große Äpfel der Sorte Gala, Pink Lady oder Empire
1 TL natives Kokosöl
1 TL Zimtpulver
2 Tassen ungesüßte Vanille-Mandelmilch oder selbst gemachte Mandelmilch (Seite 91)
¼ Tasse Haferkleie
Mönchsfruchtextrakt Luo Han Guo (Ersatz für 4 TL Zucker, nach Packungsanweisung dosieren, ersatzweise mit Stevia süßen)
10 Mandeln, gehackt und geröstet

ZUBEREITUNG

1. Die Äpfel waschen und in sehr kleine Würfel schneiden (etwa 6 bis 6,5 mm) oder klein hacken. Das Kokosöl in einer großen Pfanne mit Antihaftbeschichtung bei mittelhoher Temperatur schmelzen. Äpfel und Zimt hinzufügen und 2 bis 3 Minuten weich schmoren.

2. Die Äpfel vom Herd nehmen. Mandelmilch hinzufügen, dann Haferkleie und Luo Han Guo einrühren. Die Masse erneut bei mittlerer Hitze leicht aufkochen lassen, dabei umrühren. Ungefähr 1 Minute weiterköcheln lassen, bis das Ganze dick und cremig ist.

3. Die Mischung auf 4 kleine Schüsseln verteilen, die gerösteten Mandeln gleichmäßig darüberstreuen.

PRO PERSON

137 Kalorien
4,5g Fett
3g Eiweiß
23,25g Kohlenhydrate
5g Ballaststoffe
81,5mg Natrium

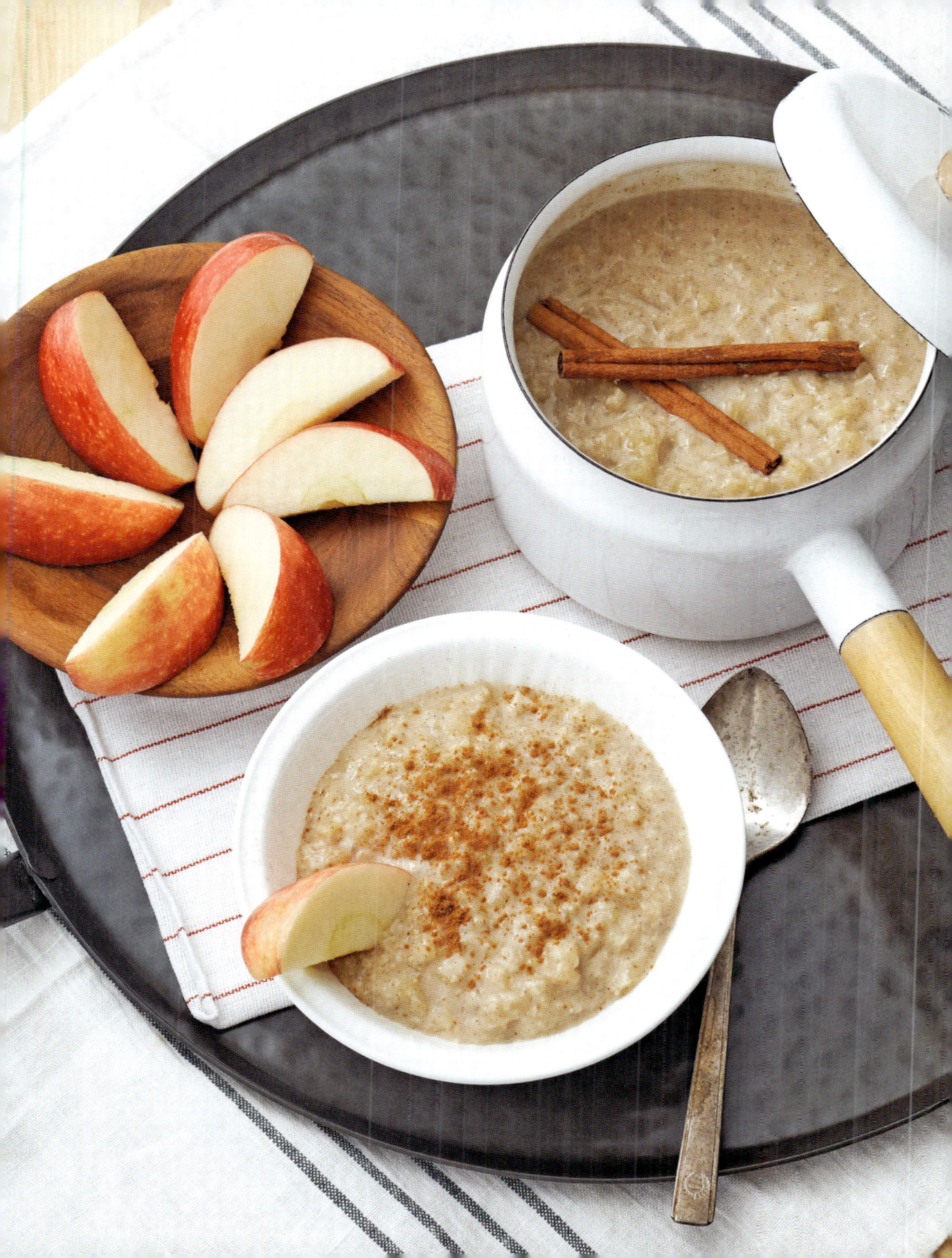

HEIDELBEER-QUINOA-PORRIDGE MIT MINZE

ERGIBT 4 PORTIONEN
VORBEREITUNGSZEIT: 5 MINUTEN
ZUBEREITUNGSZEIT: 10 MINUTEN

Wenn Sie dieses Gericht für Ihre Familie oder Freunde zubereiten, werden Sie viele Ohs und Ahs und Komplimente ernten, gefolgt von der Frage: „Wie wird das noch mal ausgesprochen?" Ich bin ganz wild auf Quinoa (eigentlich heißt es Kienwa), denn sie enthält große Mengen an Eiweiß und Ballaststoffen und ist sehr aromareich, vor allem, wenn sie mit Heidelbeeren und Minze kombiniert wird.

PRO PERSON

135 Kalorien
2,75 g Fett
4 g Eiweiß
24,25 g Kohlenhydrate
3,25 g Ballaststoffe
90 mg Natrium

ZUTATEN

½ Tasse rote Quinoa
2 Tassen ungesüßte oder selbst gemachte Mandelmilch (Seite 91)
1 TL Vanilleextrakt
⅛ TL Salz
Mönchsfruchtextrakt Luo Han Guo (Ersatz für 4 TL Zucker, nach Packungsanweisung dosieren, ersatzweise mit Stevia süßen)
2 Tassen frische Heidelbeeren, gewaschen
8 frische Minzblätter, grob gehackt

ZUBEREITUNG

1. Die Quinoa in ein feines Sieb geben und mit kaltem Wasser gut abbrausen. Überschüssiges Wasser abschütteln. Dann die Quinoa zusammen mit Mandelmilch, Vanilleextrakt, Salz und Luo Han Guo in einen Mixer geben. Circa 30 Sekunden auf hoher Stufe mixen, sodass die Quinoa in kleinere Stücke aufbricht.

2. Die Masse in einen breiten Topf geben und bei mittlerer Hitze langsam zum Kochen bringen, dabei ständig mit einem Schnee-besen umrühren, um Klümpchen zu vermeiden. Unmittelbar nach dem Aufkochen die Hälfte der Heidelbeeren unterrühren, bis sich diese erwärmt haben und leicht auseinanderbrechen.

3. Die Mischung auf 4 gleich große Schüsseln aufteilen. Die restlichen Heidelbeeren gleichmäßig über die 4 Portionen streuen, jede davon mit Minze garnieren.

TIPP

Halten Sie in Ihrem Supermarkt nach Quinoa-Flocken Ausschau, dann können Sie sich das Häckseln im Mixer ersparen.

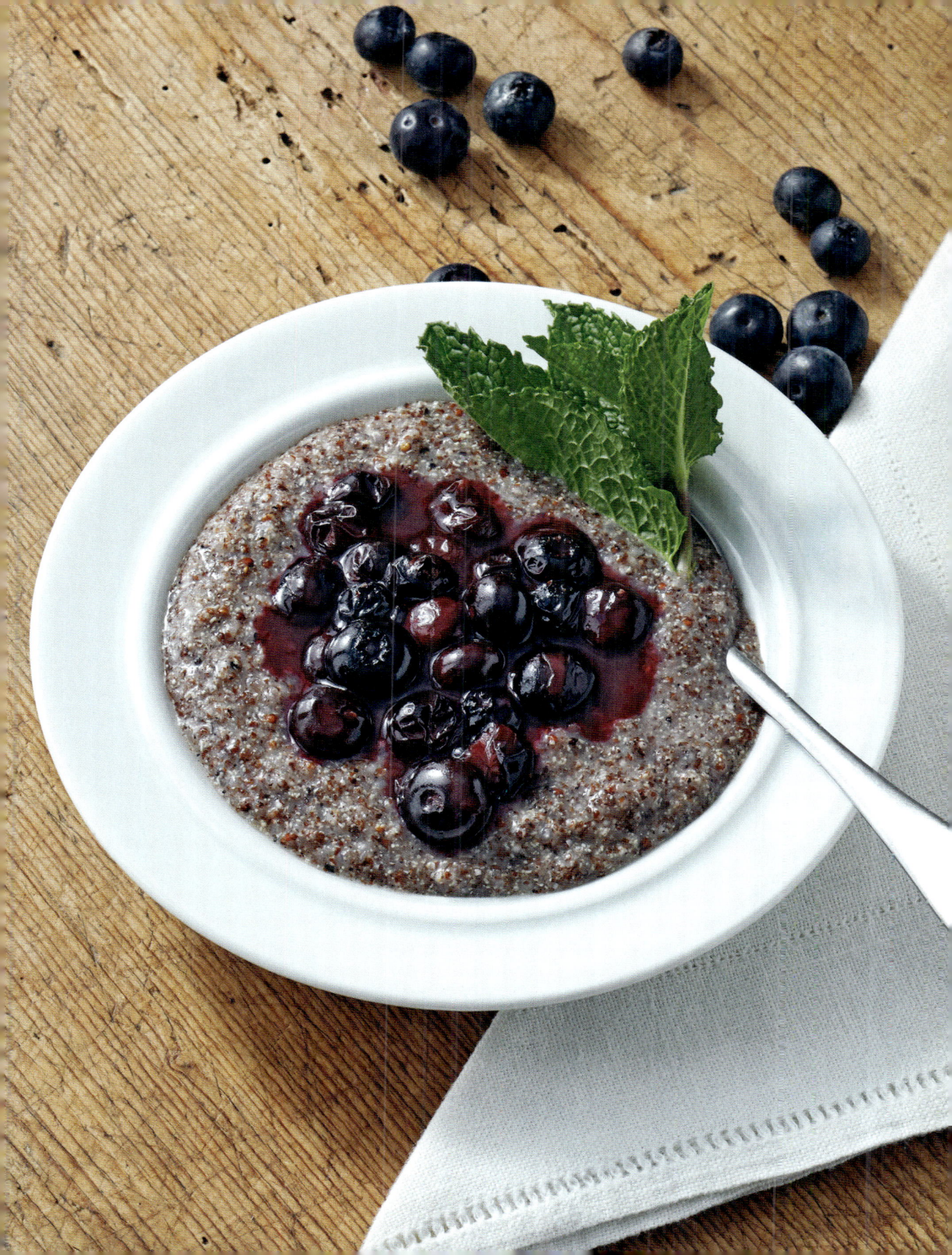

ZITRUSSALAT-FRÜHSTÜCK MIT GURKEN UND BASILIKUM

ERGIBT 4 PORTIONEN
VORBEREITUNGSZEIT: 10 MINUTEN

Salat – zum Frühstück? Richtig, vor allem, wenn Sie den Tag mit einer riesigen Menge an Nahrungsmitteln mit Minuskalorien starten wollen wie Orangen, Grapefruit und Gurke. Denken Sie daran: Grapefruit enthält einen besonderen chemischen Stoff, der Fett verbrennt. Orangen sind reichlich mit fettverbrennendem Vitamin C ausgestattet, und Gurke wirkt entgiftend und spült Toxine aus dem Körper.

PRO PERSON

134 Kalorien
0,5g Fett
3g Eiweiß
33,4g Kohlenhydrate
6,25g Ballaststoffe
1,5mg Natrium

ZUTATEN

4 Tassen Orangenscheiben
2 Tassen Grapefruitscheiben
3 Tassen Gurkenscheiben
½ Tasse frisches Basilikum, leicht zusammengedrückt

ZUBEREITUNG

Alle Zutaten in eine große Schüssel geben und vorsichtig miteinander vermengen. Den Salat gleichmäßig auf vier Schüsseln aufteilen.

TIPPS

1. Für einen besonderen Energiekick können Sie 1 TL klein gehackte Jalapeño in den Salat geben. Auf den Kaffee können Sie dann verzichten!
2. Fügen Sie dem Rezept eine gewürfelte Avocado hinzu; damit erhalten Sie eine zusätzliche Dosis an gesunden Fetten und Ballaststoffen.

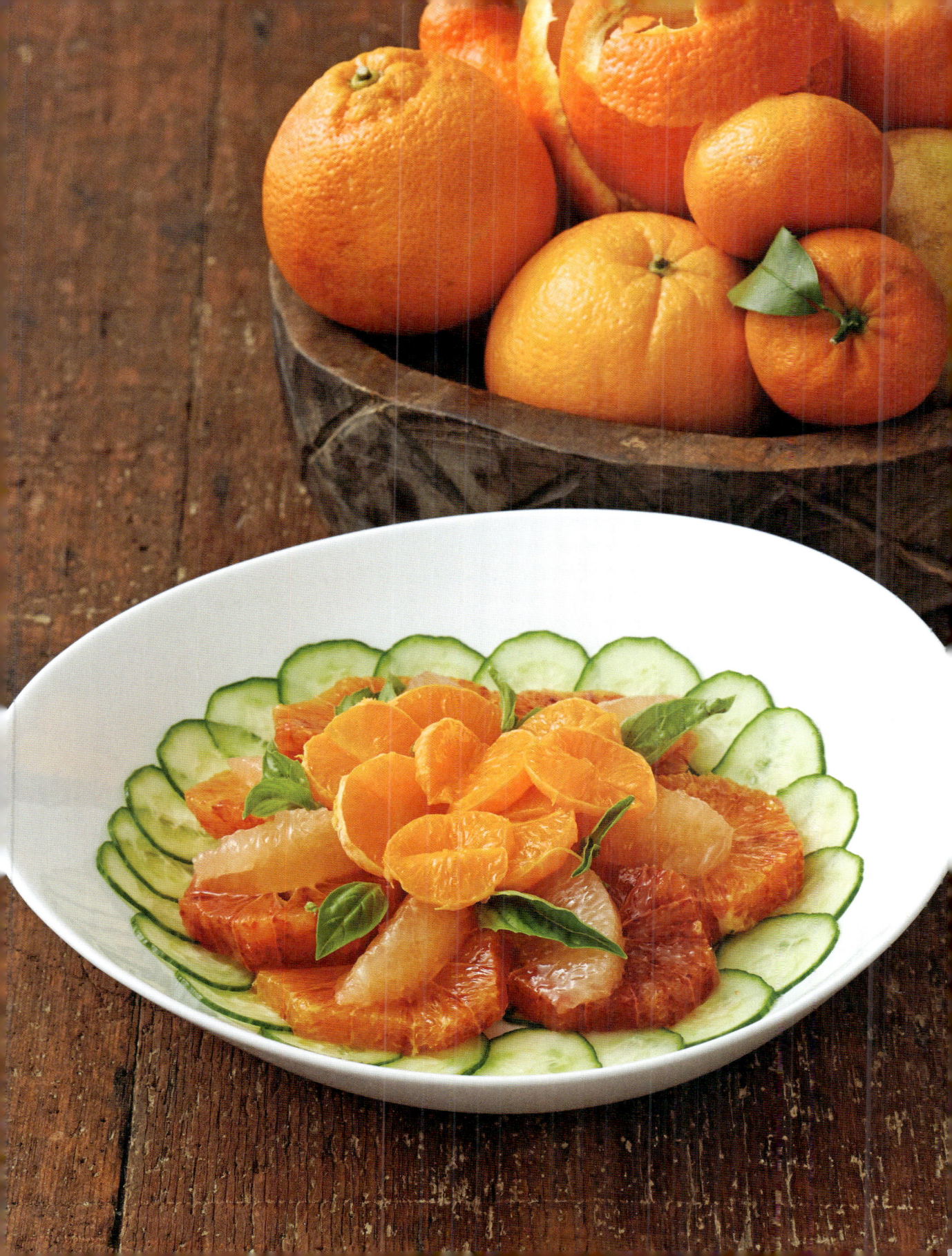

FRÜHSTÜCKSPIZZA MIT PILZEN UND BROKKOLI

ERGIBT 4 PORTIONEN
VORBEREITUNGSZEIT: 5 MINUTEN
ZUBEREITUNGSZEIT: 15 MINUTEN

Ich verbringe viel Zeit damit, über Dinge zu reden, die ich gern esse, und Pizza steht dabei absolut an der Spitze. Ich liebe Pizza – zu jeder Zeit und Gelegenheit. Mit diesem Rezept, das voller Lebensmittel mit Minuskalorien steckt, erkläre ich Pizza hiermit offiziell zum geeigneten „Frühstücksessen."

PRO PERSON

209 Kalorien
5,6g Fett
10,25g Eiweiß
35g Kohlenhydrate
4g Ballaststoffe
266mg Natrium

ZUTATEN

208 g glutenfreier TK-Pizzateig, aufgetaut, aber gekühlt
Olivenöl-Spray
2 Stück nitratfreie Geflügelfrühstückswurst, mundgerecht zerkleinert
4 Tassen Brokkoli, klein geschnitten
2 TL Knoblauch, gehackt
2 Tassen Pilze, in Scheiben geschnitten
½ Tasse frische Basilikumblätter, mundgerecht zerkleinert
2 Tassen frische Tomaten, gehackt
Salz
rote Paprikaflocken, zerbröselt

ZUBEREITUNG

1. Den Backofen auf 205 Grad Celsius vorheizen.
2. Den glutenfreien Pizzateig zwischen zwei Lagen Frischhaltefolie etwa 6 mm dick ausrollen. Die obere Folie entfernen und den Teig auf ein großes Backblech stürzen. Im Backofen etwa 3 bis 5 Minuten vorbacken, bis der Teig bereits ein wenig aufgeht. Herausnehmen und beiseitestellen. Den Backofen eingeschaltet lassen.
3. Eine Antihaftpfanne mit Olivenöl-Spray benetzen und auf mittlere Hitze vorheizen. Die Wurst in die Pfanne geben und goldbraun braten, dann in eine Schüssel umfüllen. Nun den Brokkoli in die Pfanne geben und circa 2 Minuten andünsten. Sobald er weich ist, ebenfalls in die Schüssel umfüllen. Den Knoblauch in der Pfanne etwa 1 Minute goldbraun rösten, die Pilze hinzugeben und dünsten, bis sie weich sind. Alles in die Schüssel umfüllen. Nun die Hälfte der gehackten Tomaten zusammen mit dem Basilikum in der Pfanne schmoren, das Ganze etwas eindicken lassen. Brokkoli, Wurst und Pilze zum Erwärmen zurück in die Pfanne geben. Mit Salz und roten Paprikaflocken würzen.

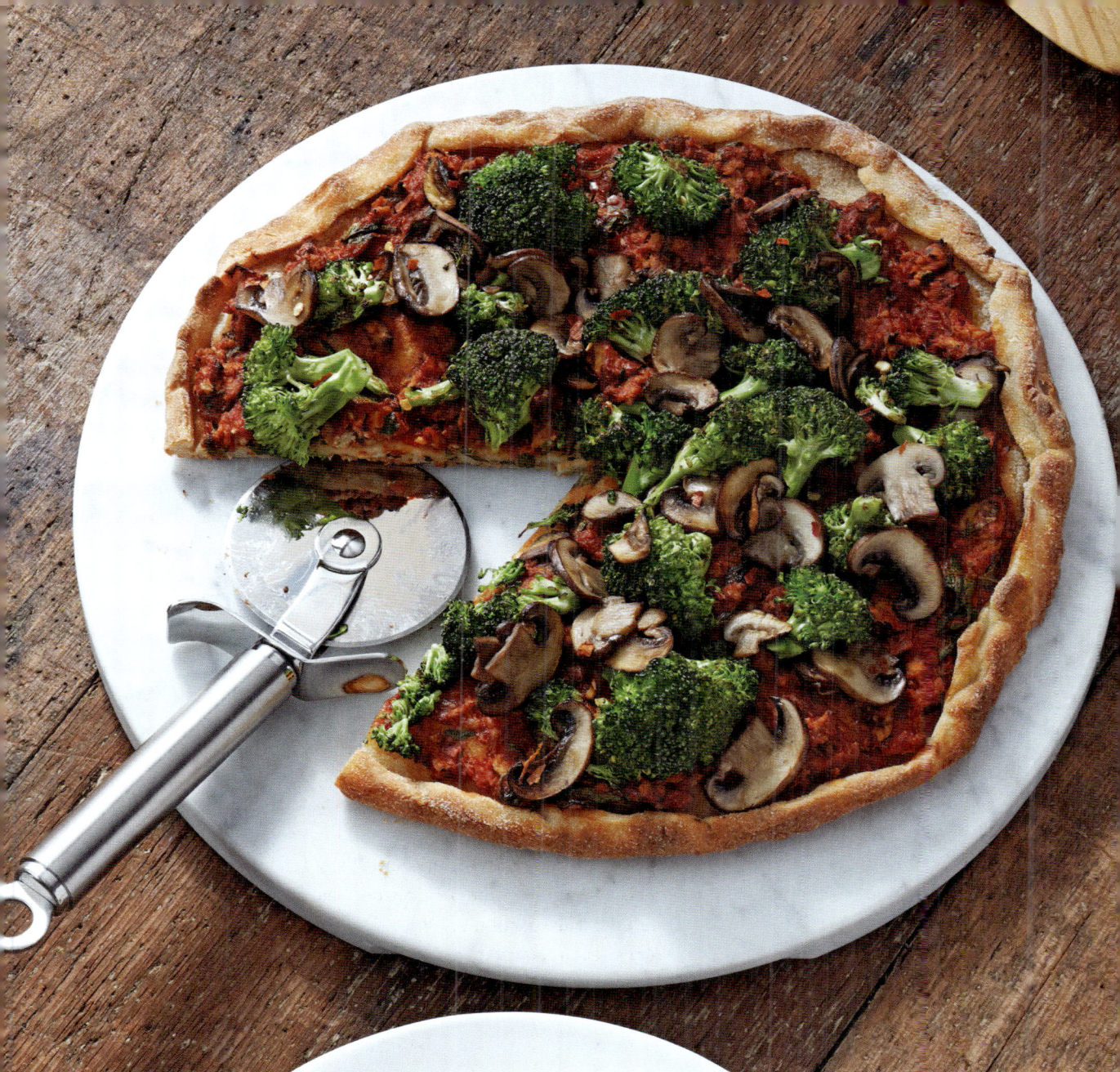

4. Die Soßenmischung auf dem Pizzateig verteilen und die Pizza zurück in den Ofen schieben. Das Ganze backen, bis die Ränder der Pizza braun sind. Aus dem Ofen nehmen und mit den restlichen Tomaten garnieren. Sofort servieren.

FRITTATA MIT GRÜNKOHL, ROTER ZWIEBEL UND TOMATE

ERGIBT 4 PORTIONEN
VORBEREITUNGSZEIT: 10 MINUTEN
ZUBEREITUNGSZEIT: 15 MINUTEN

Sie mögen Omelett, stimmt's? Nun, eine Frittata ist im Grunde etwas Ähnliches, nur leichter zuzubereiten. Für dieses Rezept mischen Sie drei leckere Gemüse unter das Eiweiß und erhalten so ein herzhaftes, eiweißreiches Frühstück, das Ihnen Energie für den ganzen Morgen verleiht.

Für noch mehr Aroma geben Sie zusammen mit der Zwiebel 1 Tasse frische, klein gezupfte Basilikumblätter in die Pfanne.

PRO PERSON

147 Kalorien
2,5g Fett
16g Eiweiß
18,3g Kohlenhydrate
3,5g Ballaststoffe
225mg Natrium

ZUTATEN

8 Tassen gewaschener Grünkohl, in 2½ cm dicke Stücke geschnitten, dicke Blattrippen entfernt
2 EL Wasser
Eiweiß von 12 großen Eiern oder 0,5 l flüssiges Eiweiß
1 TL natives Olivenöl extra
1 TL Fenchelsamen, zermörsert
1 EL Knoblauch, fein gehackt
rote Paprikaflocken, zerbröselt
½ Tasse rote Zwiebeln, in dünne Streifen geschnitten
1 Tasse Cherrytomaten, halbiert
Salz

ZUBEREITUNG

1. Den Backofen auf 175 Grad Celsius vorheizen.
2. Grünkohl mit 2 EL Wasser in ein mikrowellengeeignetes Gefäß geben, mit Backpapier bedecken und auf hoher Stufe circa 3 bis 5 Minuten lang weich kochen. Überschüssiges Wasser abgießen, den Grünkohl beiseitestellen.
3. In einer Rührschüssel das Eiweiß schlagen, dann ebenfalls beiseitestellen. Nun das Olivenöl in eine große Antihaftpfanne gießen und bei mittlerer Hitze erwärmen. Fenchelsamen und Knoblauch hinzugeben und circa 1 Minute rösten, bis der Knoblauch goldbraun ist. Rote Paprikaflocken und Zwiebeln hinzufügen.
4. Die Hitze auf mittlere Stufe reduzieren und die Zwiebeln 3 bis 4 Minuten weich dünsten. Tomaten und Grünkohl dazugeben, würzen und alles erhitzen. Nun das Eiweiß untermischen. Sobald es anfängt, leicht zu stocken, die Pfanne in den Backofen stellen und das Ganze so lange überbacken, bis das Eiweiß fest ist (das dauert circa 2 Minuten). Die Pfanne aus dem Backofen nehmen und sofort servieren.

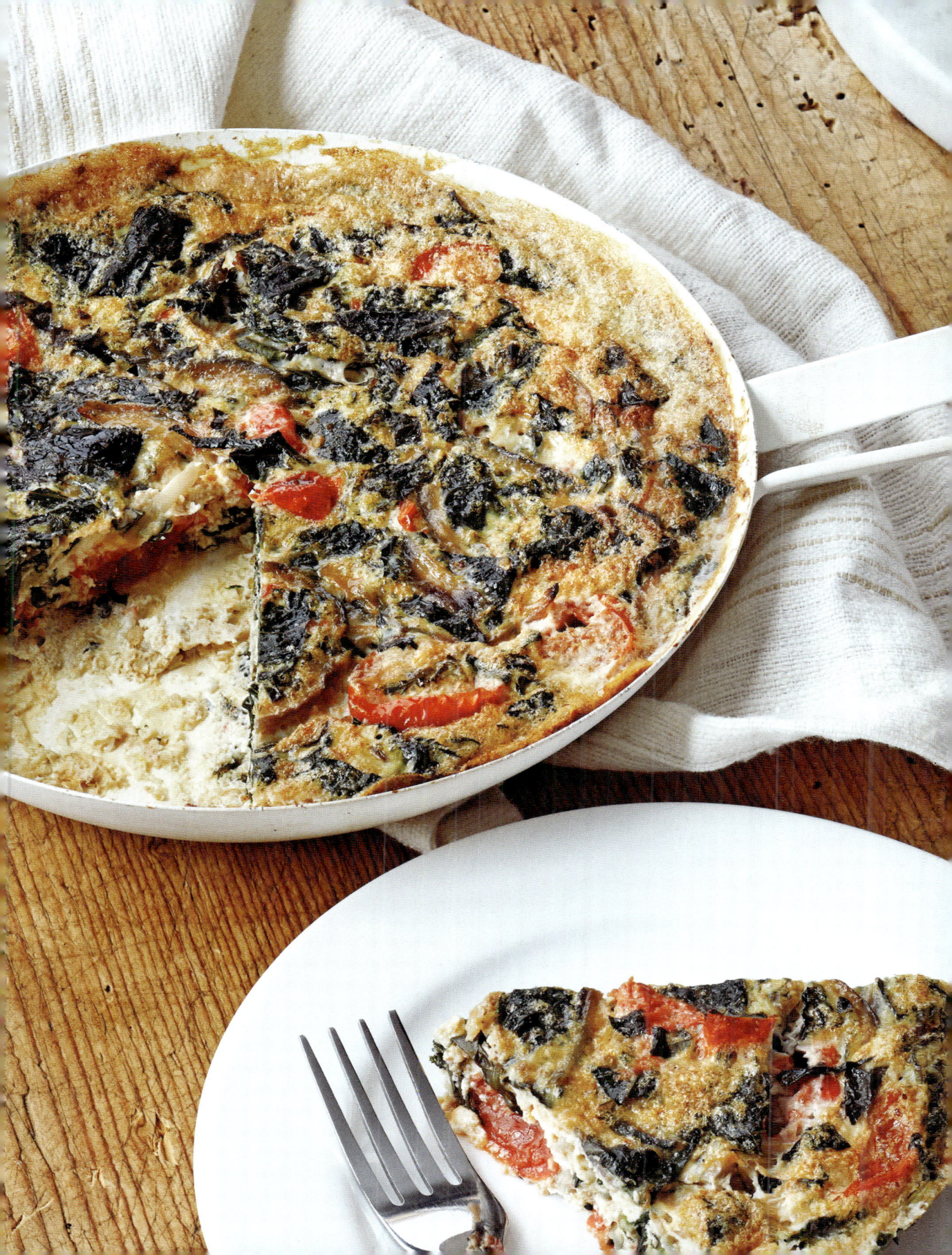

AVOCADO-TOAST MIT SPINAT UND TOMATEN

ERGIBT 4 PORTIONEN
VORBEREITUNGSZEIT: 10 MINUTEN
ZUBEREITUNGSZEIT: 10 MINUTEN

Von Food-Blogs bis zu Instagram-Postings – der Avocado-Toast liegt gerade voll im Food-Trend mit zahllosen Variationen und Fotos, bei denen einem das Wasser im Mund zusammenläuft. Als Brunchliebling der Gesundheitsbewussten hat er sogar seinen Weg auf die Menükarten von Restaurants und Cafés in New York City gefunden! Meine Version enthält Eier und Gemüse mit Minuskalorien, wodurch der Toast zu einer kompletten, gut sättigenden Mahlzeit wird.

PRO PERSON

180 Kalorien
8,5g Fett
10g Eiweiß
19g Kohlenhydrate
5g Ballaststoffe
200mg Natrium

ZUTATEN

8 Tassen Spinat
Salz
grüne Chilisoße (zum Beispiel Tabasco)
4 Scheiben glutenfreies Brot ohne Zusatzstoffe
½ reife Avocado, mit einer Gabel zerdrückt
4 Scheiben einer reifen Tomate, circa 1 cm dick
schwarzer Pfeffer, frisch gemahlen
4 mittelgroße Eier, pochiert

ZUBEREITUNG

1. Eine große Antihaftpfanne bei mittlerer Hitze vorwärmen. Den Spinat in die Pfanne geben und garen, bis er in sich zusammenfällt, dann in ein Abtropfsieb gießen und so viel Wasser ausdrücken wie möglich. Den abgetropften Spinat in eine Rührschüssel geben und mit Salz und grüner Chilisoße würzen.
2. Das Brot im Toaster rösten, derweil die Avocado mit Salz würzen. Sobald der Toast fertig ist, alle Scheiben gleichmäßig mit der Avocado bestreichen, dann auf jede Scheibe ein Stück Tomate legen. Die Tomaten mit Salz und Pfeffer würzen, dann die Spinatmischung gleichmäßig auf die Brotscheiben verteilen.
3. Die Toastscheiben auf jeweils einen Teller legen und mit einem pochierten Ei krönen. Sofort servieren.

TIPP

Ist Chilisoße nicht scharf genug für Sie? Dann geben Sie doch einmal als zusätzlichen Kick 1 TL fein gehackte Jalapeño zum Avocadopüree dazu.

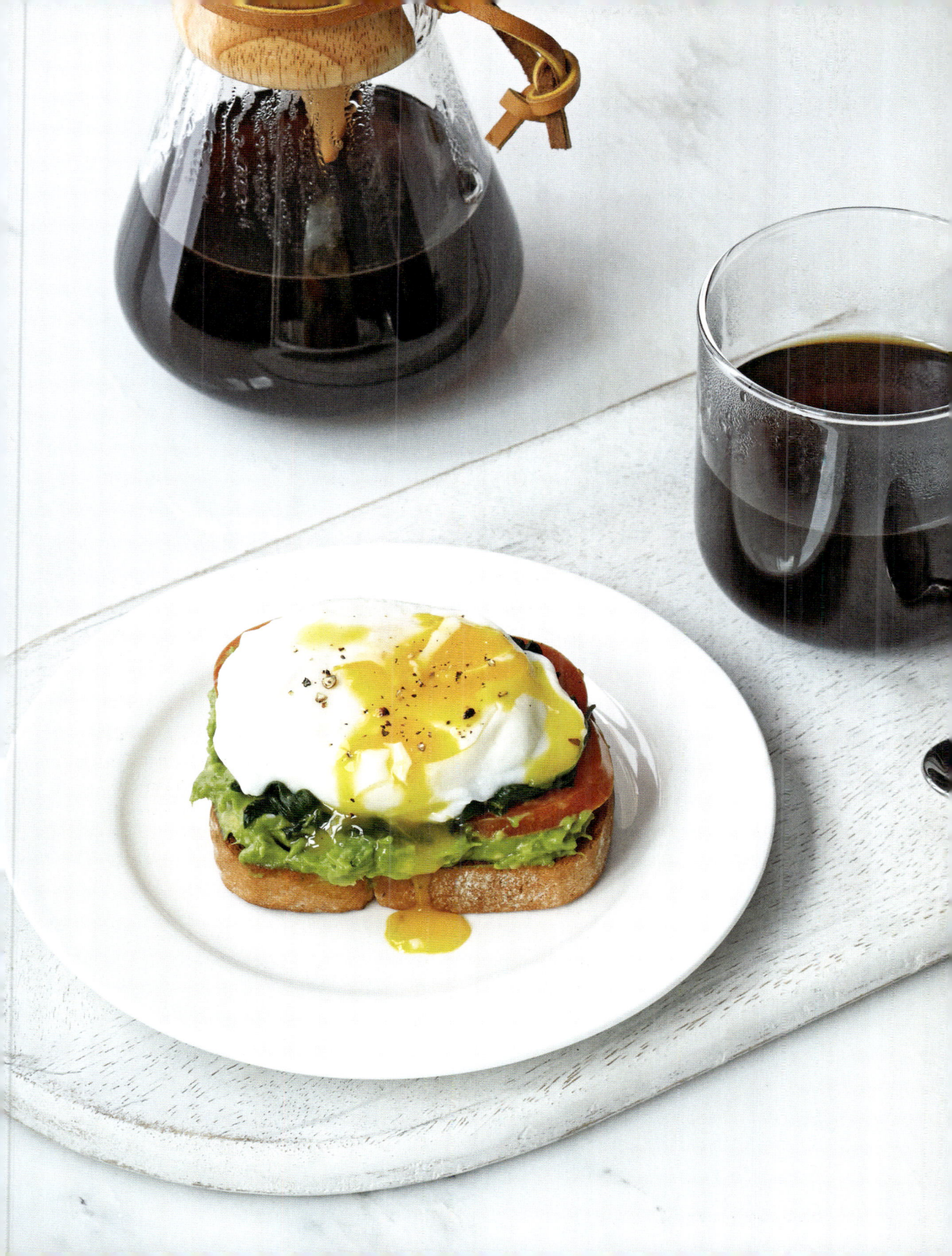

MEXIKANISCHE BLUMENKOHL-CHILI-PFANNE MIT RÜHREI

ERGIBT 4 PORTIONEN
VORBEREITUNGSZEIT: 10 MINUTEN
ZUBEREITUNGSZEIT: 10 MINUTEN

Ich frühstücke liebend gern außer Haus, vor allem, wenn ich ein großes Tex-Mex-Frühstücksbüfett genießen kann! Aber ich neige dazu, mich bei Büfetts wahnsinnig vollzustopfen, deshalb habe ich gelernt, mir zu Hause ein eigenes All-You-Can-Eat-Frühstücksbüfett zuzubereiten. Hier ist eines meiner Lieblingsfrühstücke für daheim.

Probieren Sie ruhig einmal unterschiedliche Chilipulver aus und bereiten Sie das Gericht auf diese Weise ganz nach eigenem Geschmack zu. Ich liebe es, ein wenig Ancho-Chilipulver hinzuzufügen!

PRO PERSON

184 Kalorien
5,5g Fett
15,5g Eiweiß
17g Kohlenhydrate
7g Ballaststoffe
207mg Natrium

ZUTATEN

Olivenöl-Spray
½ Kopf Blumenkohl, auf der groben Seite einer Multireibe in Stückchen geraspelt (ergibt circa 3 Tassen)
2 EL Zwiebeln, klein gehackt
½ Tasse rote Paprika (circa 1 mittelgroße Paprikaschote), klein gewürfelt
¼ TL Kreuzkümmel, gemahlen
1 TL Chilipulver
½ TL Knoblauchpulver
1 Tasse Dosentomaten, stückig
Salz
rote Paprikaflocken, zerbröselt
1 Tasse Brokkoliröschen, stark zerkleinert
Eiweiß von 12 großen Eiern oder knapp 0,5 l flüssiges Eiweiß
1 Avocado, mundgerecht zerkleinert

ZUBEREITUNG

1. Eine große Antihaftpfanne mit Olivenspray benetzen und bei mittlerer Hitze auf den Herd stellen. Den Blumenkohl in die Pfanne geben und schmoren, bis er bräunlich wird, dann in eine Schüssel umfüllen. Zwiebel, Paprika, Kreuzkümmel, Chili- und Knoblauchpulver in die Pfanne geben und alles 2 bis 3 Minuten dünsten. Wenn die Paprika weich geworden ist, die Tomaten hinzufügen und weiter garen, bis alles weich und dicklich ist. Den Blumenkohl dazugeben, mit Salz und roten Paprikaflocken würzen; alles gut verrühren. Das Gemüse-„Chili" in eine Schüssel umfüllen.

2. Die Pfanne sauber wischen, erneut leicht mit Olivenöl-Spray einsprühen und bei mittlerer Hitze zurück auf den Herd stellen. Den Brokkoli hinzufügen und 1 bis 2 Minuten dünsten, bis er weich ist. Das Eiweiß hinzufügen und circa 2 Minuten stocken lassen, zwischendurch gelegentlich umrühren. Würzen.

3. Die Eier und das Blumenkohl-Chili auf vier Teller verteilen; mit Avocado garnieren, anschließend servieren.

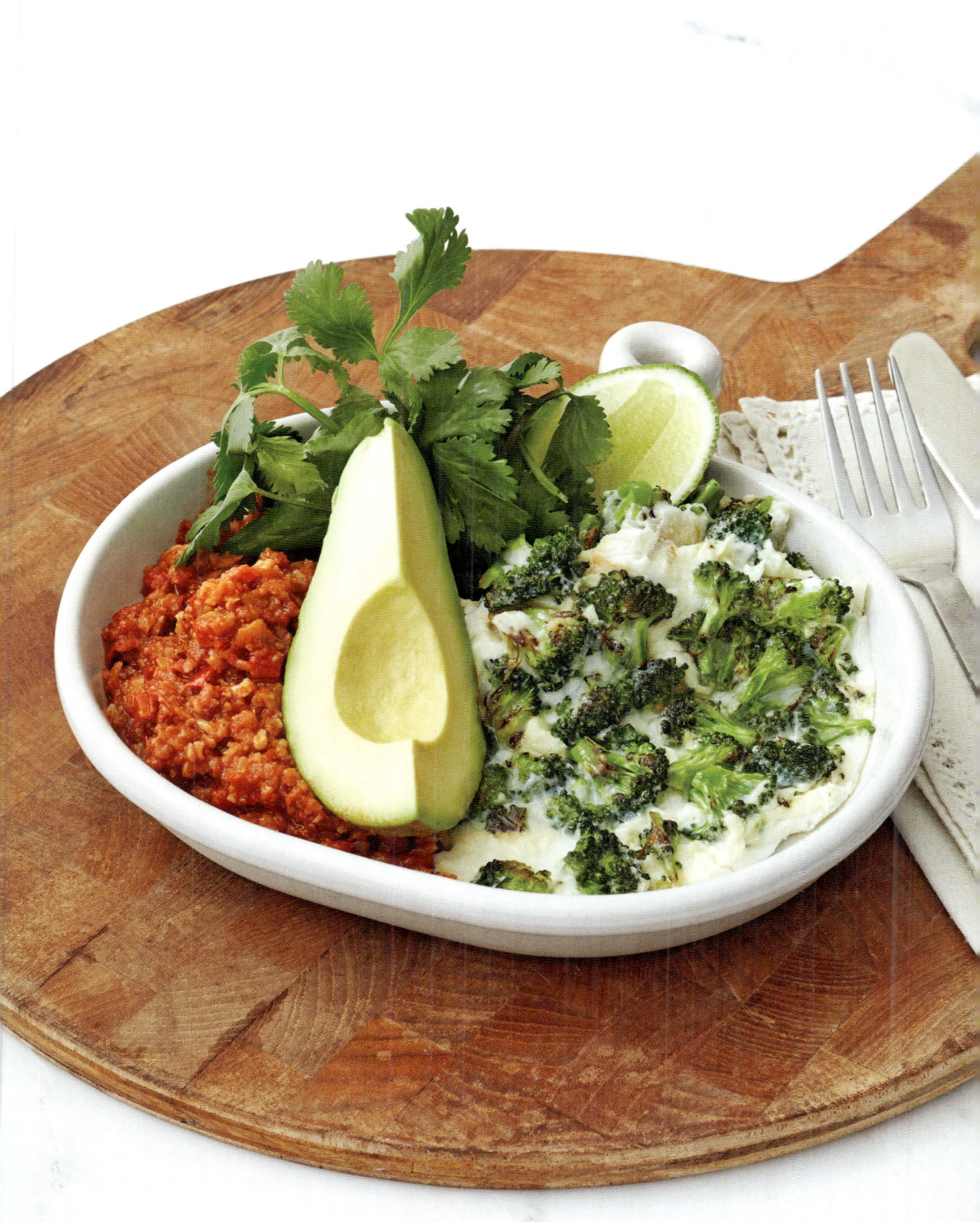

BREAKFAST BOWL
MIT QUINOA UND BEEREN

ERGIBT 4 PORTIONEN
VORBEREITUNGSZEIT: 5 MINUTEN

Breakfast Bowls sind heute das, was zuvor die grünen Smoothies waren – von der Yoga- oder Spinningfraktion nach dem Training heiß begehrt, und das trotz der zum Teil horrenden Preise für etwas, das man als ein eher einfaches Frühstück bezeichnen könnte. Warum so viel Geld für eine Mahlzeit ausgeben, wenn Sie sie leicht selbst zu Haus herstellen können? Dieses herzhafte, glutenfreie Frühstück lässt sich in wenigen Minuten zusammenstellen und ist absolut köstlich.

ZUTATEN

4 Tassen gemischte Beeren (Himbeeren, Erdbeeren, Heidelbeeren, Brombeeren)
2 EL Hanfherzen (in vielen Supermärkten sind im Naturkostbereich verschiedene Marken erhältlich)
20 Mandeln, geröstet und gehackt
¼ Tasse Quinoa, gekocht

ZUBEREITUNG

Die Beeren gleichmäßig auf 4 Schüsseln verteilen. Die übrigen Zutaten in eine weitere Schüssel geben und miteinander vermengen. Die Mischung gleichmäßig über jede der 4 Schüsseln streuen, anschließend servieren.

TIPP

Fügen Sie diesem Gericht gut 1½ EL griechischen Joghurt hinzu, wenn Sie noch mehr Eiweiß möchten.

PRO PERSON

142 Kalorien
6g Fett
5g Eiweiß
19,75g Kohlenhydrate
7g Ballaststoffe
2mg Natrium

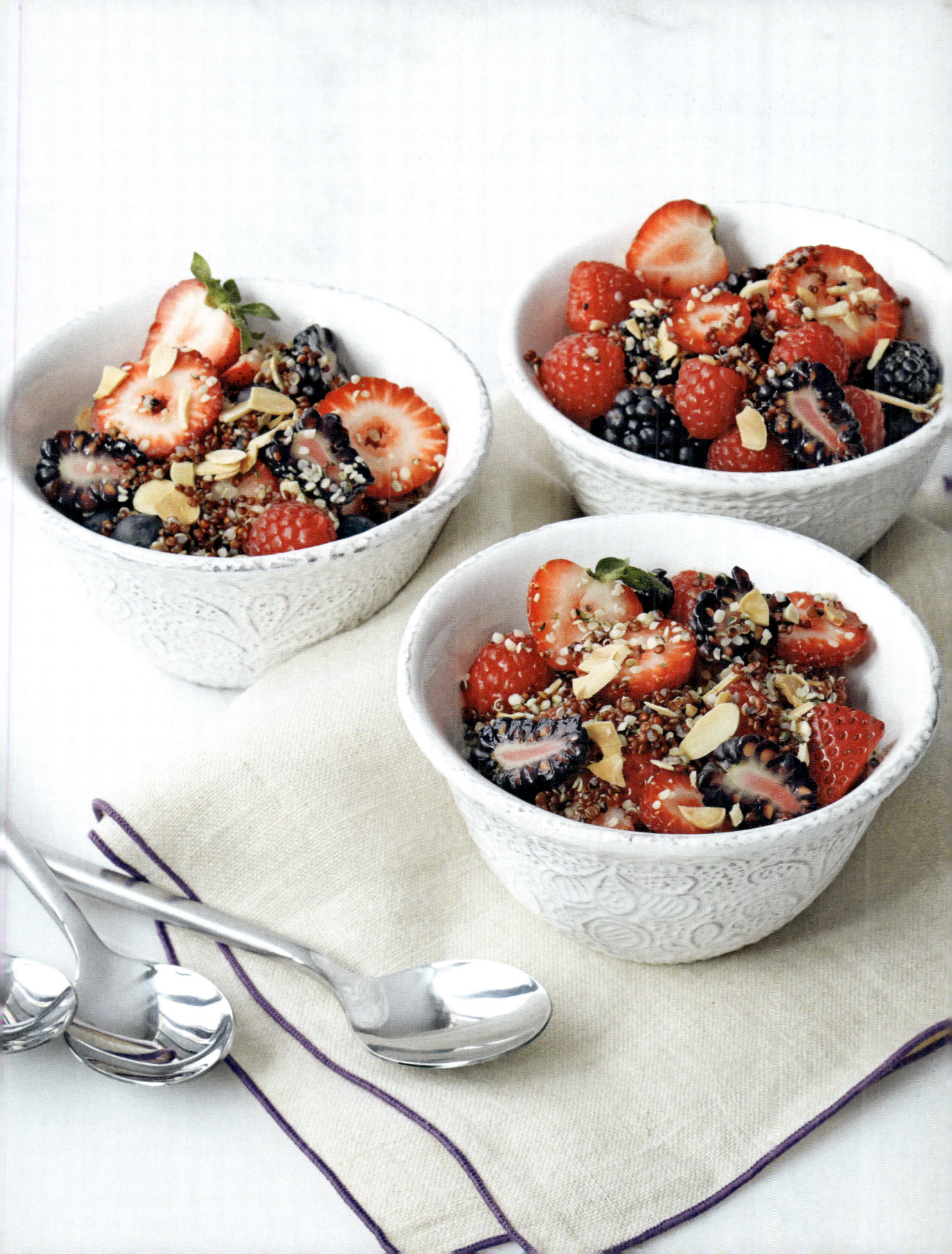

OMELETT MIT SPINAT UND PILZEN

ERGIBT 4 PORTIONEN
VORBEREITUNGSZEIT: 10 MINUTEN
ZUBEREITUNGSZEIT: 15 MINUTEN

Die meisten von uns haben den guten Vorsatz, mehr Gemüse zu essen. Wie ich herausgefunden habe, ist das ganz leicht möglich, indem man die supertollen grünen Blattgemüse in Eiergerichte wie etwa Omelett einbaut. Grüne Blattgemüse sind nicht nur Nahrungsmittel mit Minuskalorien, sie sind auch ausgezeichnete Lieferanten von Vitamin A und C sowie von anderen Nährstoffen wie Kalzium, Eisen und Ballaststoffen.

Wenn Sie möchten, können Sie Ihr Gericht auch mit einem Spritzer Chilisoße oder einem Hauch Parmigiano Reggiano versehen, um es noch aromatischer zu machen.

PRO PERSON

108 Kalorien
2g Fett
16g Eiweiß
9g Kohlenhydrate
3g Ballaststoffe
263mg Natrium

ZUTATEN

Eiweiß von 12 großen Eiern oder knapp 0,5 l flüssiges Eiweiß
1 TL natives Olivenöl extra
4 Tassen Champignons, in Streifen geschnitten
Salz
2 EL Frühlingszwiebeln, fein gehackt
rote Paprikaflocken, zerbröselt
450 g Spinat, geputzt

ZUBEREITUNG

1. Den Backofen auf 175 Grad Celsius vorheizen.
2. Das Eiweiß in einer Rührschüssel schaumig schlagen, dann beiseitestellen. Olivenöl in eine große backofentaugliche Antihaftpfanne gießen und bei mittlerer Temperatur erhitzen. Sobald das Öl heiß ist, die Pilze hinzufügen und so lange schmoren, bis sie bräunlich und weich geworden sind. Mit Salz würzen, dann auf einen Teller geben und beiseitestellen.
3. Die Frühlingszwiebeln zusammen mit einer Prise roter Paprikaflocken in die Pfanne geben und circa 2 Minuten weich garen. Nun den Spinat hinzufügen und 3 bis 4 Minuten mitdünsten, bis er leicht in sich zusammenfällt und ebenfalls weich ist; das Wasser sollte verdunstet sein. Mit einem Küchenspatel aus dem Spinat überschüssiges Wasser drücken, danach die Flüssigkeit abgießen.
4. Die Pilze zurück in die Pfanne geben. Abschmecken und bei Bedarf nachwürzen, dann das Eiweiß hinzufügen. Umrühren und alles weiter garen, bis die Eier anfangen zu stocken. Zur Beendigung des Garvorgangs die Pfanne noch circa 2 Minuten in den Backofen stellen. Danach das Omelett in der Mitte umknicken, in 4 gleich große Stücke schneiden und diese auf 4 Teller verteilen.

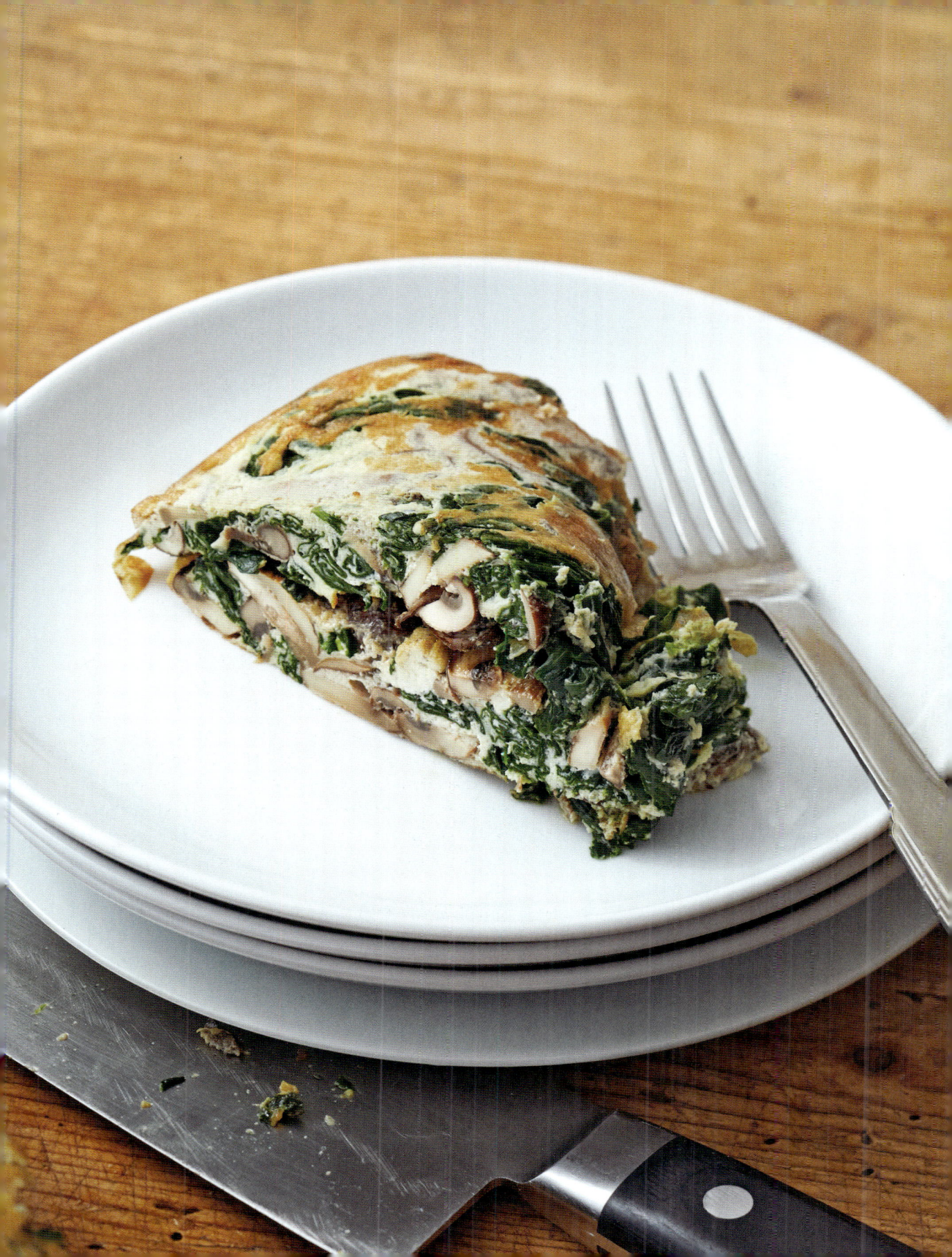

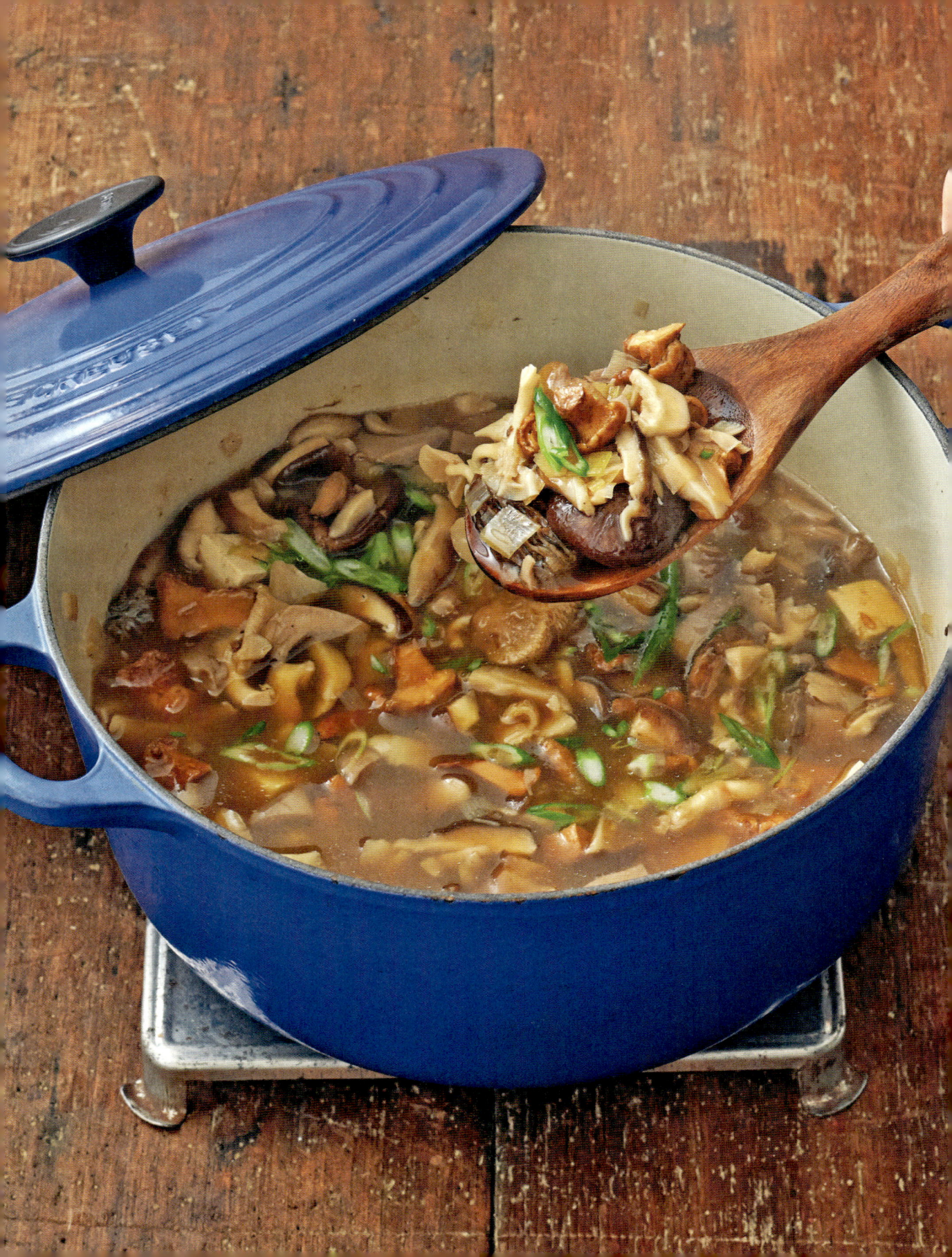

KAPITEL ACHT

SUPPEN UND SALATE

BROKKOLI-SALAT NACH THAI-ART MIT MANDELN UND LIMETTE

ERGIBT 4 PORTIONEN
VORBEREITUNGSZEIT: 5 MINUTEN
ZUBEREITUNGSZEIT: 10 MINUTEN

Es gibt keine kulinarische Regel, die besagt, dass ein Salat unbedingt Kopfsalat enthalten muss. Sie können Salat mit jedem beliebigen Gemüse (oder auch jeder Frucht) zubereiten und dann auf Ihren Teller schaufeln. Grundlage dieses Salats ist Brokkoli, ein Lebensmittel mit Minuskalorien, das nur so strotzt vor Vitaminen, Mineralstoffen und Antioxidantien.

Für eine Extradosis Eiweiß fügen Sie einfach pro Portion 85 g gedämpfte Garnelen hinzu.

PRO PERSON

97 Kalorien
5 g Fett
5 g Eiweiß
7 g Kohlenhydrate
4 g Ballaststoffe
266 mg Natrium

ZUTATEN

¼ Tasse Mandeln, geröstet und klein gehackt
2 TL geschälter Ingwer, gerieben
1 TL gepresster Knoblauch
2 TL Zwiebel, gerieben
Mönchsfruchtextrakt Luo Han Guo (Ersatz für 1 EL Zucker, nach Packungsanweisung dosieren, ersatzweise mit Stevia süßen)
¼ TL Limettenschale, gerieben
3 EL Limettensaft, frisch gepresst
2 TL Thai-Fischsoße
Chilisoße
Olivenöl-Spray
8 Tassen Brokkoliröschen
1 Tasse frischer Koriander, in circa 5 cm große Blättchen gezupft
4 Limettenscheiben zum Anrichten
Chilisoße zum Anrichten

ZUBEREITUNG

1. Den Backofen auf 175 Grad Celsius vorheizen.
2. Für das Dressing Mandeln, Ingwer, Knoblauch, Zwiebeln, Luo Han Guo, geriebene Limettenschale, Limettensaft und Fischsoße in einer großen Rührschüssel gut miteinander vermengen. Mit Chilisoße abschmecken und beiseitestellen.
3. Eine große, backofentaugliche Pfanne mit Kochspray benetzen und bei hoher Temperatur erhitzen. Sobald sie sehr heiß ist, die Brokkoliröschen hineingeben und von einer Seite scharf anbraten. Umrühren und die anderen Seiten anschmoren. Den Brokkoli in den Backofen stellen und circa 5 Minuten garen, bis er gerade zartweich geworden ist.
4. Aus dem Ofen nehmen und zusammen mit dem Koriander in die Rührschüssel mit dem Dressing geben. Alles gut vermischen, dann auf vier Salatschüsseln verteilen. Mit den Limettenscheiben und der Chilisoße servieren.

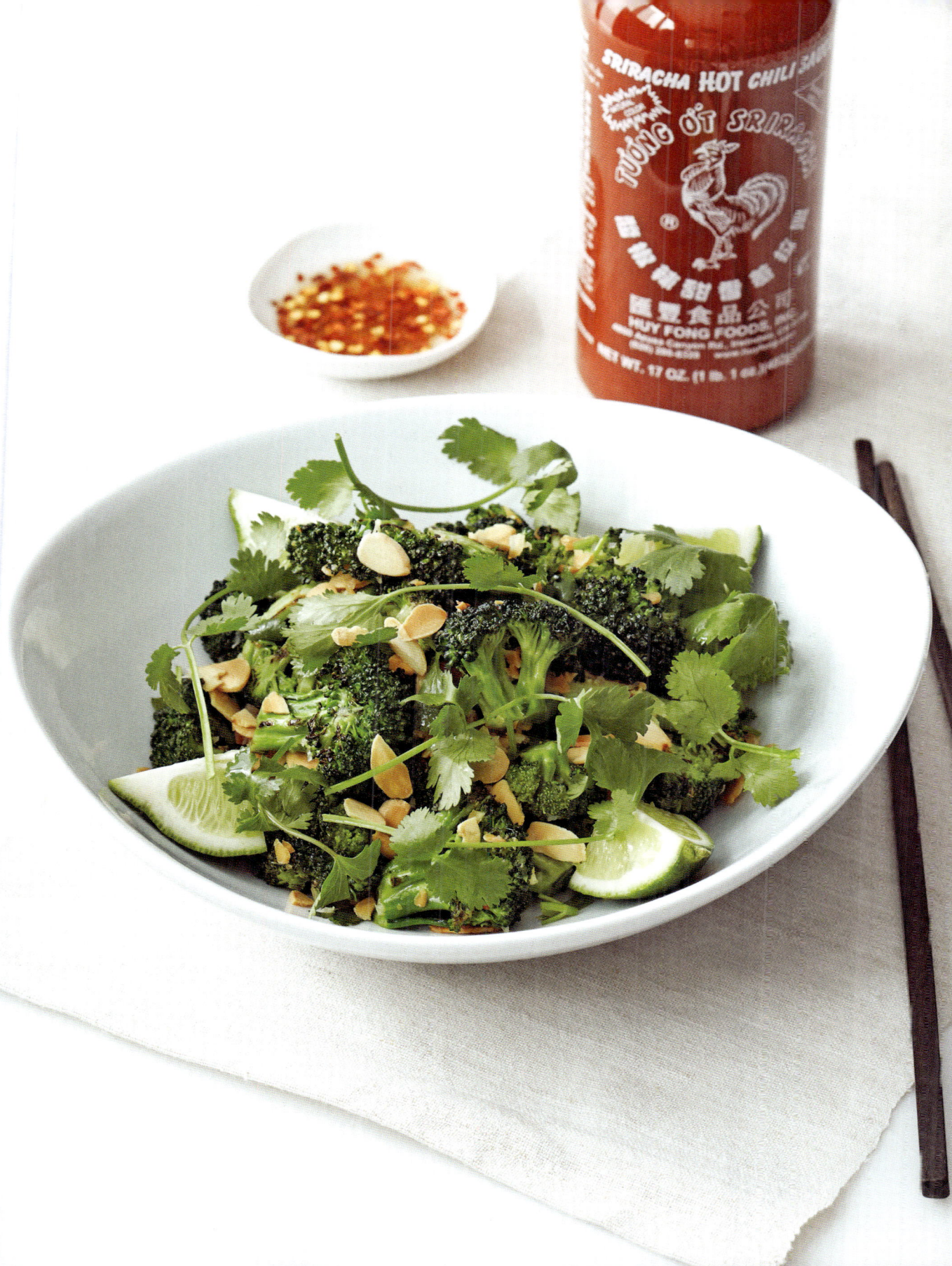

KRABBENSALAT MIT APFEL, SELLERIE UND GRÜNEM BLATTGEMÜSE

ERGIBT 4 PORTIONEN
VORBEREITUNGSZEIT: 10 MINUTEN

Ich liebe Salate mit Meeresfrüchten wie diesen hier, denn man kann sie ganz leicht einpacken und zur Arbeit oder zur Schule mitnehmen, ohne sich dabei Kalorien auf Bauch und Hüfte zu packen.

In diesem Salat habe ich – im Gegensatz zu traditionellen Meeresfrüchtesalaten, die in Mayonnaise ertrinken – griechischen Joghurt verwendet, um die reichhaltige, cremige Konsistenz zu erhalten, die wir alle kennen und lieben. Sie sollten sich jedoch unbedingt echtes Krabbenfleisch gönnen – nicht das imitierte Zeug, das voller Chemikalien steckt.

PRO PERSON

129 Kalorien
2g Fett
21g Eiweiß
27g Kohlenhydrate
2,5g Ballaststoffe
291mg Natrium

ZUTATEN

¼ Tasse fettarmer griechischer Joghurt
1 EL Zitronensaft, frisch gepresst
1 TL Dijon-Senf
⅛ TL Krabbengewürz, natriumarm
½ Tasse Stangensellerie, in dünne Streifen geschnitten
340 g frisches, entschältes Krabbenfleisch, zum Beispiel Blaukrabbenfleisch
Salz
Cayennepfeffer
4 kleine Salatköpfe (Buttersalat), äußere Blätter entfernt, die Köpfe halbiert
½ Tasse Apfelscheiben

ZUBEREITUNG

1. Joghurt, Zitronensaft, Senf und Krabbengewürz in einer mittelgroßen Rührschüssel gut miteinander vermischen. Die Selleriestreifen hinzufügen und das Krabbenfleisch vorsichtig untermengen, ohne es dabei zu zerstückeln. Mit Salz und Cayennepfeffer abschmecken.

2. Die Salathälften auf 4 Tellern appetitlich anrichten. Den Krabbensalat über den Buttersalat löffeln, alles gleichmäßig verteilen. Mit Apfelscheiben garnieren.

TIPP

Fügen Sie doch einmal mit gehacktem Dill und/oder Schnittlauch eine weitere Geschmacksnuance hinzu.

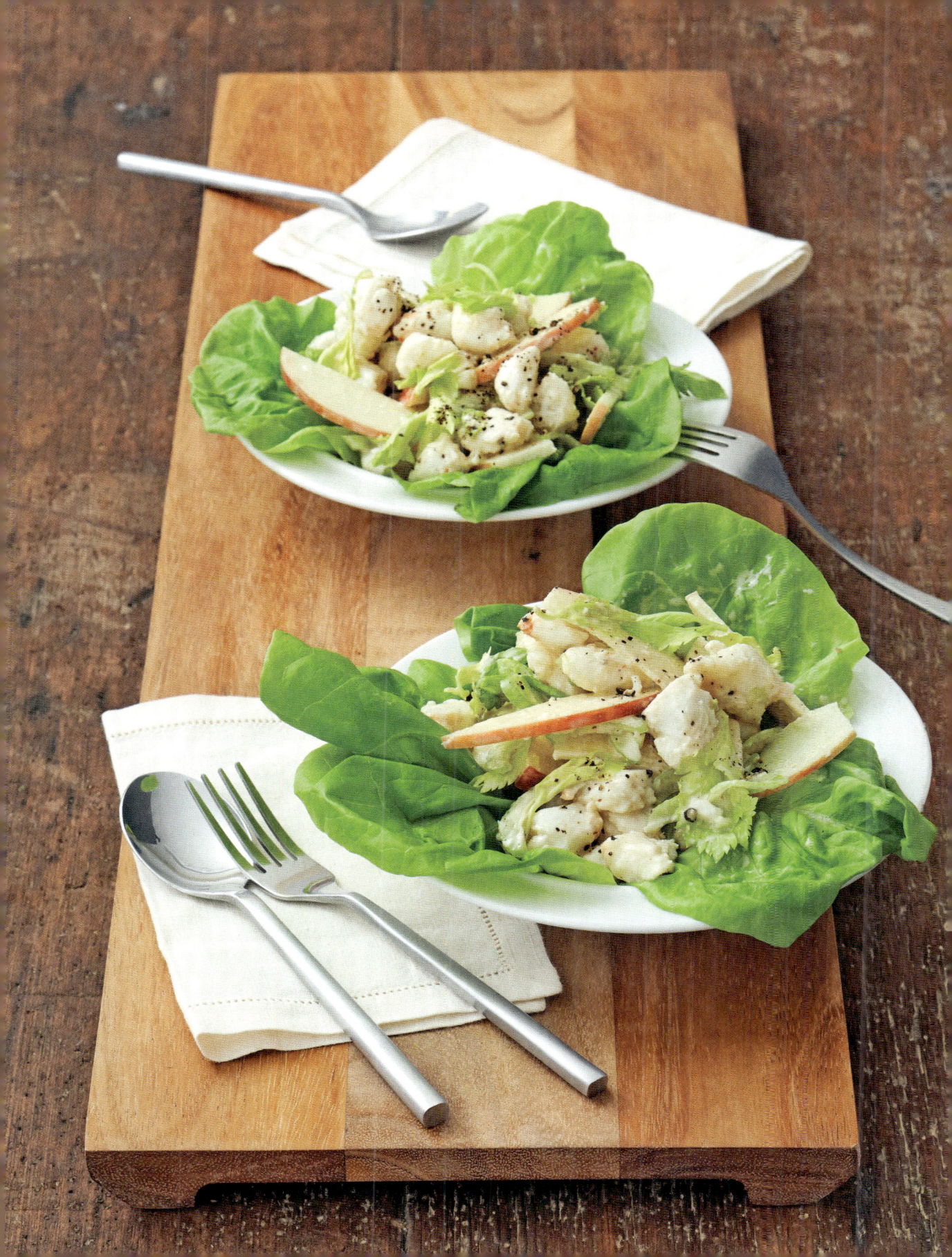

HÜHNERSUPPE MIT ENDIVIE UND LAUCH

ERGIBT 4 PORTIONEN
VORBEREITUNGSZEIT: 10 MINUTEN
ZUBEREITUNGSZEIT: 30 MINUTEN

Eskariol (glatte Endivie) ist vielleicht noch nicht jedem so bekannt, aber das macht nichts. Wichtig ist nur zu wissen, dass es ein köstliches Blattgemüse ist, das sehr viel Vitamin C enthält. Lauch, der großen Frühlingszwiebeln ähnelt, hat einen leicht zwiebeligen Geschmack. Hier habe ich die beiden als Zutat in einer Suppe kombiniert, die ein nährstoffreiches und satt machendes Hauptmenü ergibt.

Streuen Sie doch einmal ein wenig geräuchertes Paprikapulver über die Suppe, bevor Sie den Käse hinzufügen – damit erzielen Sie ein süßlich-herzhaftes, leicht scharfes Aroma.

PRO PERSON

163 Kalorien
4,5 g Fett
21 g Eiweiß
9,7 g Kohlenhydrate
4 g Ballaststoffe
353 mg Natrium

ZUTATEN

Olivenöl-Spray
230 g Hähnchenschenkelfleisch ohne Haut und Knochen, in circa 2,5 cm große Stücke zerkleinert
Salz
schwarzer Pfeffer, frisch gemahlen
1 Tasse Lauch, gut gewaschen und gehackt
12 Tassen glatte Endivie (Eskariol), gut gewaschen und klein geschnitten
8 Tassen Hühnerfond, ungesalzen
2 TL frischer Thymian
28 g Parmigiano Reggiano, mit einer Microplane fein gerieben

ZUBEREITUNG

1. Einen großen Topf leicht mit Olivenöl einsprühen und bei mittlerer Hitze auf den Herd stellen. Das Hähnchenfleisch mit Salz und Pfeffer würzen. Sobald das Öl heiß ist, das Hähnchenfleisch in den Topf geben und von einer Seite gut anbraten. Lauch und Endivie hinzufügen und circa 2 bis 3 Minuten unter gelegentlichem Rühren garen, bis das Gemüse leicht in sich zusammenfällt, jedoch noch nicht braun ist.
2. Hühnerfond hinzufügen, den Topf bedecken und die Suppe kurz aufkochen lassen. Das Ganze circa 20 Minuten garen, bis das Gemüse weich und das Hühnerfleisch zart ist.
3. Nun die Suppe mit frischem Thymian abschmecken, danach mit einer Schöpfkelle 4 Suppenschalen damit füllen. Mit Käse bestreuen und servieren.

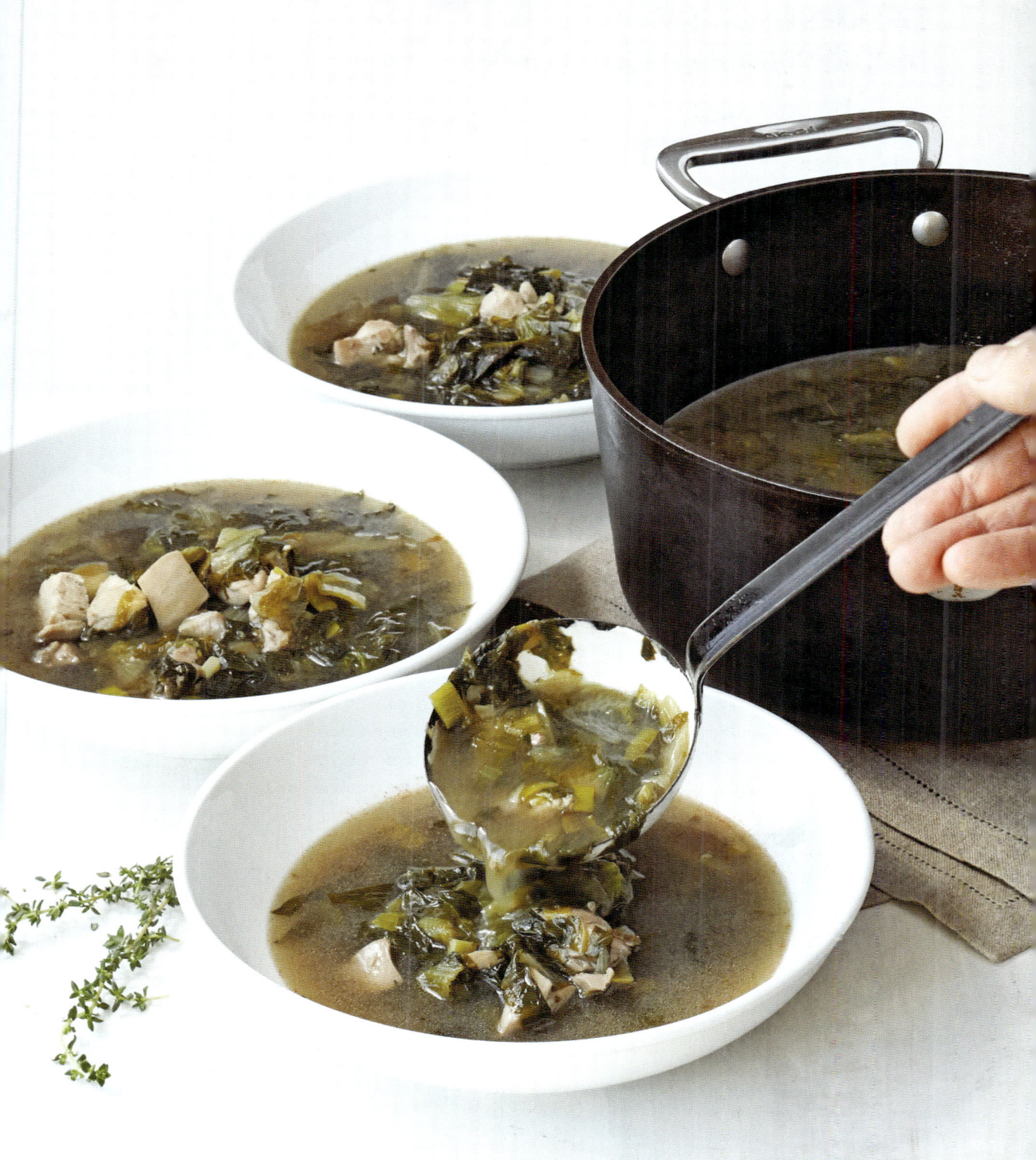

GARNELEN-GURKEN-SALAT MIT ROTER ZWIEBEL UND POBLANOS

ERGIBT 4 PORTIONEN
VORBEREITUNGSZEIT: 5 MINUTEN
ZUBEREITUNGSZEIT: 10 MINUTEN

Sie träumen in Gedanken von einem Ausflug zum Strand, an dem Sie Meeresfrüchte genießen? Dann wird dieser einfache und dennoch geschmacksintensive Meeresfrüchtesalat Ihr Verlangen stillen – sorgen Sie jetzt nur noch dafür, dass Sie im Badedress eine gute Figur abgeben, wenn es dann wirklich zum Strand geht!

PRO PERSON

168 Kalorien
1,5 g Fett
26 g Eiweiß
13,25 g Kohlenhydrate
2,5 g Ballaststoffe
264 mg Natrium

ZUTATEN

¾ Tasse Zwiebeln, in dünne Streifen geschnitten
¼ TL Limettenschale, gerieben
¼ Tasse Limettensaft, frisch gepresst
Salz
½ Tasse Poblanos, dünn geschnitten
6 Tassen Gurkenscheiben
2 Tassen Cherrytomaten, halbiert
450 g Garnelen, geschält, gedämpft und mundgerecht zerkleinert
1 Tasse frischer Koriander, in 5 cm große Stückchen gezupft
4 Limettenscheiben zum Anrichten

ZUBEREITUNG

1. Die Zwiebel in eine Kaffeetasse geben, geriebene Limettenschale und Limettensaft hinzufügen. Salzen und alles gut umrühren, dann 5 Minuten stehen lassen.
2. Paprika, Gurken, Tomaten, Garnelen und Koriander in einer mittelgroßen Schüssel miteinander vermengen. Die Zwiebel-Limetten-Mischung so unterheben, dass alles gleichmäßig damit bedeckt ist. Mit Salz abschmecken. Zusammen mit den Limettenscheiben servieren.

TIPP

Garnieren Sie den Salat mit Avocadowürfeln, so erhalten Sie noch mehr Nährstoffe und Aroma.

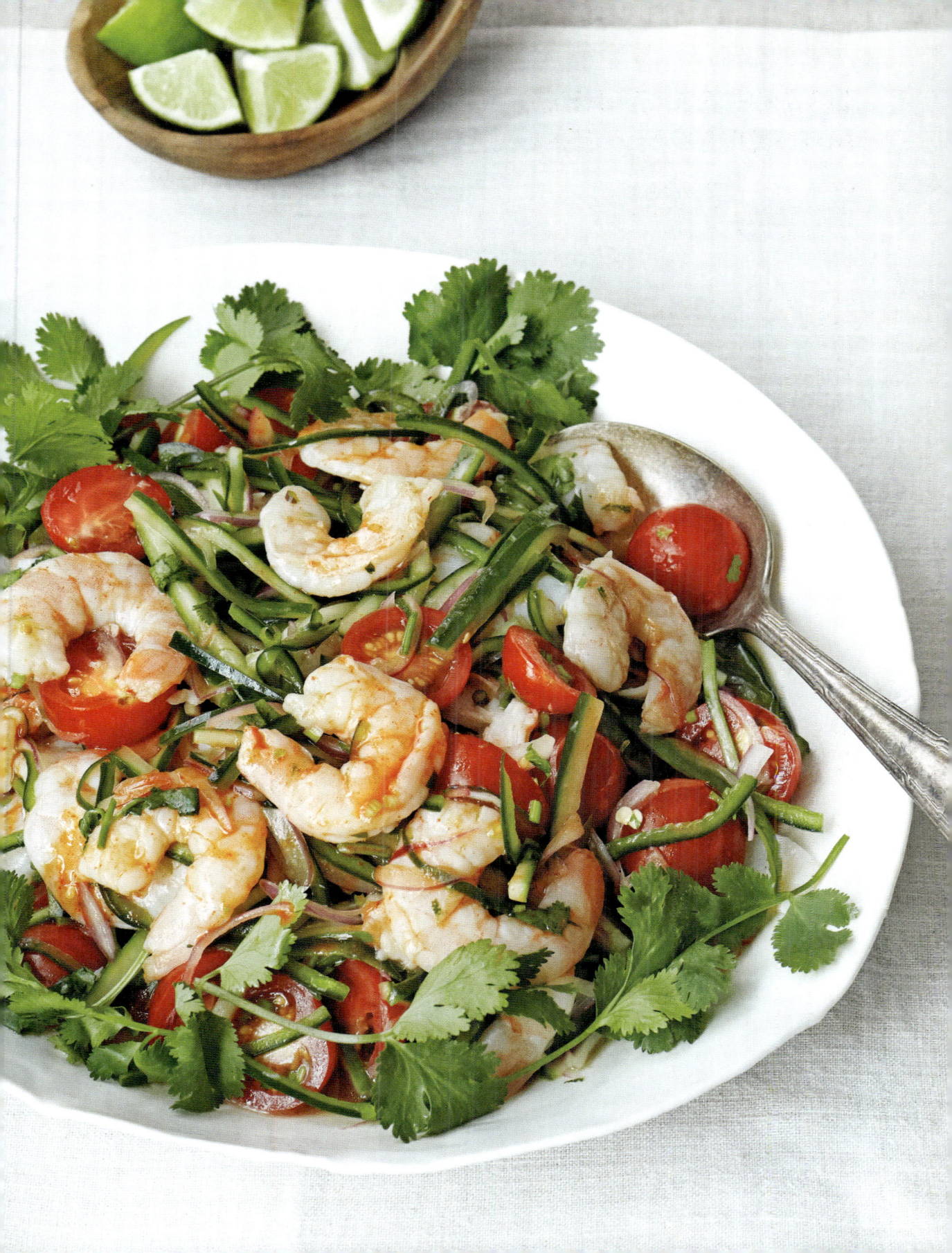

FLANKENSTEAKSALAT MIT MEERRETTICH UND APFEL

ERGIBT 4 PORTIONEN
VORBEREITUNGSZEIT: 5 MINUTEN
ZUBEREITUNGSZEIT: 10 MINUTEN

Salate sättigen stärker, als viele Menschen glauben – all diese Gemüse enthalten Ballaststoffe und Wasser, die den Bauch gut füllen. Fügen Sie eine gesunde Eiweißquelle wie Flankensteak hinzu, und schon haben Sie eine komplette Mahlzeit, die Sie nicht nur super sättigt, sondern auch absolut köstlich ist.

PRO PERSON

251 Kalorien
6,5 g Fett
29 g Eiweiß
21 g Kohlenhydrate
6 g Ballaststoffe
400 mg Natrium

ZUTATEN

Olivenöl-Kochspray
340 g Flankensteak, von sichtbarem Fett befreit
Salz
schwarzer Pfeffer, frisch gemahlen
½ Tasse Zwiebelstreifen
12 Champignons, in Scheiben geschnitten
2 EL Wasser
8 Tassen Sareptasenf, klein geschnitten
1 großer Granny-Smith-Apfel, mundgerecht zerkleinert
¼ Tasse Coconut Aminos
3 TL Meerrettich, gerieben
4 Zitronenscheiben zum Garnieren

ZUBEREITUNG

1. Den Backofen auf 175 Grad vorheizen.
2. Eine Grillpfanne mit Kochspray benetzen und bei hoher Temperatur auf den Herd stellen. Das Steak mit Salz und Pfeffer würzen und in die heiße Pfanne geben. Circa 2 Minuten braun braten. Das Steak wenden, dann die Zwiebeln und Pilze dazugeben. Nun für den Garvorgang die Pfanne etwa 3 bis 5 Minuten im Backofen gut erwärmen. Das Fleisch herausnehmen und beiseitestellen.
3. 2 EL Wasser in die Pfanne gießen und alles bei mittlerer Hitze garen, bis Zwiebeln und Pilze von der Soße bedeckt sind. Die Mischung zusammen mit Sareptasenf, Apfel und Coconut Aminos in eine Rührschüssel geben. Alles gut vermengen und mit Salz und geriebenem Meerrettich nachwürzen.
4. Das Steak aufschneiden und auf dem Salat servieren. Mit Zitrone garnieren.

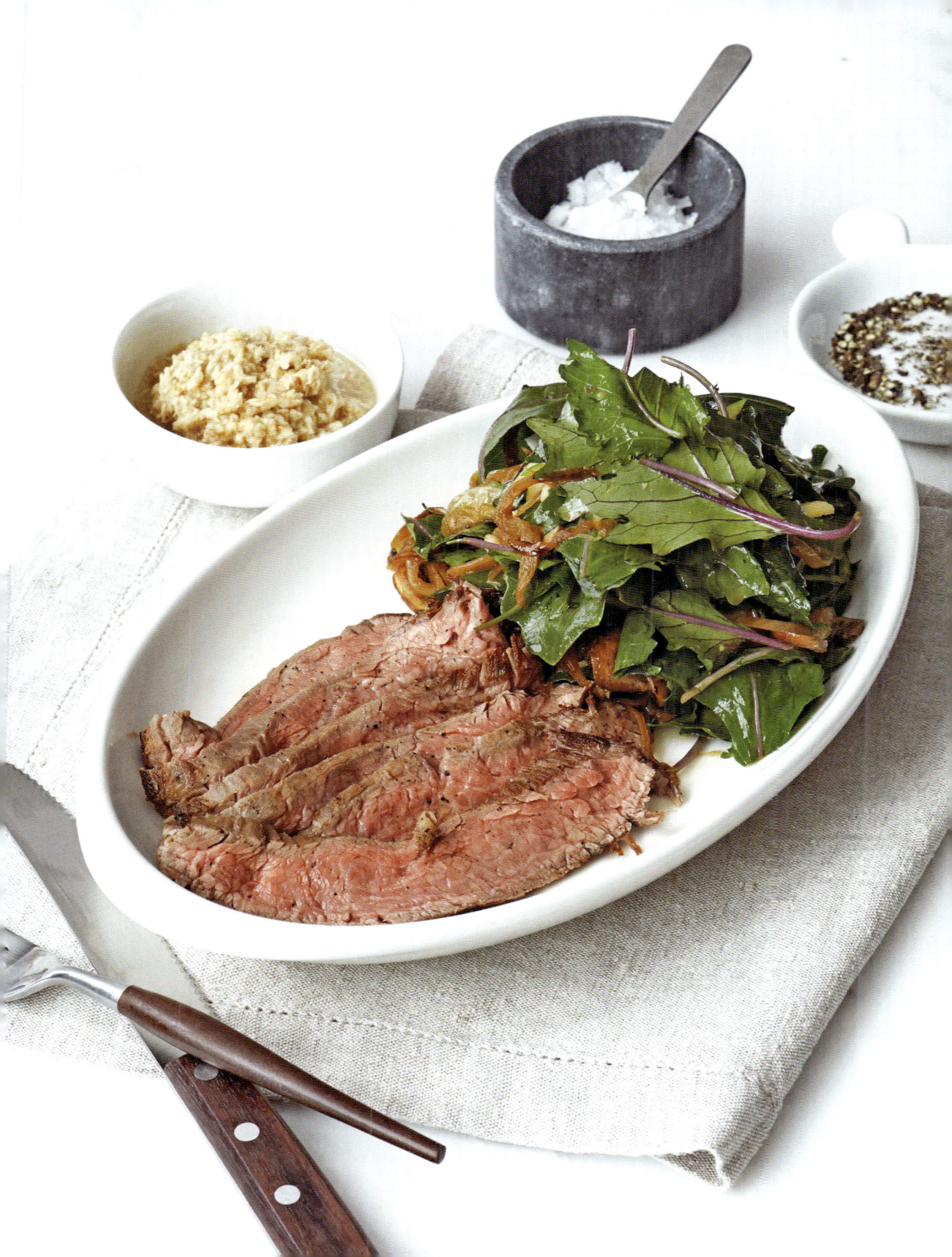

SUPPE „CALDO VERDE" AUS GEMISCHTEM BLATTGEMÜSE UND KICHERERBSEN

ERGIBT 4 PORTIONEN
VORBEREITUNGSZEIT: 5 MINUTEN
ZUBEREITUNGSZEIT: 20 MINUTEN

„Caldo verde" bedeutet auf portugiesisch „grüne Brühe" und gilt inoffiziell als National-gericht Portugals. Diese wunderbare, grüne Suppe ist – kochtechnisch gesehen – ein heißer Smoothie, da das nährstoffreiche grüne Gemüse im Mixer püriert wird. Kichererbsen sind hierbei ebenfalls eine wichtige Komponente. Studien zeigen, dass sie reich an Ballaststoffen und Eiweiß sind und beim Abnehmen helfen können.

Wenn Sie noch mehr Eiweiß möchten, fügen Sie der Brühe 115 g zerkleinertes Hühner-fleisch oder 2 Dutzend Venusmuscheln hinzu.

PRO PERSON

151 Kalorien
2,5 g Fett
12,5 g Eiweiß
25,5 g Kohlenhydrate
7 g Ballaststoffe
251 mg Natrium

ZUTATEN

1½ TL Olivenöl
1 EL plus 1 TL Knoblauch, gehackt
1 Tasse Zwiebeln, klein gewürfelt
1 TL geräuchertes Paprikapulver
8 Tassen gemischtes grünes Blattgemüse
(Grünkohl, Blattkohl und Sareptasenf)
1 Tasse Kichererbsen, ungesalzen
knapp 1 l Hühnerfond, ungesalzen
Salz
schwarzer Pfeffer, frisch gemahlen

ZUBEREITUNG

1. Das Olivenöl in einen großen Topf gießen und bei mittelhoher Temperatur erhitzen. Den Knoblauch darin circa 2 Minuten goldbraun rösten. Herd auf eine mittlere Temperatur zurück-stellen, den Topf abdecken und den Knoblauch weitere 2 bis 3 Minuten weich garen.

2. Das grüne Blattgemüse in einen Mixer geben und pürieren. (Sie können, um diesen Arbeitsgang zu erleichtern, ein wenig Wasser dazugießen. Wenn Sie einen Pürierstab verwenden, können Sie das Blattgemüse auch ohne Wasserzusatz pürieren.) Die Mischung in den Topf schütten, die Temperatur wieder erhöhen und alles garen, bis das Wasser aus dem grünen Blattgemüse verdunstet ist.

3. Zwei Drittel der Kichererbsen mit 1 Tasse Hühnerfond im Mixer sämig mixen. Die pürierten Kichererbsen zusammen mit dem restlichen Hühnerfond und den übrigen Kichererbsen in den Topf geben und kurz aufkochen lassen. Das Ganze anschlie-ßend circa 10 Minuten zugedeckt garen, bis das Blattgemüse zartweich und die Suppe leicht dicklich ist. Mit Salz und Pfeffer abschmecken. Mit einem Schöpflöffel in 4 Schüsseln füllen und servieren.

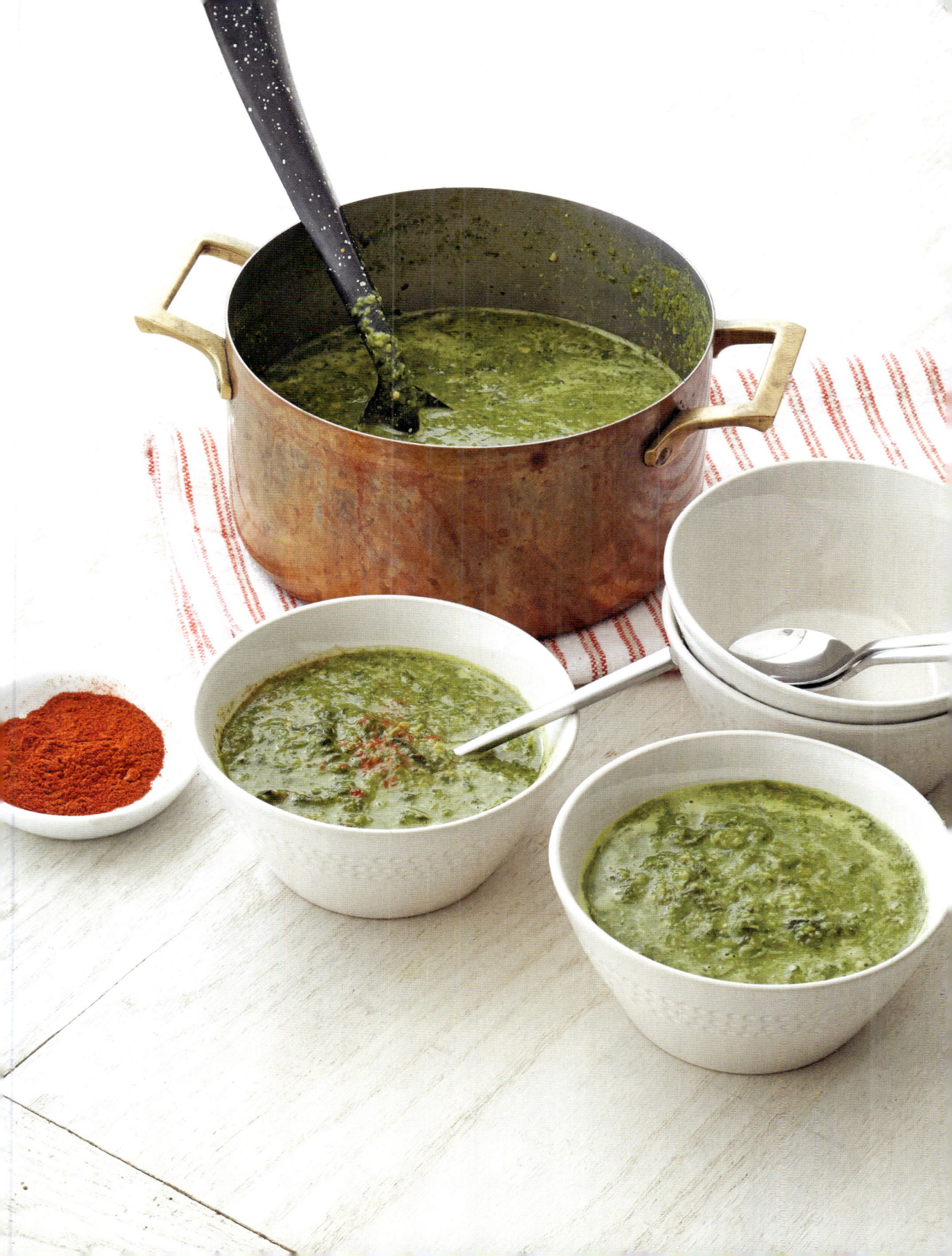

ROCCOS CHEFSALAT

ERGIBT 4 PORTIONEN
VORBEREITUNGSZEIT: 10 MINUTEN

Ursprünglich wurde ein „Chefsalat" vom Chefkoch am Tisch eines Restaurants zubereitet – daher mag auch der Name stammen. Es gibt jedoch keinen schriftlichen Beleg dafür, dass der „Chefsalat" einem ganz bestimmten Chef zuzuordnen wäre. Aus diesem Grund habe ich diesem Salat einfach meinen Namen gegeben, schließlich ist er ja meine Kreation! Er ist gesund und schmackhaft und wird Ihren Appetit mehr als stillen.

PRO PERSON

183 Kalorien
7 g Fett
22 g Eiweiß
9 g Kohlenhydrate
3,5 g Ballaststoffe
71 mg Natrium

ZUTATEN

½ Tasse getrocknete Cranberrys ohne Zuckerzusatz, grob gehackt
¼ Tasse plus 2 EL Rotweinessig
Salz
schwarzer Pfeffer, frisch gemahlen
1 EL natives Olivenöl extra
8 Tassen römischer Salat, zerkleinert
1 Tasse Cherrytomaten, halbiert
2 Tassen Gurkenscheiben
2 große, hart gekochte Eier, geschält und grob gehackt
225 g gebratene Putenbrust ohne Haut, dünn geschnitten

ZUBEREITUNG

1. Für das Dressing die Hälfte der Cranberrys mit dem Essig in einem Mixer grob pürieren. Die Masse in eine Schüssel geben, mit Salz und Pfeffer würzen. Das Olivenöl einrühren, dann alles beiseitestellen.
2. Salat, Tomaten und Gurke in eine große Rührschüssel geben. Das Dressing unterheben und mit Salz und Pfeffer würzen. Den Salat auf 4 Salatschüsseln gleichmäßig verteilen, jede davon mit Ei und Putenbrust garnieren.

TIPPS

1. Auf diesem Salat schmeckt gewürfelte Avocado vorzüglich, falls Sie gerade eine zur Hand haben.
2. Wenn Sie es gern scharf mögen, fügen Sie dem Dressing 1 TL Dijon-Senf hinzu!

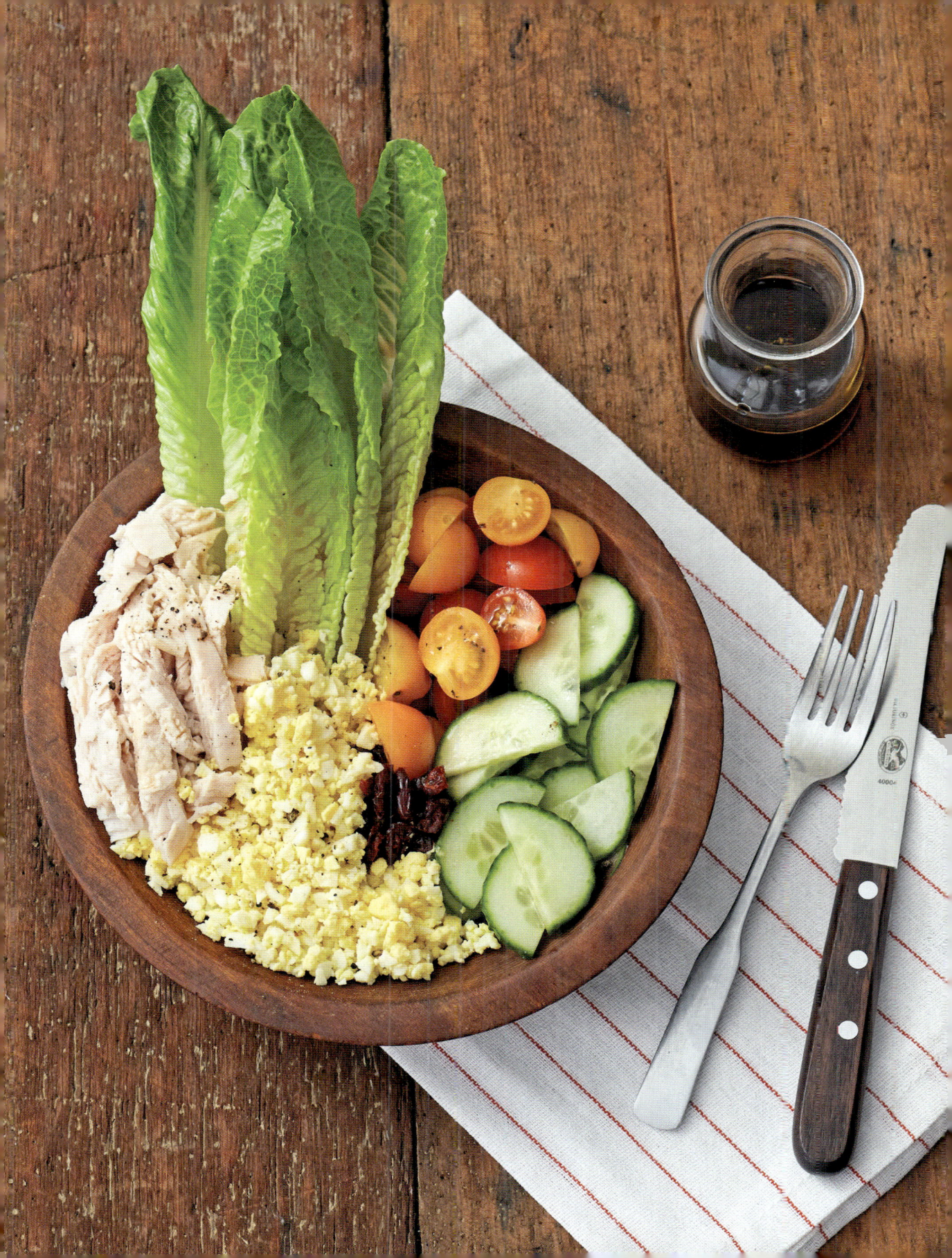

GESCHWÄRZTER-THUNFISCH-TATAKI-SALAT MIT ZITRUSFRUCHT, TOFU UND BRUNNENKRESSE

ERGIBT 4 PORTIONEN
VORBEREITUNGSZEIT: 10 MINUTEN
ZUBEREITUNGSZEIT: 10 MINUTEN

Salate gab es schon zu Zeiten der alten Griechen und Römer; sie sind keine „Diätnahrung" der Neuzeit. Seinen Namen erhielt der Salat vom lateinischen Wort für Salz, *sal*, wohl deshalb, weil in der Antike häufig Salz im Dressing verwendet wurde. Ich habe keine Probleme damit, auch einmal ein bisschen Salz in meinen Salaten zu verwenden. Miso ist eine salzige Paste aus fermentierten Sojabohnen – ein großartiges Mittel, um asiatisch inspirierten Gerichten wie diesem Aroma zu verleihen.

PRO PERSON

201 Kalorien
3 g Fett
27,5 g Eiweiß
16,5 g Kohlenhydrate
3,5 g Ballaststoffe
418 mg Natrium

ZUTATEN

Olivenöl-Kochspray
340 g Thunfischsteak
Salz
schwarzer Pfeffer, frisch gemahlen
circa 70 g mittelfester Tofu (aus gekeimten Sojabohnen, falls verfügbar), mundgerecht zerkleinert
2 EL plus 2 TL roher Coconut Aminos
1 EL Miso-Paste
¼ Tasse Frühlingszwiebeln, dünn geschnitten
1 TL Orangenschale, fein gerieben
2 Tassen Orangenstücke (circa 4 Orangen)
8 Tassen Brunnenkresse, grobe Stängel entfernt

ZUBEREITUNG

1. Eine gusseiserne Pfanne oder eine Grillpfanne mit Kochspray benetzen und bei mittelhoher Temperatur erhitzen. Den Thunfisch mit Salz und Pfeffer würzen. Sobald die Pfanne sehr heiß ist, den Thunfisch hineingeben und von allen Seiten scharf anbraten, bis er von außen geschwärzt ist (circa 1 Minute pro Seite). Die Pfanne vom Herd nehmen und auf einem Gitterrost abstellen.

2. Den Tofu zusammen mit Coconut Aminos, Miso und Frühlingszwiebeln in einer Rührschüssel vorsichtig miteinander vermischen. Mit Salz würzen. Die geriebene Orangenschale und die Orangenstücke dazugeben und vorsichtig untermengen. Zum Schluss die Brunnenkresse unterheben.

3. Den Salat auf vier Tellern anrichten, gleichmäßig verteilen. Den Thunfisch in dünne Scheiben schneiden und jeden Salatteller damit garnieren. Übrig gebliebene Soße aus der Schüssel über die Thunfischscheiben träufeln.

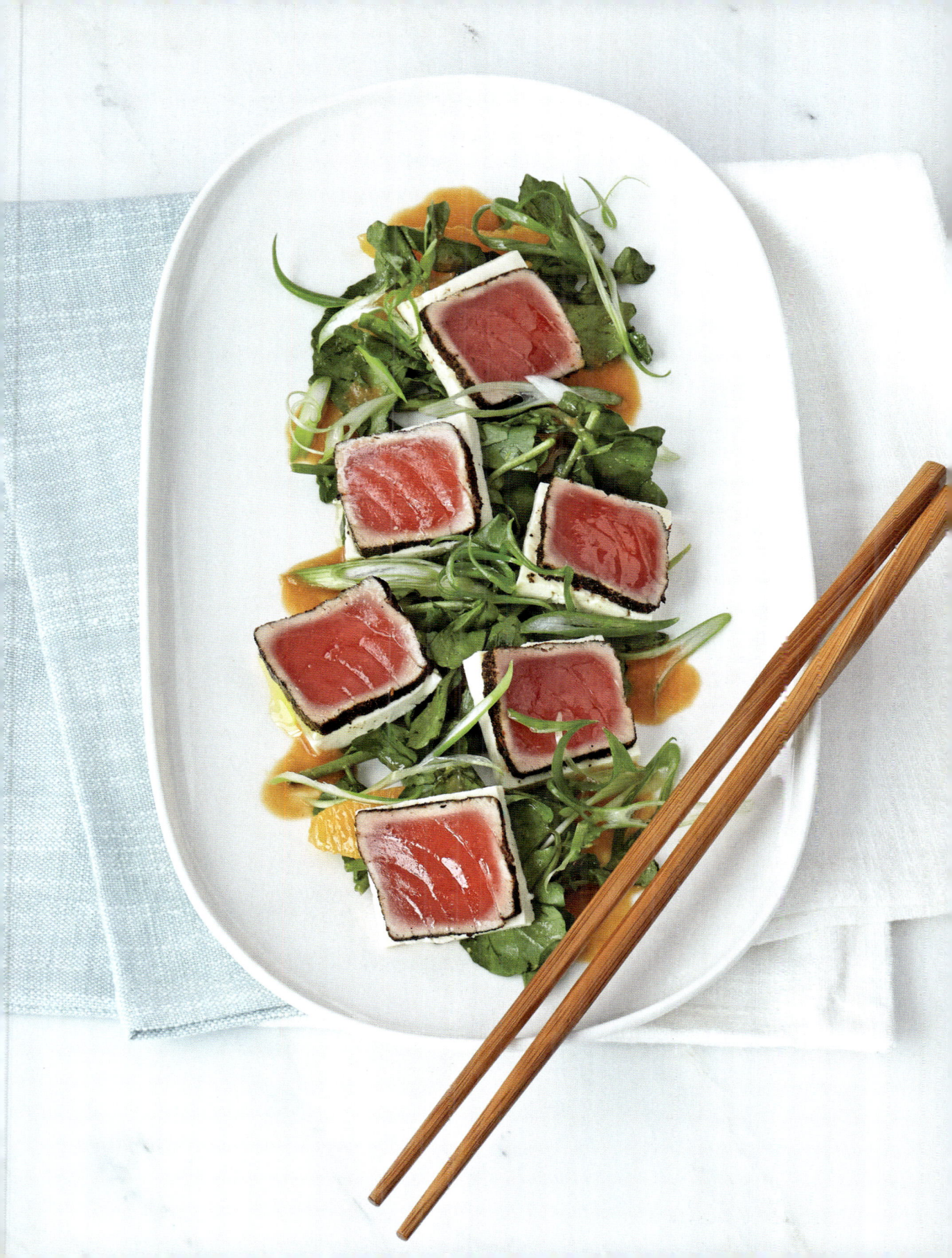

ASIATISCHE CURRY-MUSCHEL-SUPPE

ERGIBT 4 PORTIONEN
VORBEREITUNGSZEIT: 5 MINUTEN
ZUBEREITUNGSZEIT: 15 MINUTEN

Dies ist eine Suppe, die man zu Recht der Kategorie Fusionsküche zuordnen darf. Zur Muschelsuppe, einem traditionell mediterranen Essen, gesellen sich asiatische Einflüsse, sodass auf diese Weise ein Gericht mit einzigartigem Geschmack entsteht. Beachten Sie, dass Sie für diese Suppe eine japanische Aubergine benötigen. Im Vergleich zur italienischen ist sie schmaler und weicher; dieses Stück Himmel auf Erden ist eigentlich eine mit den Beeren verwandte Frucht. Ihr einzigartiges Aroma ist es wert, sich für dieses Rezept auf die Suche nach ihr zu machen.

PRO PERSON

184 Kalorien
7g Fett
16,5g Eiweiß
9,7g Kohlenhydrate
4g Ballaststoffe
390mg Natrium

ZUTATEN

1½ TL natives Kokosöl

2 Tassen japanische Aubergine, in gut 1 cm dicke Scheiben geschnitten

1 EL Currypulver (Ich bevorzuge mildes Curry; verwenden Sie einfach mehr Pulver, wenn Sie es schärfer wollen.)

1 EL frischer Ingwer, geschält und gehackt

2 TL Knoblauch, gehackt

¾ Tasse Zwiebeln, in Streifen geschnitten

2 Tassen rote Paprika, in Streifen geschnitten

knapp 1 l Mandelmilch, ungesüßt, oder selbst gemachte Mandelmilch (Seite 91)

900 g (circa 48) Miesmuscheln, eingeweicht, gründlich gewaschen, Bärte entfernt

1 Tasse frische Korianderblätter zum Garnieren, in Stückchen gezupft

4 Limettenscheiben zum Anrichten

ZUBEREITUNG

1. Das Öl in einem großen Topf bei mittlerer Hitze erwärmen. Die Aubergine dazugeben und garen, bis sie eine braune Farbe angenommen hat. Dann die Aubergine an den Rand des Topfs schieben und Currypulver, Ingwer, Knoblauch, Zwiebeln und Paprika hinzufügen und alles circa 2 Minuten weich garen.

2. Die Mandelmilch dazugießen und leicht aufkochen lassen. Nun die gewaschenen Muscheln dazugeben, vorher alle bereits geöffneten Muscheln aussortieren. Den Topf bedecken und das Ganze weiter köcheln lassen, bis sich die Muscheln nach circa 3 Minuten geöffnet haben; alle Muscheln, die sich nicht öffnen, aussortieren.

3. Die Muscheln gleichmäßig auf 4 Suppenschüsseln verteilen. Ein wenig Brühe in jede Schüssel schöpfen. Mit Koriander garnieren und zusammen mit den Limettenscheiben servieren.

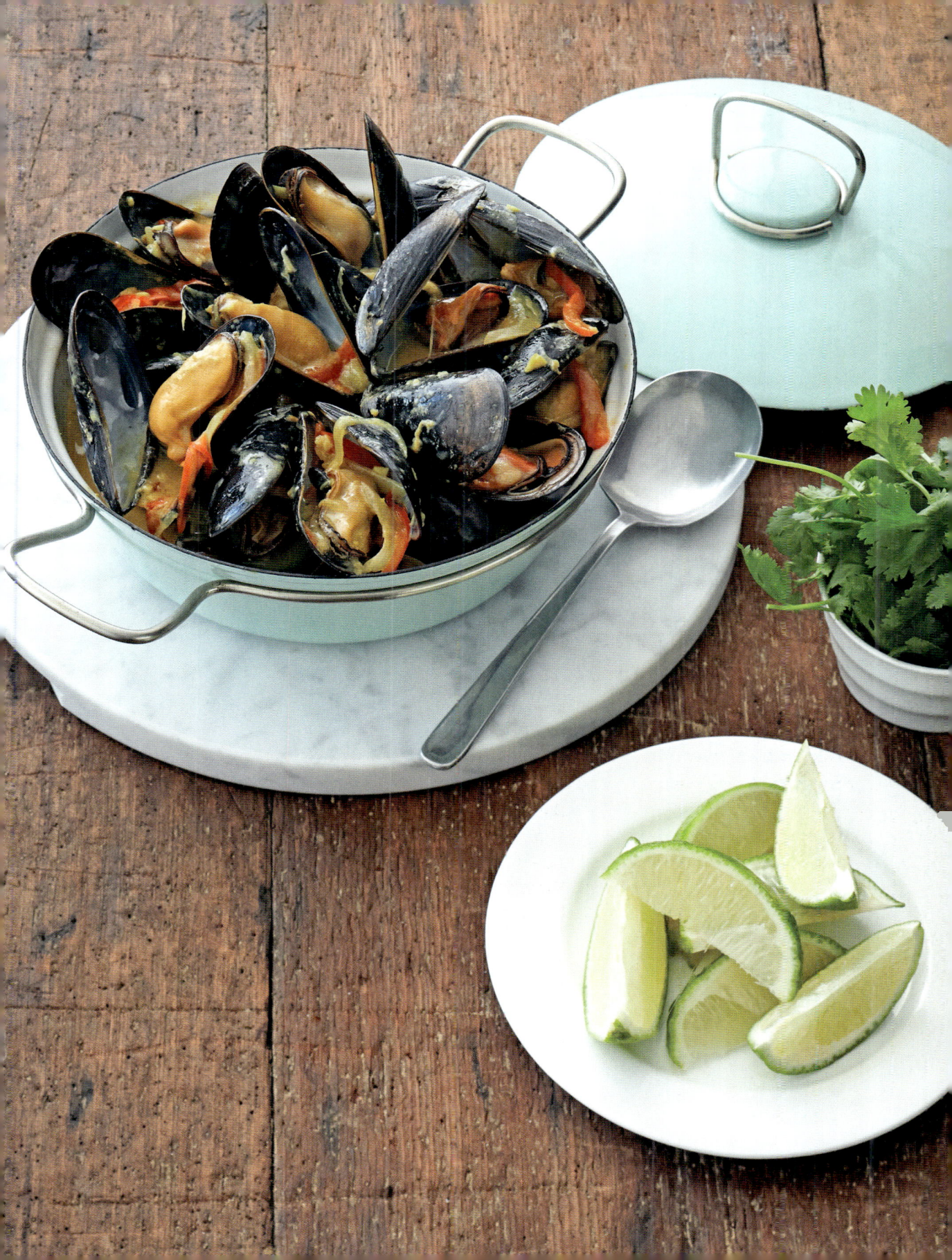

GEHOBELTER ROSENKOHL MIT WARMEM, GERÖSTETEM KNOBLAUCH UND MANDEL-ZITRONEN-DRESSING

ERGIBT 4 PORTIONEN
VORBEREITUNGSZEIT: 10 MINUTEN
ZUBEREITUNGSZEIT: 10 MINUTEN

Rosenkohl ist ein wahres Ernährungswunder und verfügt obendrein über krebshemmende Stoffe. Ich kombiniere ihn gern mit einem anderen Antikrebsmittel: mit Knoblauch. Wenn Sie den Rosenkohl hobeln, erhalten Sie eine herzhafte, sehr delikate Textur. In rohem Zustand hat er außerdem ein etwas anderes, leichteres Aroma als gekocht. Er eignet sich großartig als Salatbasis für gegrillte oder gebratene Eiweißquellen wie Hühnchen oder Garnelen.

PRO PERSON

155 Kalorien
7,5 g Fett
8,75 g Eiweiß
17,5 g Kohlenhydrate
6,25 g Ballaststoffe
100 mg Natrium

ZUTATEN

circa 900 g (etwa 8 Tassen) Rosenkohl, in dünne Streifen geschnitten mit einem Gemüsehobel, der groben Seite einer Multireibe oder einem scharfen Messer
1½ TL natives Olivenöl extra
5 TL Knoblauch, sehr fein gehackt
¼ Tasse Mandeln, geröstet und fein gehackt
rote Paprikaflocken, zerbröselt
⅛ TL Zimtpulver
½ Tasse glattblättrige Petersilie, frisch gehackt
½ Tasse Zitronensaft, frisch gepresst
Salz
28 g Parmigiano Reggiano, mit einer Microplane gehobelt

ZUBEREITUNG

1. Den gehobelten Rosenkohl in eine große Rührschüssel geben und beiseitestellen.
2. Eine Antihaftpfanne bei mittelhoher Temperatur erhitzen. Olivenöl und Knoblauch hineingeben und den Knoblauch goldbraun braten. Vom Herd nehmen und Mandeln, rote Paprikaflocken, Zimt und Petersilie hinzufügen. Zurück auf den Herd stellen und 10 Sekunden sautieren.
3. Die Pfanne vom Herd nehmen, Zitronensaft dazugießen und das Ganze mit Salz würzen. Die heiße Mischung in die Schüssel mit dem Rosenkohl geben und alles gut miteinander vermengen. ¾ von dem Käse hinzufügen. Nochmals mischen, probieren und bei Bedarf nachwürzen. Den Rosenkohl gleichmäßig auf 4 Salatschüsseln aufteilen. Den restlichen Käse über die Schüsseln streuen.

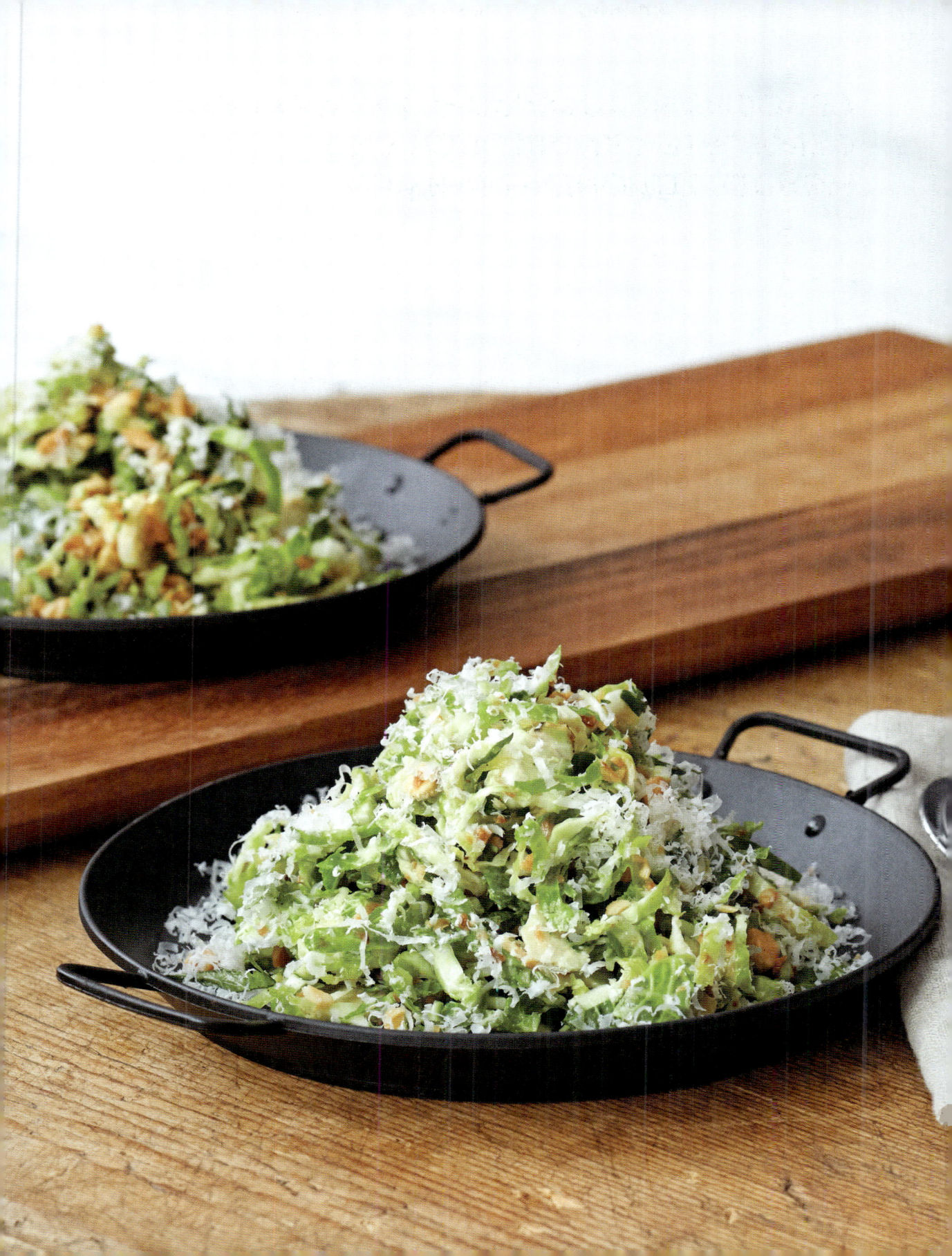

ERDBEER-SPINAT-SALAT MIT MANDELN UND BASILIKUM

ERGIBT 4 PORTIONEN

VORBEREITUNGSZEIT: 10 MINUTEN

Erdbeeren passen für mich als Zutat fast immer. Man kann sie auf so viele verschiedene Arten genießen – über Frühstücksflocken oder Joghurt verteilt, in Smoothies verarbeitet oder eben auch als Salatzutat. Erdbeeren und Spinat ergänzen sich besonders gut und ergeben einen geschmacksintensiven, großartigen Salat.

PRO PERSON

116 Kalorien

6 g Fett

4,5 g Eiweiß

10,25 g Kohlenhydrate

4,5 g Ballaststoffe

51 mg Natrium

ZUTATEN

¼ Tasse Mandeln, leicht geröstet und gehackt

¼ Tasse Balsamico-Essig

Salz

schwarzer Pfeffer, frisch gemahlen

2 Tassen Erdbeeren, halbiert oder geviertelt

1 belgische Endivie (Chicorée), in Streifen geschnitten

8 Tassen gewaschener Babyspinat

½ Tasse frische Basilikumblätter, mundgerecht zerkleinert

1 TL natives Olivenöl extra

ZUBEREITUNG

1. In einer mittelgroßen Schüssel die Hälfte der Mandeln mit dem Essig mischen, dann mit Salz und Pfeffer würzen. Die Erdbeeren vorsichtig unterrühren, bis alles mit der Flüssigkeit bedeckt ist.
2. Chicorée, Spinat und Basilikum in einer großen Schüssel vermengen. Olivenöl über den Salat träufeln und gleichmäßig verteilen. Mit Salz und Pfeffer würzen.
3. Das grüne Blattgemüse auf 4 Salattellern appetitlich anrichten. Die Erdbeeren auf und um das Blattgemüse herum legen, alles gleichmäßig verteilen.

TIPP

Fügen Sie noch gegrilltes Hähnchenfleisch hinzu, und schon haben Sie ein fantastisches Abendessen.

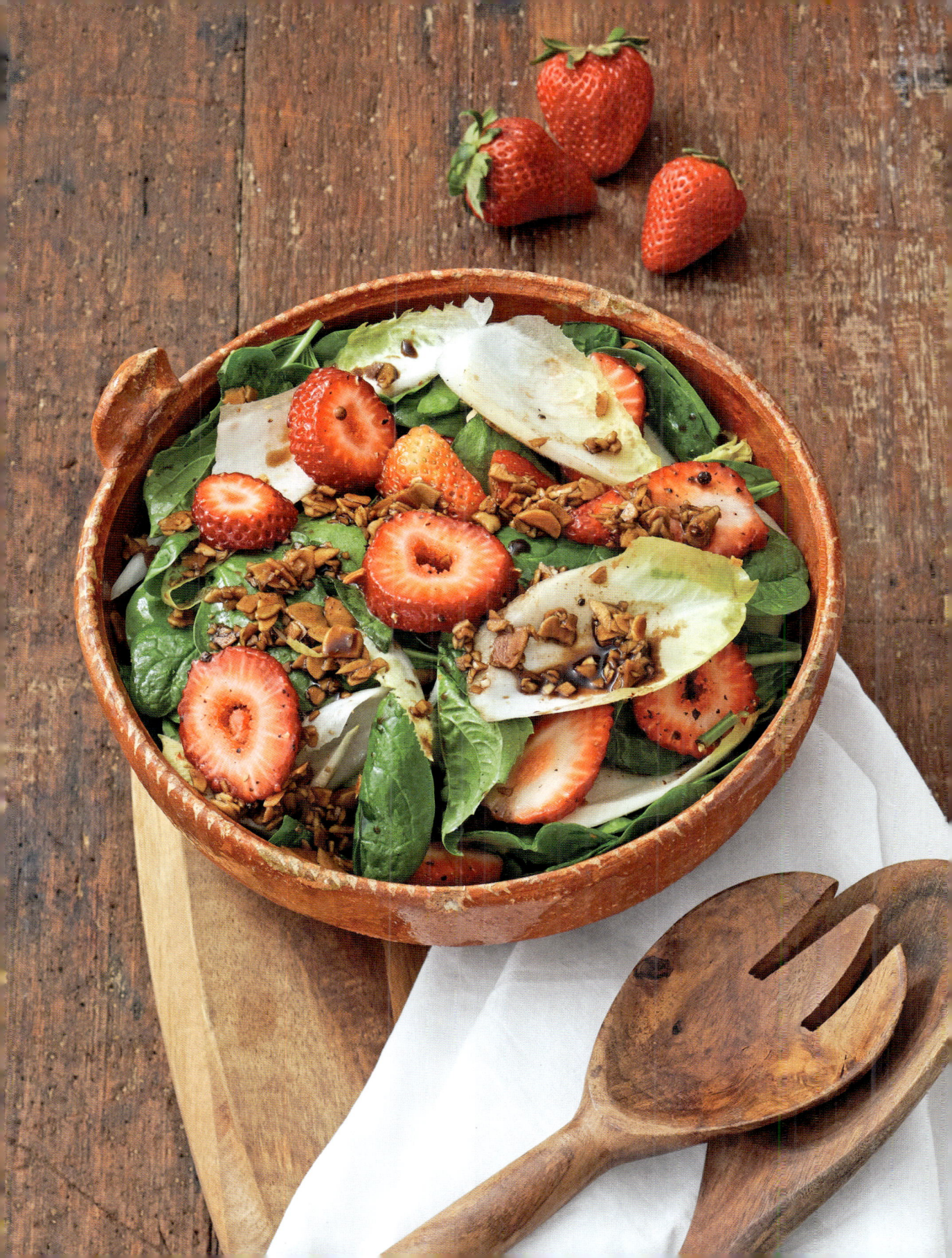

MANGOLD-PUTENBRUST-SALAT MIT GROSSEN, HELLEN ROSINEN UND KAPERN

ERGIBT 4 PORTIONEN
VORBEREITUNGSZEIT: 5 MINUTEN
ZUBEREITUNGSZEIT: 5 MINUTEN

Falls Sie bisher noch keine Bekanntschaft mit Mangold gemacht haben – darf ich vorstellen? Dieses grüne Blattgemüse gehört eigentlich zur Familie der Rüben und besitzt einen Geschmack, der dem von Rübenblättern und Spinat ähnelt. Die Liste der gesundheitlichen Vorteile, die mit Mangold in Verbindung gebracht werden, ist zu lang, um sie hier aufzuführen. Mangold besitzt aber eine ganz besondere Eigenschaft: Eine Tasse dieses köstlichen grünen Blattgemüses liefert bereits mehr als die Hälfte der empfohlenen Tagesration an Vitamin C, das die Fettverbrennung und das Immunsystem ankurbelt. Okay, jetzt haben Sie also Mangold offiziell kennengelernt – fangen Sie nun an, damit zu kochen!

ZUTATEN

¼ Tasse große, helle Rosinen, gehackt
2 EL Wasser
2 EL Zitronensaft, frisch gepresst
2 EL gehackte Kapern plus 1 TL Kapernlake
¼ Tasse Mandeln, geröstet
schwarzer Pfeffer, frisch gemahlen
⅓ Tasse rote Zwiebeln, in Streifen geschnitten
1 Tasse Cherrytomaten
6 Tassen Mangold, klein geschnitten, die Stängel sehr dünn geschnitten
1 TL natives Olivenöl extra
170 g gebratene Putenbrust ohne Haut, geschnetzelt

ZUBEREITUNG

1. Die Rosinen zusammen mit 2 EL Wasser in eine mikrowellengeeignete Schüssel geben. Auf hoher Stufe zum Kochen bringen (1½ bis 2 Minuten). Aus der Mikrowelle herausnehmen und 2 Minuten ruhen lassen.
2. Zitronensaft, Kapern und Mandeln in eine kleine Schüssel geben und mit schwarzem Pfeffer würzen. Die Rosinen samt Einweichflüssigkeit, Zwiebel und Tomaten hinzufügen und alles gut vermischen.
3. In einer großen Schüssel Mangold, Olivenöl und Putenbrust sorgfältig miteinander vermengen. Das Dressing aus der kleinen Schüssel hinzufügen und nochmals alles gut mischen. Den Salat gleichmäßig auf vier Teller verteilen und servieren.

TIPP

Geben Sie 1 gehackte Avocado dazu, um den Salat mit köstlichem und gesundem Fett anzureichern.

PRO PERSON

158 Kalorien
5g Fett
16g Eiweiß
14g Kohlenhydrate
2,75g Ballaststoffe
315mg Natrium

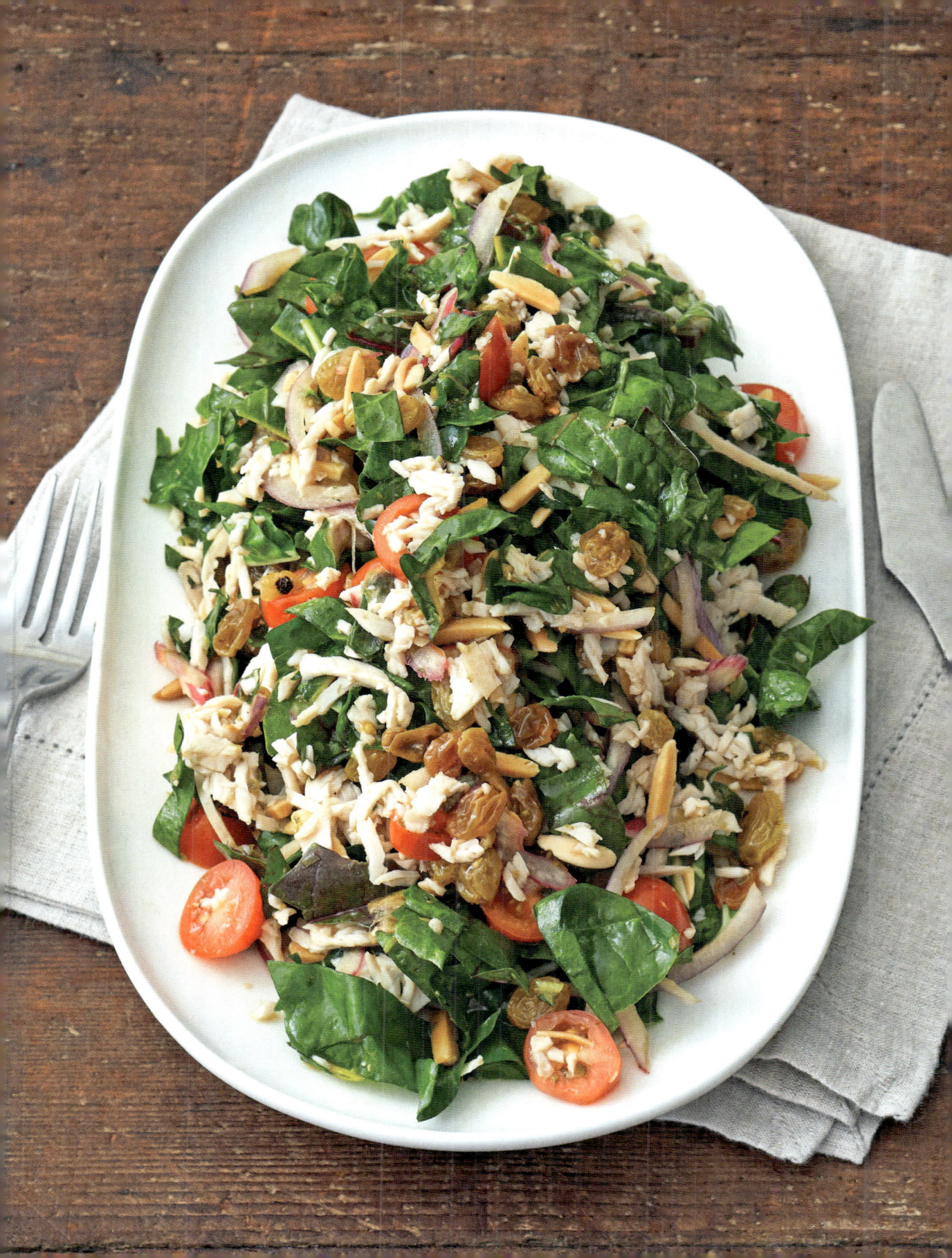

GROSSER RASPELSALAT MIT CHIASAMEN-DRESSING

ERGIBT 4 PORTIONEN
VORBEREITUNGSZEIT: 10 MINUTEN

Äpfel, Brokkoli, Blumenkohl und Rotkohl – dies ist einer der ultimativen Minuskalorien-Salate. Das Dressing basiert auf Chiasamen, die einen milden, leicht nussigen Geschmack besitzen. Diese winzigen Nährstoffpakete sind reich an Ballaststoffen und Eiweiß und weisen extrem viele gesundheitliche Vorteile auf – zudem sättigen sie schnell. Was Minuskalorien angeht, ein beinahe unschlagbarer Salat.

PRO PERSON

83 Kalorien
1,5 g Fett
2,5 g Eiweiß
17 g Kohlenhydrate
5 g Ballaststoffe
111 mg Natrium

ZUTATEN

1 Apfel, gerieben (⅓ Tasse)
1 EL Chiasamen
2 EL Zitronensaft, frisch gepresst
1 EL Apfelessig
2 TL Dijon-Senf
Salz
schwarzer Pfeffer, frisch gemahlen
½ Brokkoli, geraspelt (circa 1 Tasse)
⅓ Blumenkohl, geraspelt (circa 1 Tasse)
½ Rotkohl, geraspelt (circa 1 Tasse)
4 Karotten, geschält und geraspelt (circa 1 Tasse)

ZUBEREITUNG

1. Den geriebenen Apfel zusammen mit Chiasamen in eine Schüssel geben und 5 Minuten zum Eindicken ruhen lassen. Zitronensaft, Essig und Senf dazugeben, mit Salz und Pfeffer abschmecken, dann beiseitestellen.
2. Die übrigen Zutaten in einer großen Schüssel vermengen. Das Chia-Dressing gleichmäßig unterheben. Mit Salz und Pfeffer abschmecken.

TIPPS

1. Fügen Sie zum Mittagessen als Hungerkiller 85 g einer von Ihnen favorisierten mageren Eiweißquelle in gewürfelter Form hinzu.
2. Fügen Sie dem Dressing 1 EL Coconut Aminos hinzu, um einen noch intensiveren, reichhaltigeren Geschmack zu erzielen.

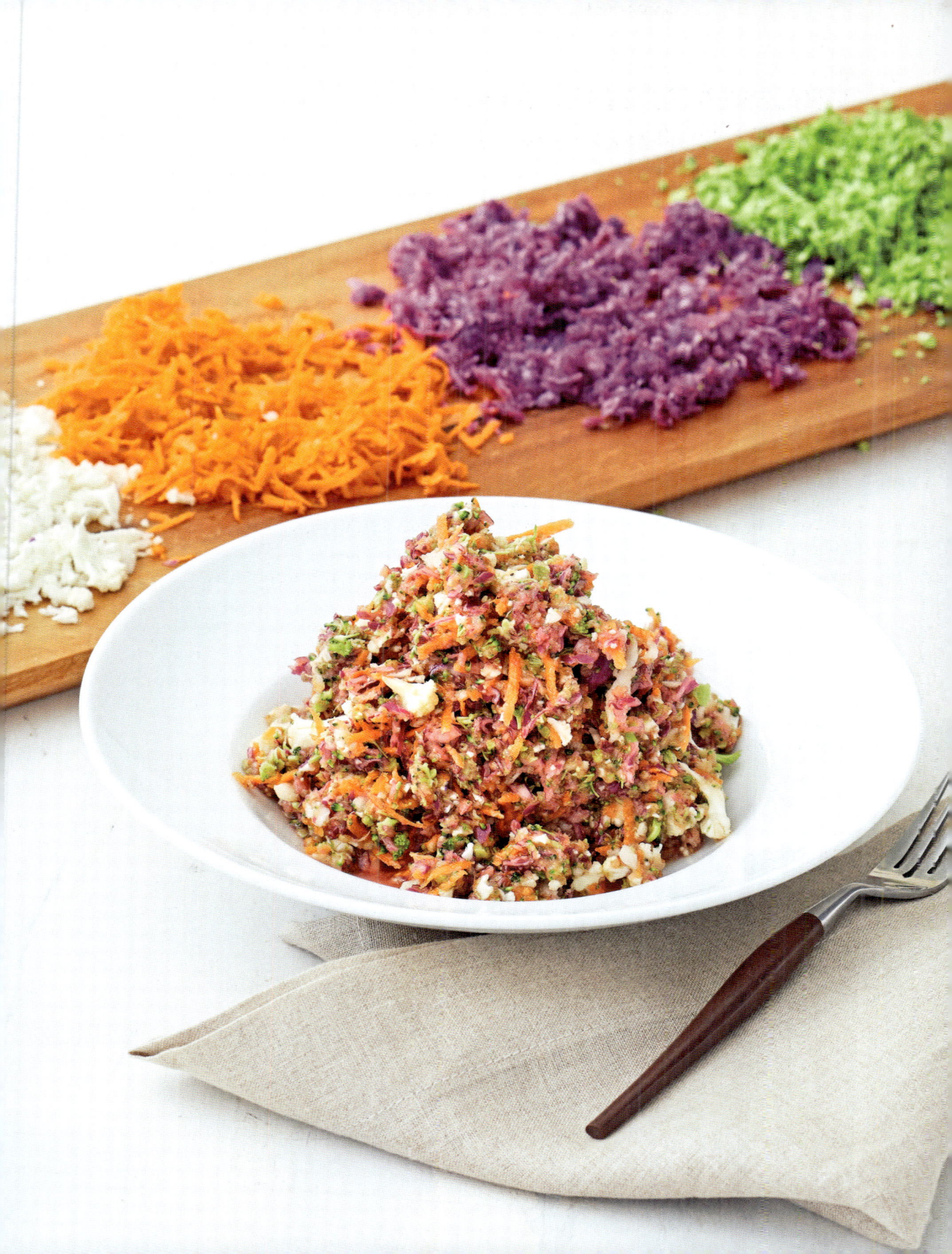

PILZBOUILLON MIT LAUCH, TOFU UND WASABI

ERGIBT 4 PORTIONEN
VORBEREITUNGSZEIT: 10 MINUTEN
ZUBEREITUNGSZEIT: 25 MINUTEN

Dies ist eine leichte, asiatisch angehauchte Suppe voller Aroma mit der starken, fettverbrennenden Kraft von Pilzen und Wasabi, einem scharfen, senfähnlichen Würzmittel, das weit mehr ist als nur eine Beilage zu Sushi. Wasabi kann auch Karies bekämpfen und befreit Ihre Nebenhöhlen besser als jedes andere Mittel auf der Welt. Na, ist das Multitasking?

PRO PERSON

101 Kalorien
2g Fett
11g Eiweiß
11,25g Kohlenhydrate
2g Ballaststoffe
500mg Natrium

ZUTATEN

2 TL Wasabipulver
2 TL Wasser
Olivenöl-Kochspray
1 Tasse Lauch, gut gewaschen und in dünne Streifen geschnitten
8 Tassen Pilze (verwenden Sie, wenn möglich, unterschiedliche Wildsorten!), in Streifen geschnitten
5 Tassen Hühnerfond ohne Fett und Salzzusatz
2 EL Sojasoße, natriumarm und glutenfrei
140 g mittelfester Tofu, abgetropft und mundgerecht zerkleinert
¼ Tasse Frühlingszwiebeln, gehackt

ZUBEREITUNG

1. In einem Schüsselchen Wasabi mit Wasser zu einer dicken Paste verarbeiten. Das Schüsselchen abdecken, eine Weile stehen lassen, dann aus der Mischung 4 gleich große Bällchen formen.
2. Einen großen Topf mit Kochspray benetzen und bei mittelhoher Temperatur erhitzen. Den Lauch darin circa 2 Minuten weich garen. Nun die Pilze dazugeben und unter gelegentlichem Rühren ebenfalls etwa 2 Minuten garen, bis sie anfangen, weich zu werden. Den Hühnerfond dazugießen und langsam zum Kochen bringen. Dann den Herd abschalten, den Topf bedecken und das Ganze etwa 15 Minuten ziehen lassen.
3. Zum Schluss die Sojasoße hinzufügen. Den Tofu gleichmäßig auf 4 Suppenschalen verteilen. Die Suppe mit einem Schöpflöffel über den Tofu geben und alles zusammen mit Frühlingszwiebeln und Wasabi servieren.

TIPPS

1. Diese Suppe ist auch eine großartige Basis für gebratenen Fisch.
2. Fügen Sie jeder Schüssel eine Tasse Spinat hinzu, wenn Sie die Suppe in die Schüsseln schöpfen – er wird schnell in sich zusammenfallen und passt vorzüglich dazu.

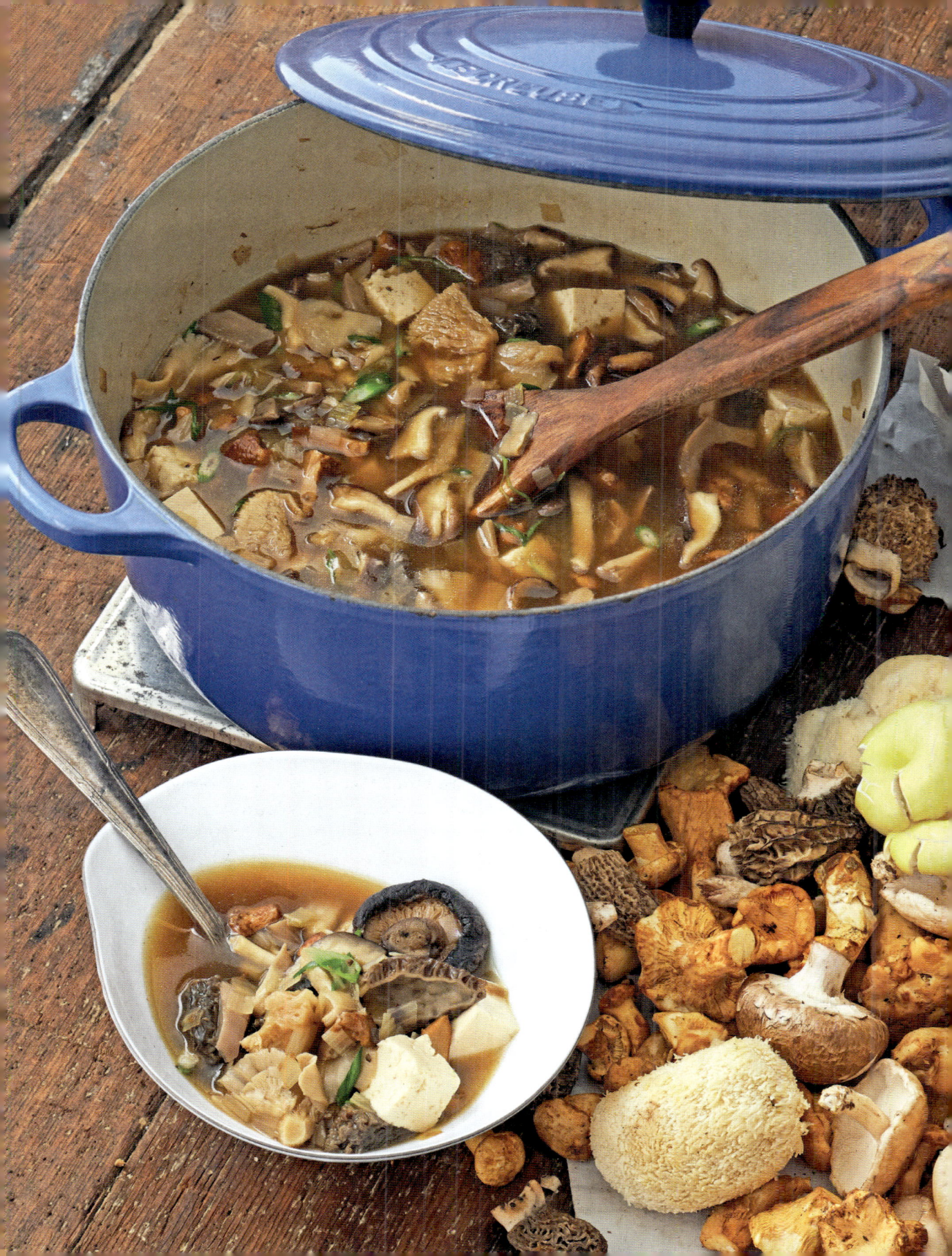

SALAT AUS GRÜNEM BLATTGEMÜSE MIT CREMIGEM MANDELDRESSING UND RADIESCHEN

ERGIBT 4 PORTIONEN
VORBEREITUNGSZEIT: 5 MINUTEN
ZUBEREITUNGSZEIT: 10 MINUTEN

Wenn Ihre Ernährung immer mehr Grünes enthält, profitieren Sie nicht nur von Minuskalorien, sondern auch von einer ordentlichen Dosis an Vitamin A und C, außerdem von Kalzium, Eisen, Ballaststoffen und krankheitshemmenden Nährstoffen. Dieses cremige, leicht nach Mandeln schmeckende Dressing passt perfekt zu delikatem Buttersalat und scharfen, knackigen Radieschen.

PRO PERSON

136 Kalorien
10g Fett
6g Eiweiß
9g Kohlenhydrate
4,25g Ballaststoffe
20mg Natrium

ZUTATEN

⅓ Tasse Mandeln, leicht geröstet und gehackt
1 Tasse Wasser
3 EL Sherryessig
1 EL natives Olivenöl extra
Salz
schwarzer Pfeffer, frisch gemahlen
⅛ TL Mandelextrakt
6 kleine Salatköpfe (Buttersalat), halbiert, äußere Blätter entfernt
4 große Radieschen, in dünne Scheibchen geschnitten

ZUBEREITUNG

1. ¼ Tasse Mandeln und 1 Tasse Wasser in ein mikrowellengeeignetes Gefäß geben, mit Backpapier bedecken und die Mandeln 5 bis 7 Minuten auf hoher Stufe in der Mikrowelle weich garen.

2. Das Ganze zusammen mit dem Sherryessig in einen Mixer umfüllen und pürieren, bis eine weiche, cremige Konsistenz entsteht. (Vielleicht wird noch ein wenig Wasser benötigt, das hängt vom Verdampfungsprozess während des Kochens ab.) Die Mischung in eine Schüssel umfüllen. Olivenöl und Mandelextrakt mit dem Schneebesen unterrühren. Mit Salz und Pfeffer würzen. Abkühlen lassen.

3. Den Salat in eine große Rührschüssel geben. Das Dressing über den Salat träufeln und dann gleichmäßig unterheben. Mit Salz und Pfeffer abschmecken. Auf 4 Tellern jeweils 3 Salathälften anrichten. Jeden Salat mit Radieschenscheiben und dem restlichen Esslöffel gerösteter Mandeln garnieren, alles gleichmäßig verteilen.

TIPP

Dieser Salat passt vorzüglich zu einem mageren Grillsteak.

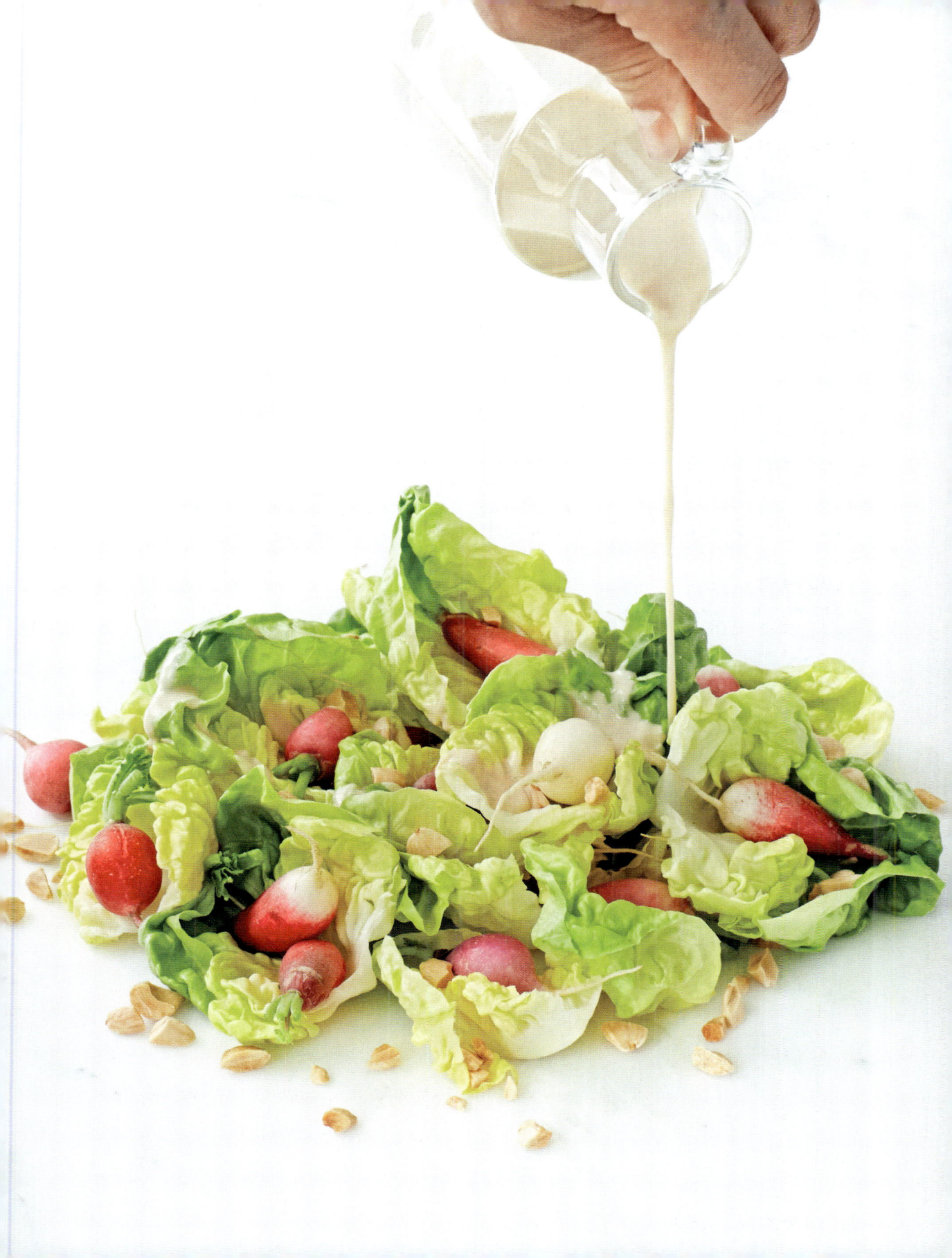

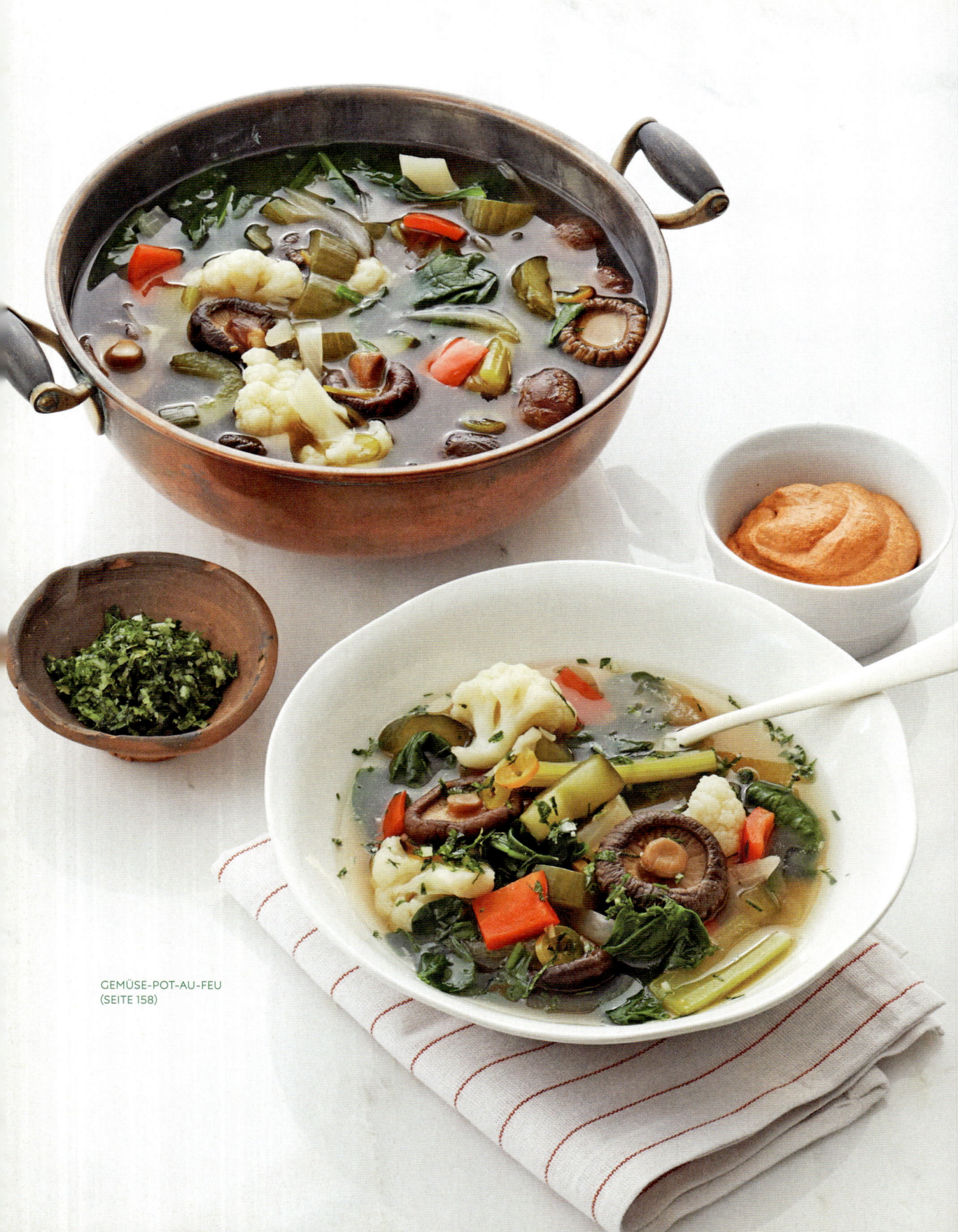

GEMÜSE-POT-AU-FEU
(SEITE 158)

KAPITEL NEUN

HAUPTGERICHTE

FLUNDER IN MANDELKRUSTE MIT GEHACKTEM SPINAT UND MUSCHELBRÜHE

ERGIBT 4 PORTIONEN
VORBEREITUNGSZEIT: 10 MINUTEN
ZUBEREITUNGSZEIT: 10 MINUTEN

Falls Sie sich je gefragt haben, wie Sie Brataroma an Fisch bekommen, ohne ihn zu frittieren oder in eine extrem kalorienreiche Panade zu hüllen – dann lassen Sie mich von der Magie der Mandeln erzählen. Mandeln in gehackter oder gemixter Form ergeben bei der Zubereitung von Essen die perfekte kohlenhydratfreie Panade für Fisch, Hähnchen oder jede andere von Ihnen gewählte Proteinquelle. Aus diesem Grund verwende ich Mandeln inzwischen immer häufiger, und die Ergebnisse sind fantastisch. Sie erhalten eine schöne knusprige Panade und profitieren zusätzlich von der Kraft der Minuskalorien. Das ist ein doppelter Gewinn!

PRO PERSON

164 Kalorien
9,5 g Fett
36 g Eiweiß
10,5 g Kohlenhydrate
5 g Ballaststoffe
250 mg Natrium

ZUTATEN

340 g Spinat, gewaschen
1 TL natives Olivenöl extra
1½ EL Knoblauch, gehackt
24 Teppichmuscheln, ohne Schale, in kleine Stücke geschnitten, den Saft aufgefangen (ja, das erledigt alles Ihr Fischhändler für Sie, uff!)
Salz
1 TL Zitronenschale, fein gerieben
rote Paprikaflocken, zerbröselt
½ Tasse Mandelblätter
4 Flunderfilets à 115 Gramm
1 Eiklar, leicht schaumig gerührt
Olivenöl-Kochspray
4 Zitronenschnitze zum Servieren

ZUBEREITUNG

1. Den Backofen auf 175 Grad Celsius vorheizen.
2. Den Spinat auf einen Gitterrost legen, der über einem Backblech mit Rand befestigt ist. Nun wird er circa 3 Minuten im Ofen gegart, bis er ein wenig in sich zusammenfällt, jedoch noch nicht trocken ist. Aus dem Ofen nehmen und abkühlen lassen. Wenn er abgekühlt ist, überschüssiges Wasser ausdrücken. Dann den Spinat fein hacken und beiseitestellen.
3. Das Olivenöl in einer mittelgroßen Antihaftpfanne bei mittlerer Temperatur erhitzen. Den Knoblauch darin goldbraun braten, die Muscheln und den Saft hinzufügen und aufkochen lassen. Nun den Spinat dazugeben und weitergaren, bis er in sich zusammenfällt.
4. Den Herd abstellen und das Ganze mit Salz, geriebener Zitronenschale und roten Paprikaflocken würzen. Beiseitestellen und warm halten.

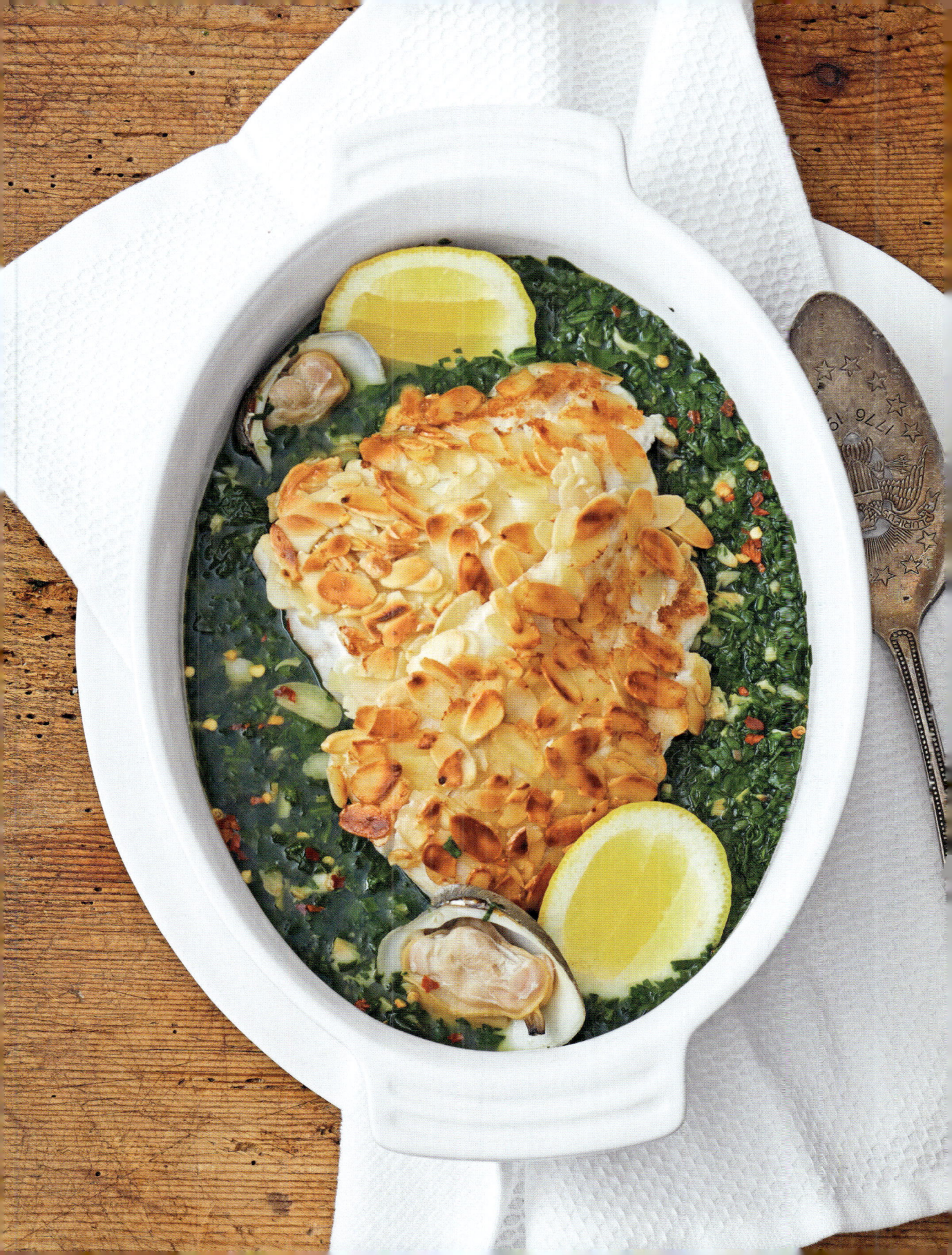

5. Die Mandelblättchen auf einen Teller schütten. Die Flunderfilets salzen und auf einer Seite mit Eiweiß bepinseln. Nun die bepinselte Seite der Flundern jeweils in den Teller mit den Mandeln legen und leicht andrücken, sodass sie gleichmäßig damit bedeckt ist.

6. Eine backofentaugliche Antihaftpfanne mit Kochspray benetzen und bei mittlerer Temperatur erhitzen. Die Filets mit der Mandelseite nach unten in die Pfanne legen. In den Backofen stellen und garen, bis die Mandeln eine bräunliche Farbe angenommen haben und der Fisch durch ist. Die Mischung aus Spinat und Muscheln gleichmäßig auf vier Schüsseln verteilen. Den Fisch mit der Mandelseite nach oben auf die Mischung legen. Mit Zitronenschnitzen servieren.

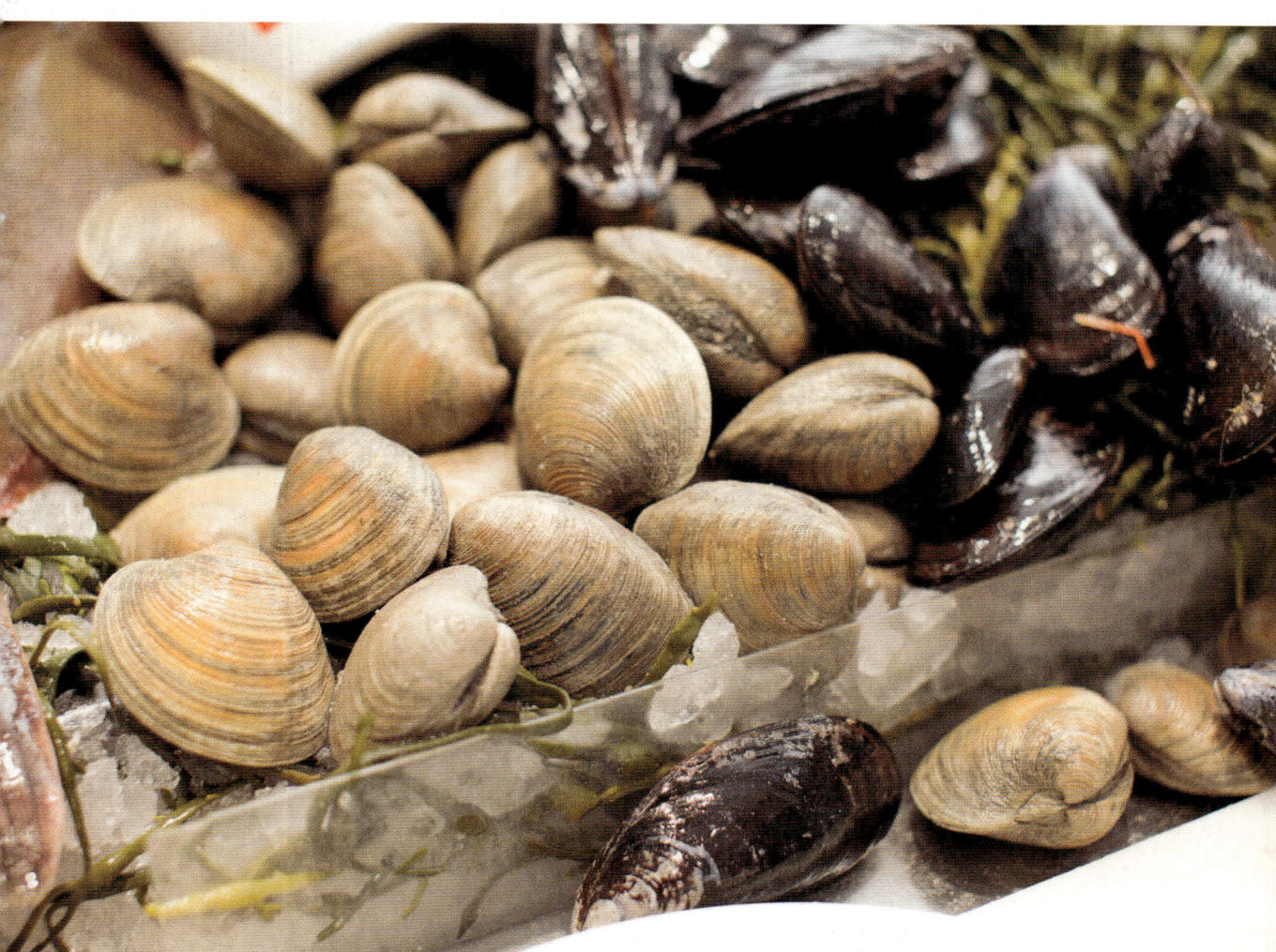

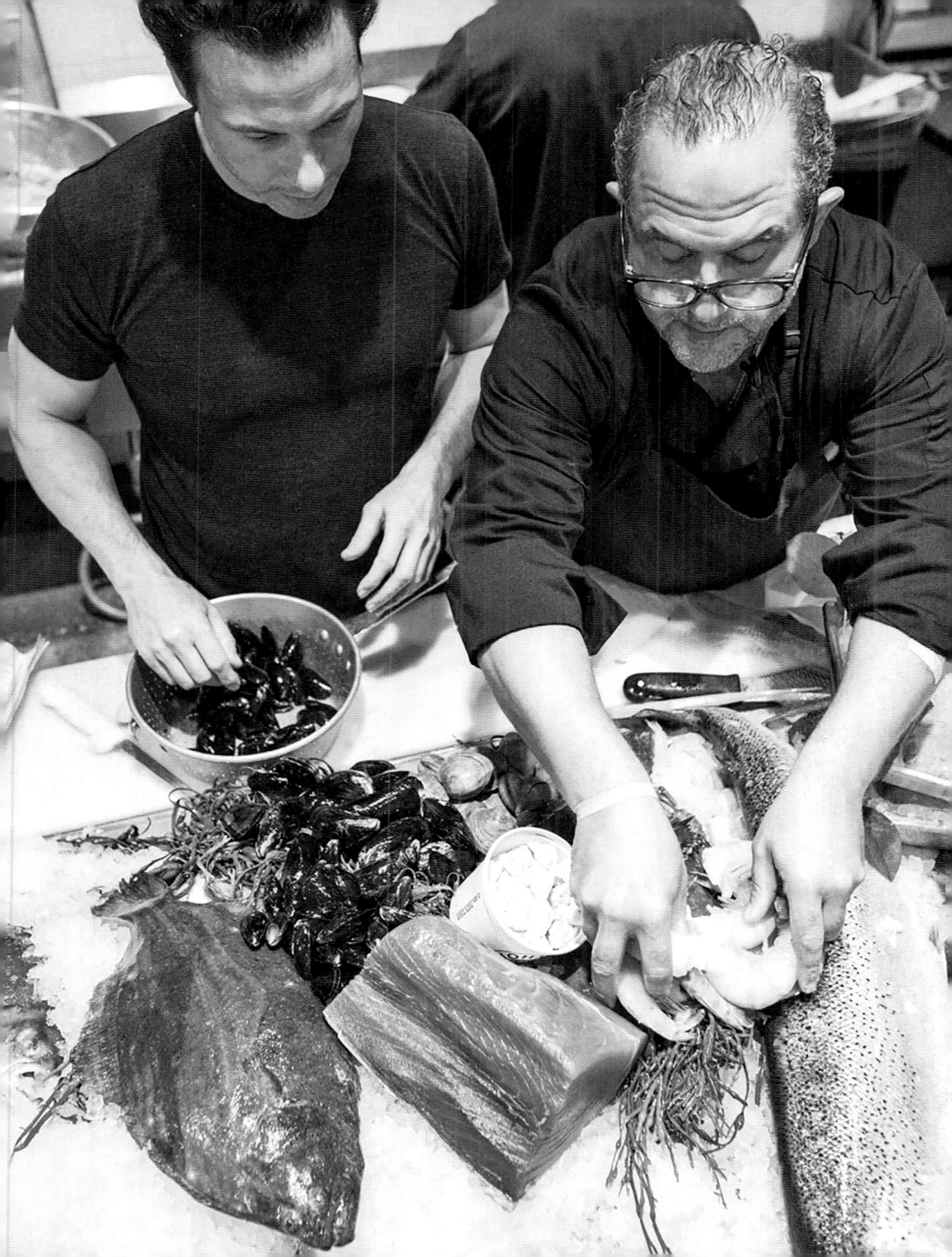

GEBACKENES HÄHNCHENSCHNITZEL AUF SÜSSSAUREM ROTKOHL

ERGIBT 4 PORTIONEN
VORBEREITUNGSZEIT: 10 MINUTEN
ZUBEREITUNGSZEIT: 15 MINUTEN

Kohl ist ein echtes Superfood – er verfügt über fast 40 sekundäre Pflanzenstoffe. Diese schützen vor Krebs, verbessern die Seh- und Gehirnleistung und halten das Herz gesund.

In diesem Gericht, das von der deutschen Küche inspiriert ist, verwandeln Zwiebeln, Äpfel und ein wenig Kümmel ansonsten relativ einfache Zutaten in ein wohlschmeckendes, warmes Abendessen. Streuen Sie ein wenig Schnittlauch darüber oder servieren Sie das Gericht zusammen mit etwas Meerrettich, wenn Sie es noch würziger mögen.

PRO PERSON

230 Kalorien
7,5 g Fett
29 g Eiweiß
26 g Kohlenhydrate
6 g Ballaststoffe
114 mg Natrium

ZUTATEN

Olivenöl-Kochspray
4 Hähnchenschnitzel à 115 g, ohne Knochen und Haut
Salz
schwarzer Pfeffer, frisch gemahlen
1 Tasse Zwiebeln, dünn geschnitten
1 TL Kümmel, zermörsert
2 große Red-Delicious-Äpfel, gerieben mit der groben Seite einer Multireibe
8 Tassen Rotkohl, klein geschnitten
2 EL Apfelessig
Mönchsfruchtextrakt Luo Han Guo (Ersatz für 4 TL Zucker, nach Packungsanweisung dosieren, ersatzweise mit Stevia süßen)

ZUBEREITUNG

1. Den Backofen auf 175 Grad Celsius vorheizen.
2. Eine ofenfeste Antihaftpfanne mit Olivenöl benetzen und bei mittlerer Temperatur erhitzen. Das Hähnchenfleisch würzen und in die heiße Pfanne geben. Auf beiden Seiten braun anbraten (circa 2 Minuten von jeder Seite). Die Hähnchenschnitzel auf einen Teller legen.
3. Die Zwiebeln in die Pfanne geben und in ungefähr 2 Minuten glasig dünsten. Kümmel, Äpfel und Rotkohl dazugeben. Die Pfanne mit einem Deckel in den Backofen stellen und alles 6 bis 8 Minuten zartweich garen. Dann den Essig und Luo Han Guo einrühren. Mit Salz und Pfeffer würzen. Die Hähnchenschnitzel obenauf legen, die Pfanne wieder bedecken und alles ungefähr 2 Minuten weiterbacken, bis das Hähnchenfleisch gar ist.
4. Den Rotkohl auf 4 Teller verteilen, darauf jeweils ein Hähnchenschnitzel legen.

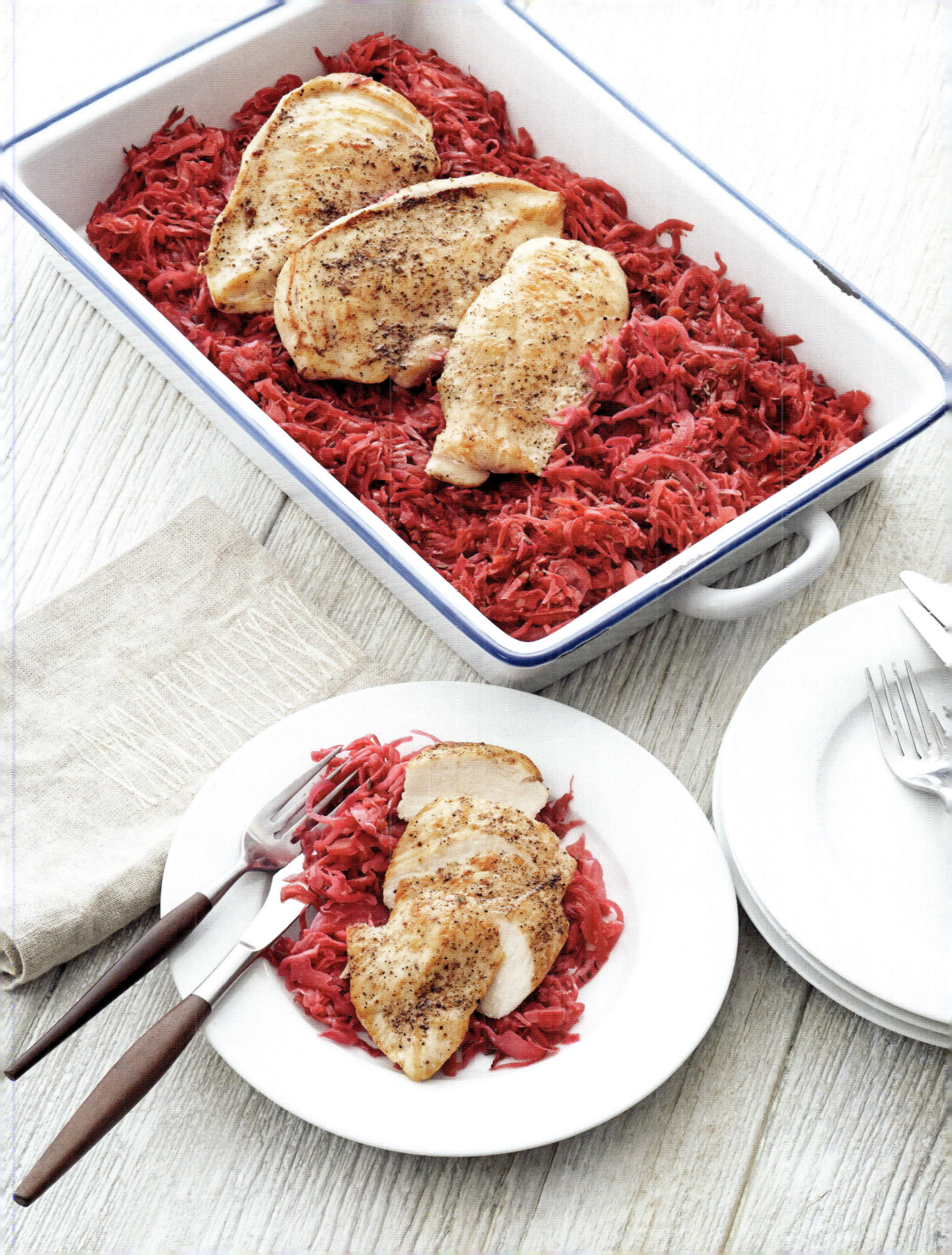

GEMÜSE-POT-AU-FEU

ERGIBT 4 PORTIONEN
VORBEREITUNGSZEIT: 10 MINUTEN
ZUBEREITUNGSZEIT: 30 MINUTEN

Pot-au-feu ist ein französischer Rindfleischtopf. Die Übersetzung des Namens bedeutet „Topf auf dem Feuer" – in französischen Haushalten wurde der Eintopf gewöhnlich auf dem Herd gelassen, wo er den ganzen Tag lang köchelte. Meine vegetarische Version enthält neun (zählen Sie sie ruhig) Nahrungsmittel mit Minuskalorien – nicht nur, um den Stoffwechsel anzuheizen, sondern auch, um Herz und Magen zu erwärmen.

PRO PERSON

169 Kalorien
7g Fett
9g Eiweiß
21,5g Kohlenhydrate
7,5g Ballaststoffe
187mg Natrium

ZUTATEN

4 Tassen Gemüsefond ohne Salzzusatz
1 Tasse Shiitakepilze, getrocknet und in mundgroße Stücke zerkleinert
½ Tasse Mandeln, geröstet
½ Tasse Wasser
½ TL geräuchertes Paprikapulver
Salz
2 Tassen Blumenkohlröschen
2 Tassen entkernte Gurke, in 2,5 cm große Würfel geschnitten
1 Tasse Zwiebeln, dünn geschnitten
1 Tasse Paprikastreifen
½ Tasse Stangensellerie, in Streifen geschnitten
4 Tassen geputzter Spinat (oder ein von Ihnen favorisiertes Blattgemüse)
½ Tasse frische glattblättrige Petersilie, gehackt
1 EL Zitroneschale, fein gerieben
2 EL rote Jalapeños (Fresno Chili), dünn geschnitten

ZUBEREITUNG

1. Den Gemüsefond zusammen mit den getrockneten Pilzen in einen luftdichten Behälter geben, gut verschließen und in den Kühlschrank stellen. Die Mandeln zusammen mit dem Wasser und dem Paprikapulver im Mixer per Impulsschaltung pürieren. Mit Salz würzen, dann die Mischung in einem luftdichten Behälter verschließen. Die Pilze und die Mandelpaste über Nacht im Kühlschrank aufbewahren.

2. Am nächsten Tag Blumenkohl, Gurken, Zwiebeln, Paprika und Sellerie zusammen mit der Gemüsebrühe und den Pilzen in einen großen Topf geben. Langsam zum Kochen bringen und vorsichtig garen, bis das Gemüse zartweich ist. Den Spinat hinzufügen und mit Salz würzen, dann den Topf mit einem Deckel schließen und den Herd abstellen.

3. Petersilie und geriebene Zitronenschale in einer kleinen Schüssel miteinander vermengen. Mit Salz würzen.

Die Mischung auf den Esstisch stellen, in einem weiteren Schüsselchen die Mandelpaste mit den klein geschnittenen Jalapeños anbieten.

4. Den Gemüseeintopf mit einer Schöpfkelle gleichmäßig auf vier vorgewärmte Suppenteller verteilen und zusammen mit der Würzmischung servieren (kann über den Gemüseeintopf gestreut werden).

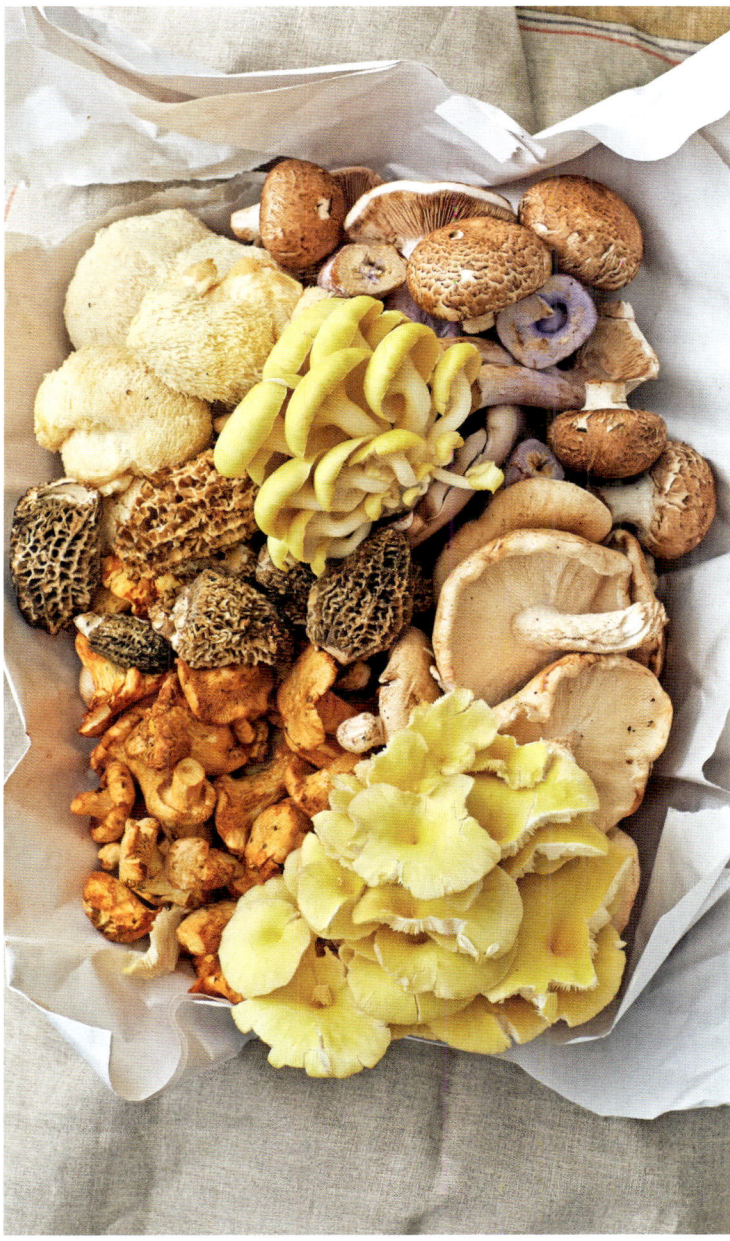

WIRSINGROULADE MIT RINDERHACK UND PAPRIKA-TOMATEN-GULASCH

ERGIBT 4 PORTIONEN
VORBEREITUNGSZEIT: 10 MINUTEN
ZUBEREITUNGSZEIT: 10 MINUTEN

Dieses Gericht, das thermogenisches Eiweiß und schwarzen Pfeffer enthält, außerdem noch rote Paprika und ballaststoffreiche Kichererbsen, sorgt für einen massiven Fettverbrennungseffekt. Wirsing komplettiert die Riege an Gemüse mit Minuskalorien: Er ist gewissermaßen die Lightversion der anderen Kohlsorten und etwas leichter zu verdauen.
Dieses herzhafte Gericht ist so schmackhaft und einfach in der Zubereitung, dass Sie immer wieder aufs Neue Lust haben werden, es zu kochen.

PRO PERSON

262 Kalorien
5g Fett
31,5g Eiweiß
23g Kohlenhydrate
7g Ballaststoffe
210mg Natrium

ZUTATEN

1 Wirsing, den Strunk entfernt
Olivenöl-Kochspray
450 g mageres Rinderhack
Salz
schwarzer Pfeffer, frisch gemahlen
1 Tasse Zwiebeln, gehackt
1 Tasse rote Paprika, klein geschnitten
½ Tasse Kichererbsen ohne Salzzusatz
1 Tasse Rinderfond ohne Salzzusatz
1½ Tassen Dosentomaten, stückig
1 EL ungarisches Paprikapulver

ZUBEREITUNG

1. Den Backofen auf 175 Grad Celsius vorheizen.
2. Den Wirsing auf einen mikrowellengeeigneten Teller legen und garen, bis sich die Blätter leicht abzupfen lassen (circa 2 Minuten pro Schicht). 8 ganze Blätter zur Seite legen, den Rest klein hacken.
3. Eine Antihaftpfanne mit Kochspray benetzen und bei mittlerer Temperatur erhitzen. Das Rinderhack mit Salz und Pfeffer würzen und in die heiße Pfanne geben; circa 5 Minuten braun braten und dann auf einen Teller umfüllen. Nun Zwiebeln, Paprika und gehackten Wirsing in die Pfanne geben und etwa 3 bis 5 Minuten weich garen. Das Rindfleisch und die Kichererbsen hinzufügen und nochmals würzen. Rinderfond, Tomaten und Paprikapulver dazugeben und aufkochen lassen. Garen, bis das Ganze eingedickt ist, dann den Herd abstellen.
4. Die Wirsingblätter auf einer sauberen Arbeitsfläche auslegen. Die Rindfleischmischung durch ein Sieb abseihen, dabei die Flüssigkeit auffangen. Diesen Sud in eine große Auflaufform gießen. Die Hackfleischmischung nach und nach auf die einzelnen Wirsingblätter verteilen, die Seiten über die Füllung falten und dann zu einer Roulade aufrollen. Die Rouladen mit der Naht nach unten in die Auflaufform legen. In den Backofen

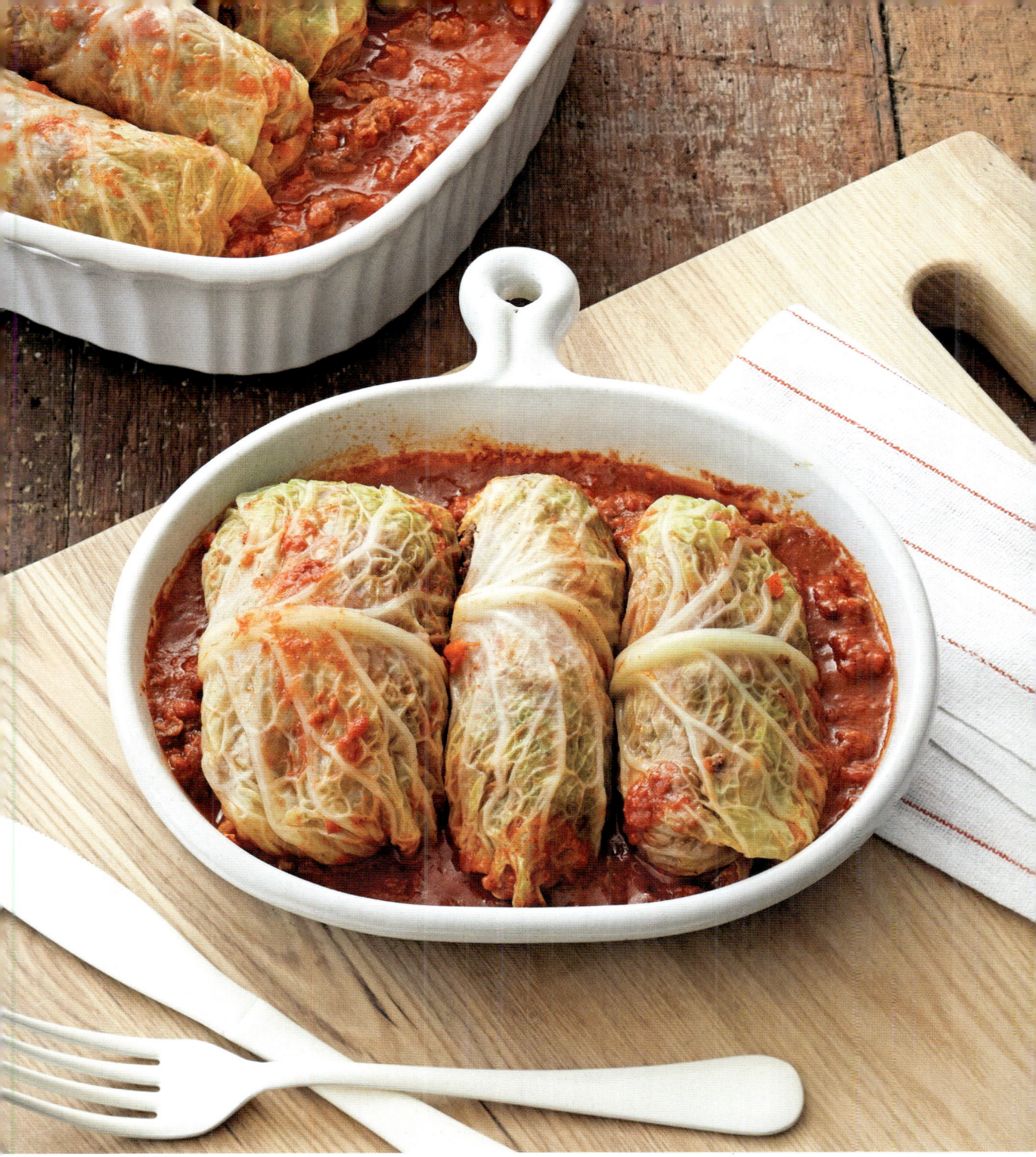

stellen und circa 10 Minuten garen, bis der Wirsing zart und die Füllung heiß ist. Jeweils 2 Rouladen auf jeden der 4 Teller legen und mit Soße servieren.

HÄHNCHENSCHNITZEL MIT SAREPTASENF, QUINOA UND ORANGEN

ERGIBT 4 PORTIONEN
VORBEREITUNGSZEIT: 10 MINUTEN
ZUBEREITUNGSZEIT: 25 MINUTEN

Sareptasenf enthält viele wichtige fettverbrennende Substanzen – Kalzium, Ballaststoffe und Vitamin B, die alle den Stoffwechsel unterstützen. Darüber hinaus ergibt die Kombination aus Senfkörnern, Zitrusfrucht und Sojasoße ein köstliches Geschmacksprofil. Dieses Gericht, das eiweißreiche Quinoa und Hühnchen enthält, die beide satt und zufrieden machen, dürfte eines der Abendessen werden, die sich rasch zu einem festen Bestandteil Ihres Wochenrepertoires entwickeln.

PRO PERSON

241 Kalorien
2g Fett
18g Eiweiß
23g Kohlenhydrate
6,5g Ballaststoffe
337mg Natrium

ZUTATEN

1 EL Senfkörner
2 Tassen Orangenstücke, abgetropft, Saft aufgefangen
2 Tassen Wasser
¼ Tasse Quinoa, gründlich abgespült
Olivenöl-Kochspray
4 Hähnchenschnitzel à 115 g, ohne Knochen und Haut
Salz
schwarzer Pfeffer, frisch gemahlen
8 Tassen Sareptasenf, gehackt
2 TL Dijon-Senf
1 EL Sojasoße, glutenfrei und natriumarm

ZUBEREITUNG

1. Die Senfkörner und den aufgefangenen Orangensaft in eine kleine Schüssel geben und beiseitestellen.
2. Das Wasser in einem Stieltopf aufkochen lassen. Die Quinoa hinzufügen und circa 12 Minuten köcheln lassen, bis sie gar ist. Beiseitestellen.
3. Eine große Antihaftpfanne mit Kochspray benetzen und bei mittelhoher Temperatur erhitzen. Das Hähnchenfleisch würzen und in die Pfanne geben. Von jeder Seite circa 2 Minuten braun braten. Dann die Hähnchenschnitzel auf einen Teller legen.
4. Den Sareptasenf in die Pfanne geben und 3 bis 4 Minuten garen. Wenn er in sich zusammenfällt, Orangenstücke und Quinoa dazugeben und erwärmen. Mit Salz würzen. Das Blattgemüse auf 4 Teller verteilen. Die Mischung aus Orange und Senfkörnern, Dijon-Senf und Sojasoße in die Pfanne geben und langsam aufkochen lassen. Nun das Hähnchenschnitzel zum Aufwärmen dazugeben. Das glasierte Hähnchenfleisch auf dem Blattgemüse servieren.

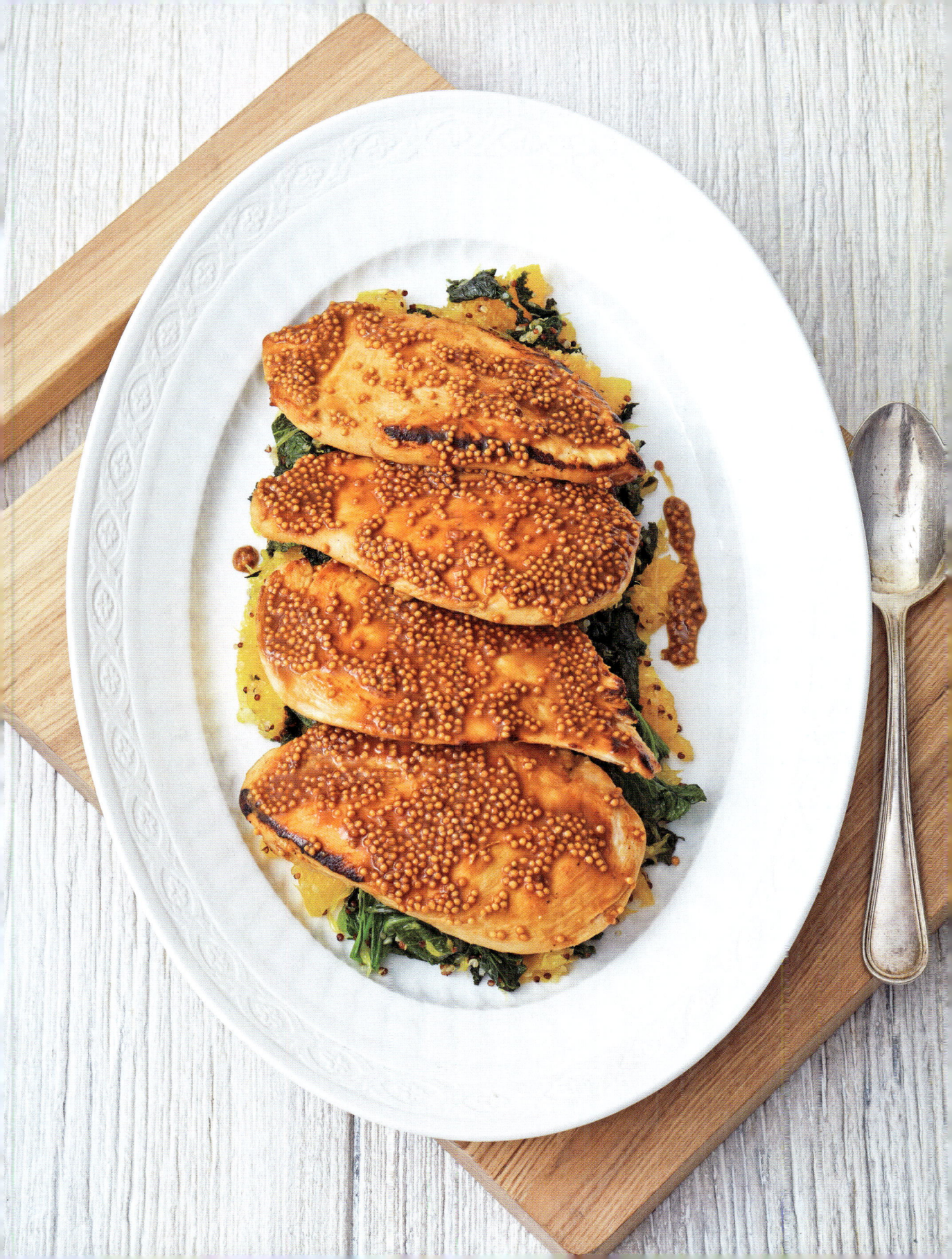

AUBERGINENROLLEN

ERGIBT 4 PORTIONEN
VORBEREITUNGSZEIT: 10 MINUTEN
ZUBEREITUNGSZEIT: 30 MINUTEN

Ich bin Italiener, und ich liebe italienisches Essen wie zig Millionen anderer Menschen (wenn nicht sogar noch mehr). Aber was ich nicht mag, sind die ungesunden Auswirkungen, die mit all der Pasta einhergehen. Zum Glück benötigt ein italienisches Gericht keine Pasta, um lecker zu sein – dieses Rezept ist der perfekte Beweis dafür. Es macht Spaß, die Rollen zuzubereiten, und dieses Auberginengericht mit Minuskalorien schmeckt auch ohne Pasta köstlich.

PRO PERSON

227 Kalorien
12g Fett
9,25g Eiweiß
24g Kohlenhydrate
10,25g Ballaststoffe
114mg Natrium

ZUTATEN

Olivenöl-Kochspray
½ Tasse Zwiebeln, gehackt
1 Tasse rote Paprika, gewürfelt
280 g Spinat, geputzt
1 EL plus 2 TL Knoblauch, gehackt
rote Paprikaflocken, zerbröselt
1 Tasse frische Basilikumblätter, leicht zusammengedrückt
3 Tassen Dosentomaten, stückig
1 große Aubergine, längs in gut 6 mm dicke Scheiben geschnitten
Salz
½ Tasse Mandeln, geröstet und über Nacht in ausreichend Wasser eingeweicht
28 g Parmigiano Reggiano, mit einer Microplane fein gerieben

ZUBEREITUNG

1. Grill und Backofen auf 175 Grad Celsius vorheizen.
2. Eine große Antihaftpfanne mit Kochspray benetzen und bei mittelhoher Temperatur erhitzen. Zwiebeln und Paprika in die heiße Pfanne geben und etwa 3 bis 5 Minuten weich garen.
3. Den Spinat hinzufügen und kochen, bis er in sich zusammenfällt und das Wasser verdunstet ist. Das Gemüse in eine Schüssel umfüllen und beiseitestellen. Die Pfanne erneut einsprühen und den Herd auf eine mittlere Temperatur einstellen. Den Knoblauch in die Pfanne geben und goldbraun braten. Eine Prise rote Paprikaflocken und die Hälfte der Basilikumblätter hinzufügen und gerade lang genug sautieren, dass das Basilikum leicht in sich zusammenfällt. Nun die Tomaten dazugeben und so lange kochen, bis die Mischung eine dicke Soßenkonsistenz annimmt (etwa 3 bis 5 Minuten).
4. Die Auberginenscheiben mit Kochspray benetzen und salzen, dann von jeder Seite etwa 1 Minute grillen, bis sie leicht angeschmort sind. ½ Tasse Soße in die Schüssel mit dem Gemüse geben, mit Salz und Paprikaflocken würzen und alles gut vermischen.

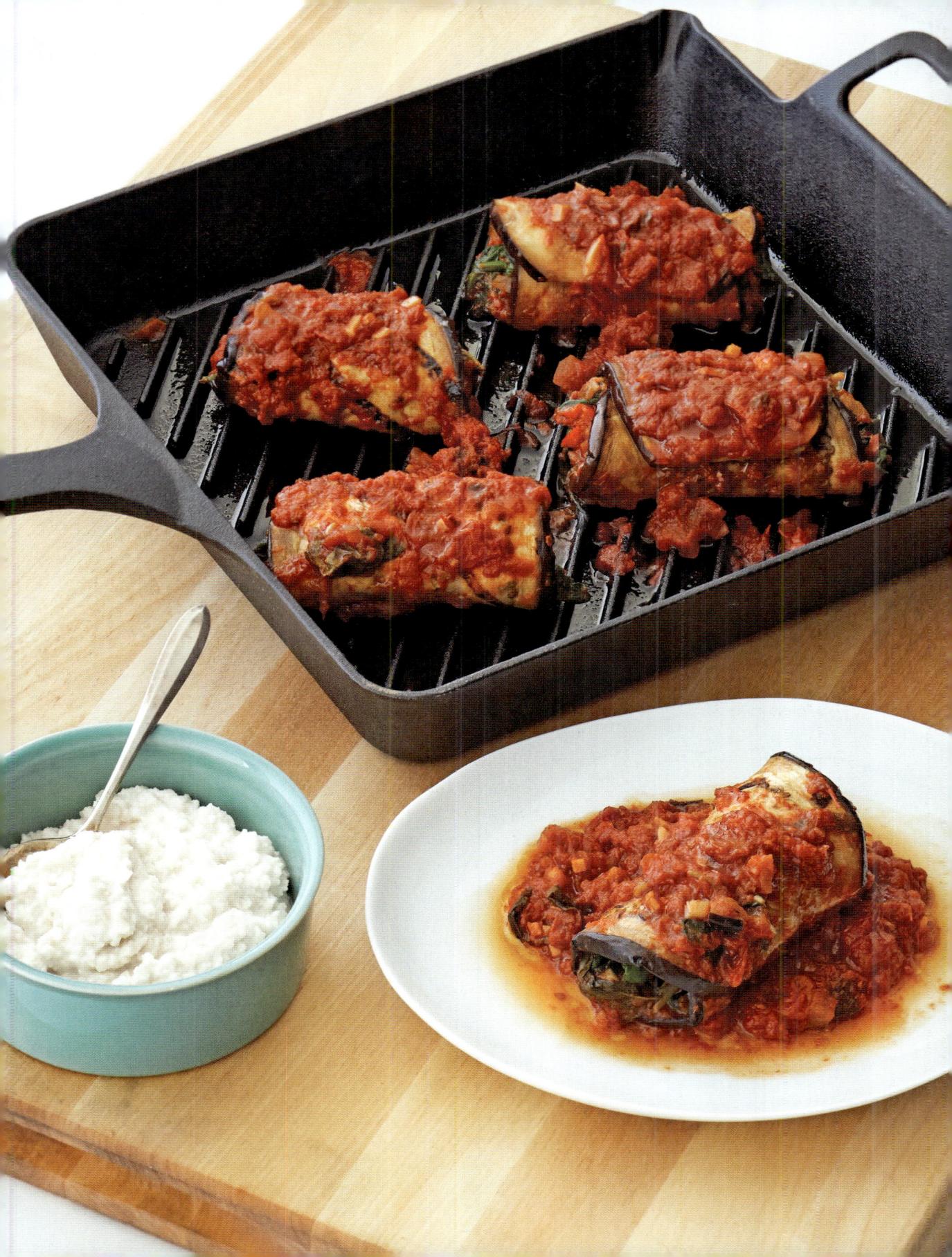

5. Die Auberginenscheiben übereinanderlappend auf eine saubere Arbeitsfläche legen und 4 Rechtecke in der Größe von etwa 13 x 25 cm bilden. Auf jedes Rechteck eine gleich große Menge Gemüse verteilen sowie ein wenig von den übrig gebliebenen frischen Basilikumblättern, dann die Auberginen zusammenrollen. Die Rollen auf die restliche Soße in der Pfanne legen und einige Löffel Soße über jede Rolle geben. Die Pfanne in den Ofen stellen und die Auberginen circa 10 Minuten weich garen.

6. Die Mandeln in einen Mixer geben und gerade so viel von der Einweichflüssigkeit hinzufügen, dass sie sich gut mixen lassen. Auf hoher Stufe pürieren, bis eine dicke, weiche, ricotta-ähnliche Konsistenz entsteht (etwa 1 Minute). Aus dem Mixer herausnehmen und in eine kleine Schüssel umfüllen, den Käse hinzufügen und mit Salz würzen. Auf jeden der 4 Teller ein wenig Soße aus der Pfanne geben, jeweils 1 Rolle darauf legen und diese dann mit der Mandelmischung garnieren.

TIPPS

1. Fügen Sie der Mandelmischung 1 TL frisch gepressten Zitronensaft hinzu, so erhalten Sie einen noch intensiveren Geschmack.

2. Wenn Sie ein veganes Gericht möchten, lassen Sie einfach den Käse weg.

RINDERFILET MIT GESCHMORTEM GRÜNKOHL UND SCHWARZEN OLIVEN

ERGIBT 4 PORTIONEN
VORBEREITUNGSZEIT: 10 MINUTEN
ZUBEREITUNGSZEIT: 15 MINUTEN

Ich esse heutzutage weniger Rindfleisch als früher. Wenn ich doch einmal rotes Fleisch kaufe, bin ich bei der Qualität sehr wählerisch und achte auch auf den Fettanteil. Ich kaufe heutzutage vor allem Rinderfilet, das ist sehr mager und extrem zart. Dieses herzhafte Rindfleischgericht benötigt eine Zubereitungszeit von nur 20 Minuten und wird Sie satt und zufrieden machen und mit viel Energie versorgen.

PRO PERSON

248 Kalorien
12,5g Fett
20g Eiweiß
14g Kohlenhydrate
2,5g Ballaststoffe
250mg Natrium

ZUTATEN

Olivenöl-Kochspray
4 magere Rinderfilets à 85 g, von sichtbarem Fett befreit
Salz
schwarzer Pfeffer, frisch gemahlen
6 Knoblauchzehen, dünn geschnitten
1 kleine Zwiebel, dünn geschnitten
rote Paprikaflocken, zerbröselt
5 Tassen Grünkohl Grüner Krauser (circa 2 Bund), dicke
    Blattrippen entfernt und in 5 cm große Stücke geschritten
1 Tasse Wasser
¼ Tasse Dosentomaten, fettfrei, stückig und ungesalzen
16 in Öl eingelegte Oliven, entsteint
½ Tasse Cannellini-Bohnen, ungesalzen
14 g Pecorino-Romano-Käse, mit einer Microplane fein gerieben

ZUBEREITUNG

1. Eine große Antihaftpfanne mit Kochspray benetzen und bei mittelhoher Temperatur vorheizen. Das Rindfleisch mit Küchenkrepp abtrocknen und von jeder Seite mit Salz und schwarzem Pfeffer würzen. Die Filets in die Pfanne geben und jede Seite circa 2 Minuten lang braun anbraten. Die Filets aus der Pfanne nehmen und auf einem Drahtgitter ablegen, einen Teller darunterstellen.

2. Die Temperatur auf eine mittlere Stufe herunterregeln. Den Knoblauch in die Pfanne geben und braun braten. Zwiebeln, rote Paprikaflocken und Grünkohl hinzufügen, dann alles unter ständigem Rühren circa 1 Minute sautieren, bis der Grünkohl anfängt, in sich zusammenzufallen. 1 Tasse Wasser hinzufügen und die Pfanne mit einem Deckel schließen. Zum Kochen bringen und circa 4 Minuten weitergaren, bis das Wasser fast ganz verkocht ist.

3. Den Deckel von der Pfanne nehmen. Tomaten, Oliven und Bohnen hinzufügen und alles circa 1 Minute garen, bis der Grünkohl zartweich ist und der Sud die Blätter bedeckt.

4. Die zur Seite gestellten Filets mit dem gesammelten Bratensaft in die Pfanne geben und bis zur gewünschten Garstufe durchbraten (1 bis 2 Minuten für medium).

5. Die 4 Rinderfilets aus der Pfanne nehmen und auf 4 Teller verteilen. Nun den Käse zum Grünkohl geben und bei Bedarf mit Salz und Pfeffer nachwürzen. Den Grünkohl auf den Teller schöpfen, direkt neben das Filet.

TIPP

Holen Sie die Filets aus dem Kühlschrank, bevor Sie mit dem Kochen anfangen, und lassen Sie sie dann mindestens 10 Minuten auf Zimmertemperatur erwärmen. Auf diese Weise gart das Rindfleisch gleichmäßiger und schneller.

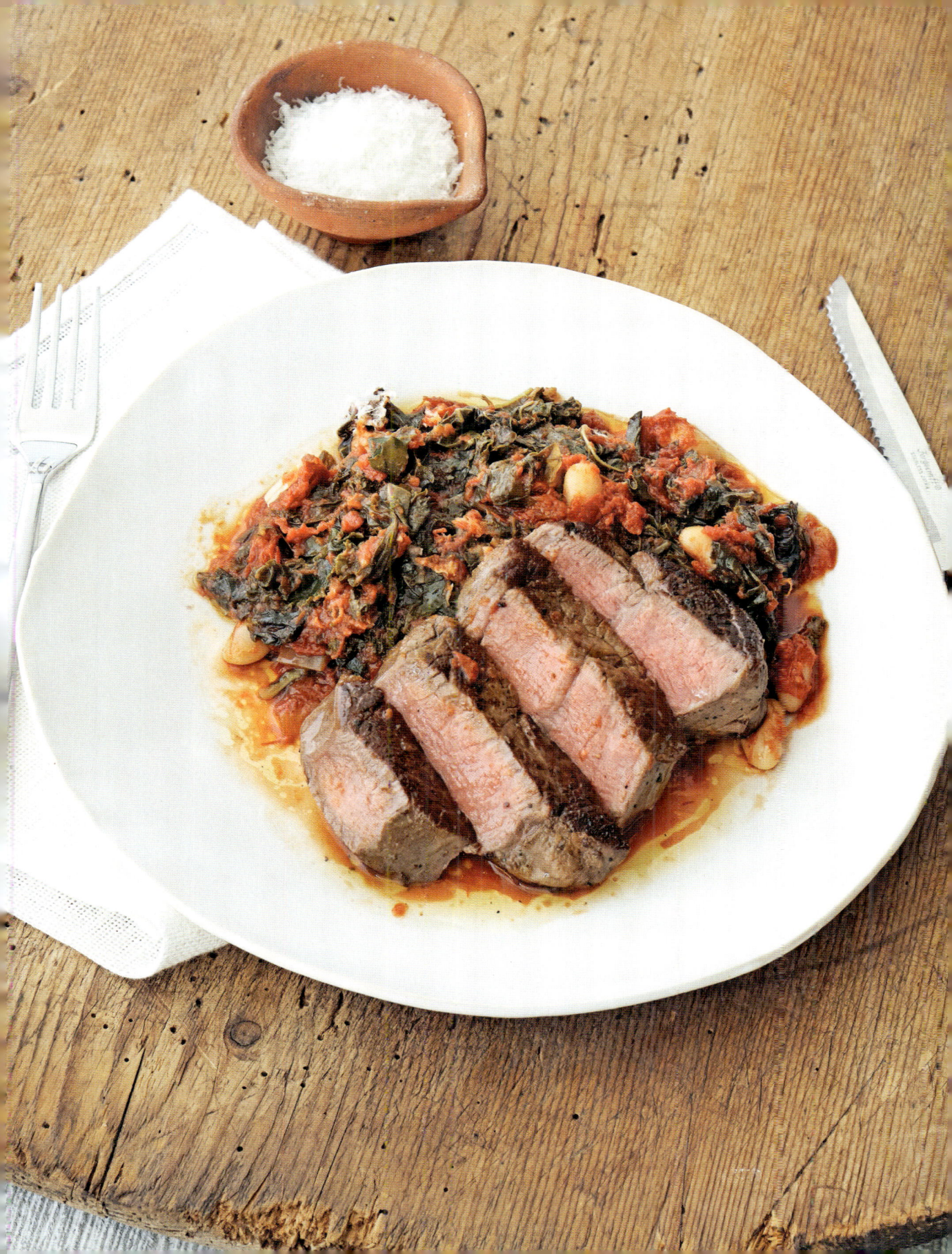

FLUNDER „À LA PLANCHA" MIT KATALANISCHER AUBERGINEN-WÜRZSOSSE

ERGIBT 4 PORTIONEN
VORBEREITUNGSZEIT: 10 MINUTEN
ZUBEREITUNGSZEIT: 15 MINUTEN

In Spanien werden Meeresfrüchte oft *à la plancha* zubereitet, was bedeutet, dass sie auf einfache und schnelle Weise bei sehr hoher Temperatur auf einer Grillplatte gebraten werden. Dieses von der spanischen Küche inspirierte Gericht verbindet aromatische spanische Gewürze mit einer Auberginenwürzpaste nach katalanischer Art. Das ist wirklich Essen mit Minuskalorien auf feinste Art – extrem lecker!

Um eine authentische Note zu erzielen, geben Sie doch einmal Sardellenfilets in die Pfanne, sobald der Knoblauch eine bräunliche Farbe angenommen hat.

PRO PERSON

243 Kalorien
7,25 g Fett
26,25 g Eiweiß
19 g Kohlenhydrate
7,25 g Ballaststoffe
100 mg Natrium

ZUTATEN

3 große japanische Auberginen (insgesamt 4 Tassen), in 10 bis 15 mm dicke Scheiben geschnitten
Olivenöl-Kochspray
Salz
1 TL natives Olivenöl extra
1 EL Knoblauch, gehackt
¼ Tasse Mandeln, gehackt und geröstet
1 Prise rote Paprikaflocken, zerbröselt
1 Tasse grüne Paprika, klein gewürfelt
1 Tasse Dosentomaten, stückig und ungesalzen
¼ Tasse große, helle Rosinen
1 Prise Zimt
1 Prise geräuchertes Paprikapulver
1 Prise Koriander, gemahlen
4 Flunderfilets à 115 g
Zitronenschnitze zum Anrichten

ZUBEREITUNG

1. Den Backofen auf 200 Grad Celsius vorheizen.
2. Die Aubergine auf einem Backblech mit Rand verteilen und mit Kochspray benetzen. Salzen und 5 bis 7 Minuten im Ofen backen, bis sie braun und weich ist. Herausnehmen und beiseitestellen.
3. Das Olivenöl in eine große Antihaftpfanne gießen und bei mittelhoher Temperatur erhitzen. Den Knoblauch hinzufügen und circa 2 Minuten goldbraun braten. Gehackte Mandeln, rote Paprikaflocken und Paprika hinzufügen und 2 bis 3 Minuten weich garen. Die Tomaten, Rosinen und die Aubergine hinzufügen und so lange garen, bis alles an der Aubergine haftet, wie Soße gewöhnlich an Pasta haftet. Mit Salz und den Gewürzen abschmecken. Die Würzsoße beiseitestellen und warm halten.
4. Eine eiserne Gusspfanne bei hoher Temperatur auf den Herd stellen. Den Fisch mit Kochspray benetzen und salzen, dann in

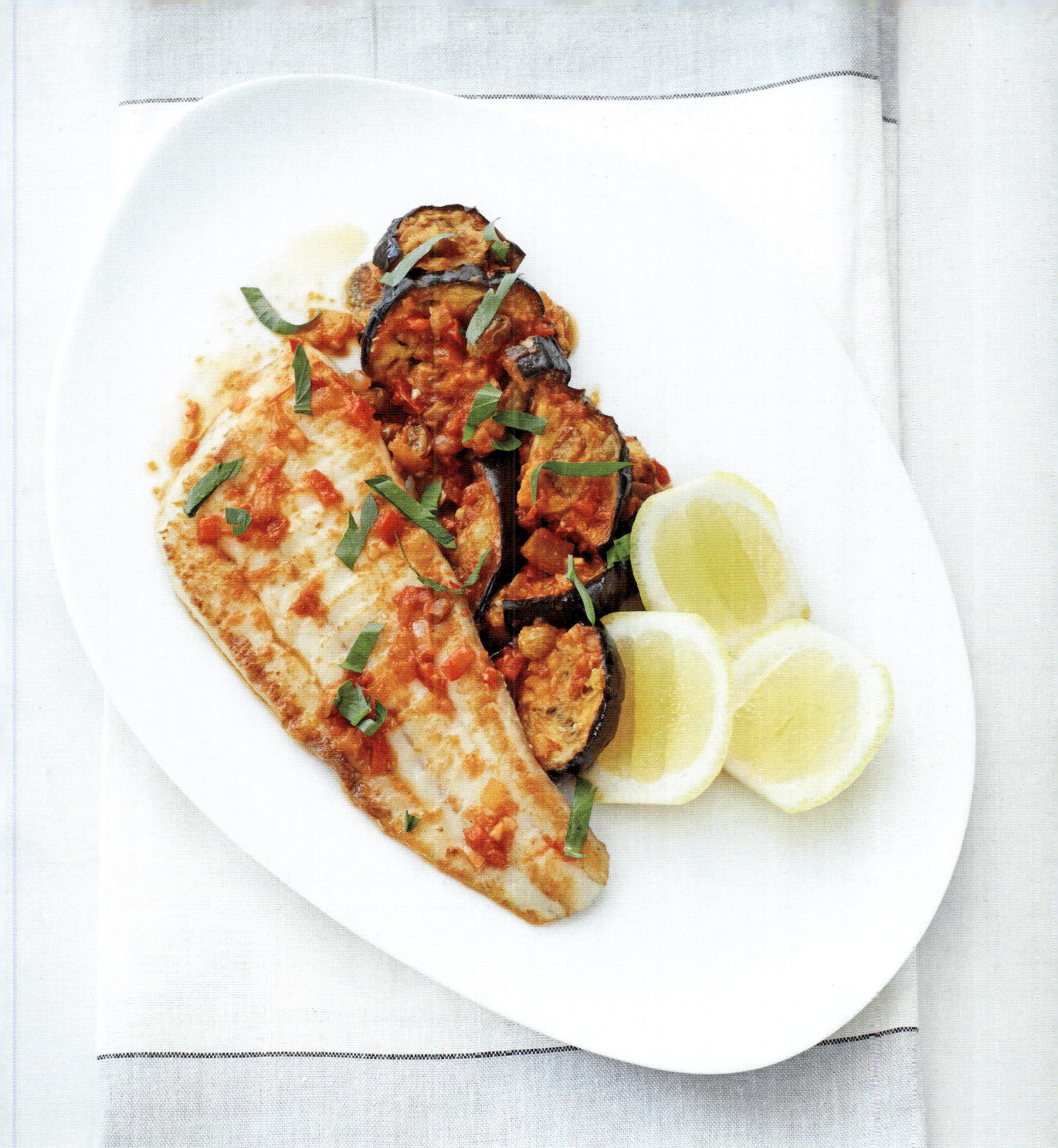

die heiße Pfanne geben und von beiden Seiten gut durch-
braten (circa 1 Minute pro Seite). Auf 4 Teller verteilen.
Die Auberginenwürzsoße auf die Teller löffeln und mit
Zitronenschnitzen servieren.

GEGRILLTE GARNELEN MIT MARINIERTEN GURKEN, GRÜNKOHL UND BLUMENKOHL

ERGIBT 4 PORTIONEN
VORBEREITUNGSZEIT: 10 MINUTEN
ZUBEREITUNGSZEIT: 10 MINUTEN

In diesem Rezept verwende ich eine Gewürzmischung aus dem Nahen Osten namens *Baharat*, das beinahe jedem Gericht eine exotische Note und Geschmacksfülle verleiht. Eines der sieben Gewürze, die in dieser Mischung enthalten sind, ist schwarzer Pfeffer, der bekanntlich den Stoffwechsel ankurbelt. Fügen Sie drei Gemüse mit Minuskalorien hinzu – Grünkohl, Blumenkohl und Gurke – und schon haben Sie eine außergewöhnliche und köstliche Mahlzeit mit fettverbrennendem Effekt.

PRO PERSON

194 Kalorien
6g Fett
25,5g Eiweiß
9,45g Kohlenhydrate
2,5g Ballaststoffe
172mg Natrium

ZUTATEN

2 EL Zitronensaft, frisch gepresst
6 Kapern, grob gehackt
1 EL natives Olivenöl extra
4 Tassen Gurkenscheiben, dünn geschnitten
2 Tassen Blumenkohl, geraspelt auf der groben Seite einer Multireibe
1½ Tassen Grünkohl, dicke Blattrippen entfernt und fein gehackt
Salz
Baharat-Gewürzmischung (unter anderem in türkischen Lebensmittelläden erhältlich)
Olivenöl-Kochspray
450 g Garnelen, geschält, gereinigt und entdarmt

ZUBEREITUNG

1. Zitronensaft, Kapern und Olivenöl in einer großen Rührschüssel vermengen. Das Gemüse hinzufügen und nochmals mischen, bis alles gut mit der Flüssigkeit bedeckt ist. Mit Salz und der *Baharat*-Mischung würzen.
2. Einen Grill oder eine Grillpfanne auf eine mittelhohe Temperatur vorheizen. Die Garnelen mit Kochspray benetzen, dann mit Salz und *Baharat* würzen. Auf den Grill legen und von jeder Seite circa 2 Minuten grillen, bis sie leicht angeschmort und gut durchgebraten sind.
3. Die Garnelen in die Schüssel geben und umrühren, bis sich alles miteinander verbunden hat. Die Mischung gleichmäßig auf 4 Teller verteilen und servieren.

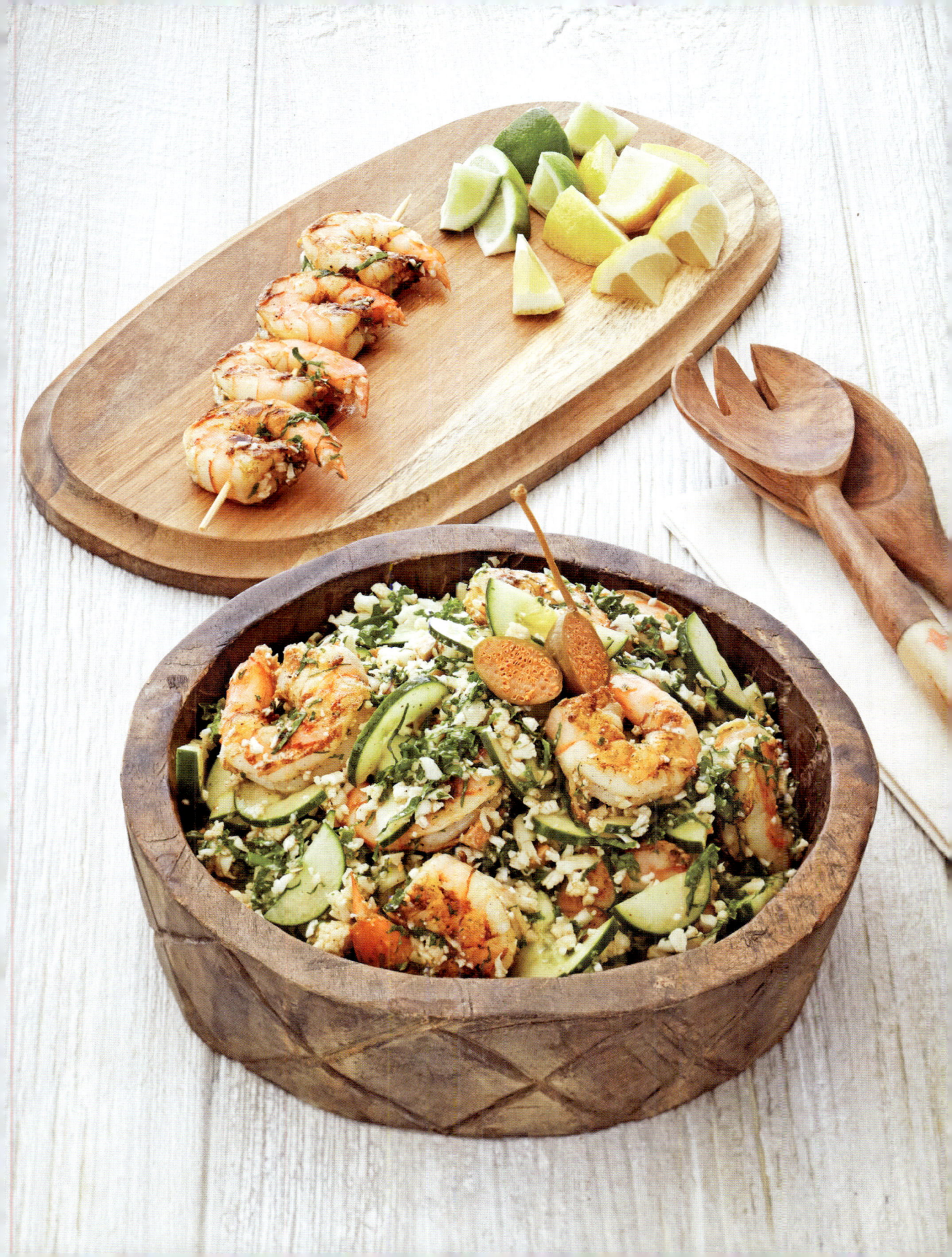

HACKFLEISCHBÄLLCHEN MIT PILZ- UND SPINATSOSSE

ERGIBT 4 PORTIONEN
VORBEREITUNGSZEIT: 10 MINUTEN
ZUBEREITUNGSZEIT: 20 MINUTEN

Als Italiener bin ich mit Hackfleischbällchen gewissermaßen großgezogen worden, und ganz ehrlich, ich kann ohne sie nicht leben – was für uns alle gut ist. Eine meiner großen Leidenschaften besteht nämlich darin, das Essen meiner Vorfahren so umzuwandeln, dass es sich mit einem gesunden Lebensstil vereinbaren lässt. Dieses Rezept beweist, dass das möglich ist!

PRO PERSON

226 Kalorien
6 g Fett
29 g Eiweiß
15,5 g Kohlenhydrate
2 g Ballaststoffe
290 mg Natrium

ZUTATEN

340 g mageres Rinderhack
1 Tasse Vollkornpuffreis, klein gehackt
4 Tassen Rinderfond ohne Salzzusatz
Salz
schwarzer Pfeffer, frisch gemahlen
Olivenöl-Kochspray
4 Tassen Champignons, in Scheiben geschnitten
1 Tasse Zwiebeln, dünn geschnitten
8 Tassen Spinat, geputzt
2 EL Pfeilwurz, aufgelöst in 2 TL Rinderfond
28 g Parmigiano Reggiano, auf einer Microplane fein gerieben

ZUBEREITUNG

1. Das Rinderhack in eine große Rührschüssel geben und auf eine Seite schieben. Den Puffreis mit 1½ Tassen Rinderfond auf die andere Seite der Schüssel geben. Mit Salz und Pfeffer würzen, dann circa 1 Minute warten, bis der Reis die Rinderbrühe aufgesogen hat. Mit einem elektrischen Handmixer das Rindfleisch unter den Reis heben und etwa 1 Minute mixen, bis eine homogene Masse entstanden ist. Mit Salz und Pfeffer abschmecken. Aus der Mischung 16 gleich große Fleischbällchen formen.

2. Eine große Antihaftpfanne mit Olivenöl benetzen und bei mittelhoher Temperatur auf den Herd stellen. Sobald die Pfanne heiß ist, die Fleischbällchen hineingeben und von einer Seite circa 1 Minute braun braten. Die Fleischbällchen wenden und von den anderen Seiten jeweils circa 30 Sekunden anbraten. Dann die Bällchen auf einen Teller legen.

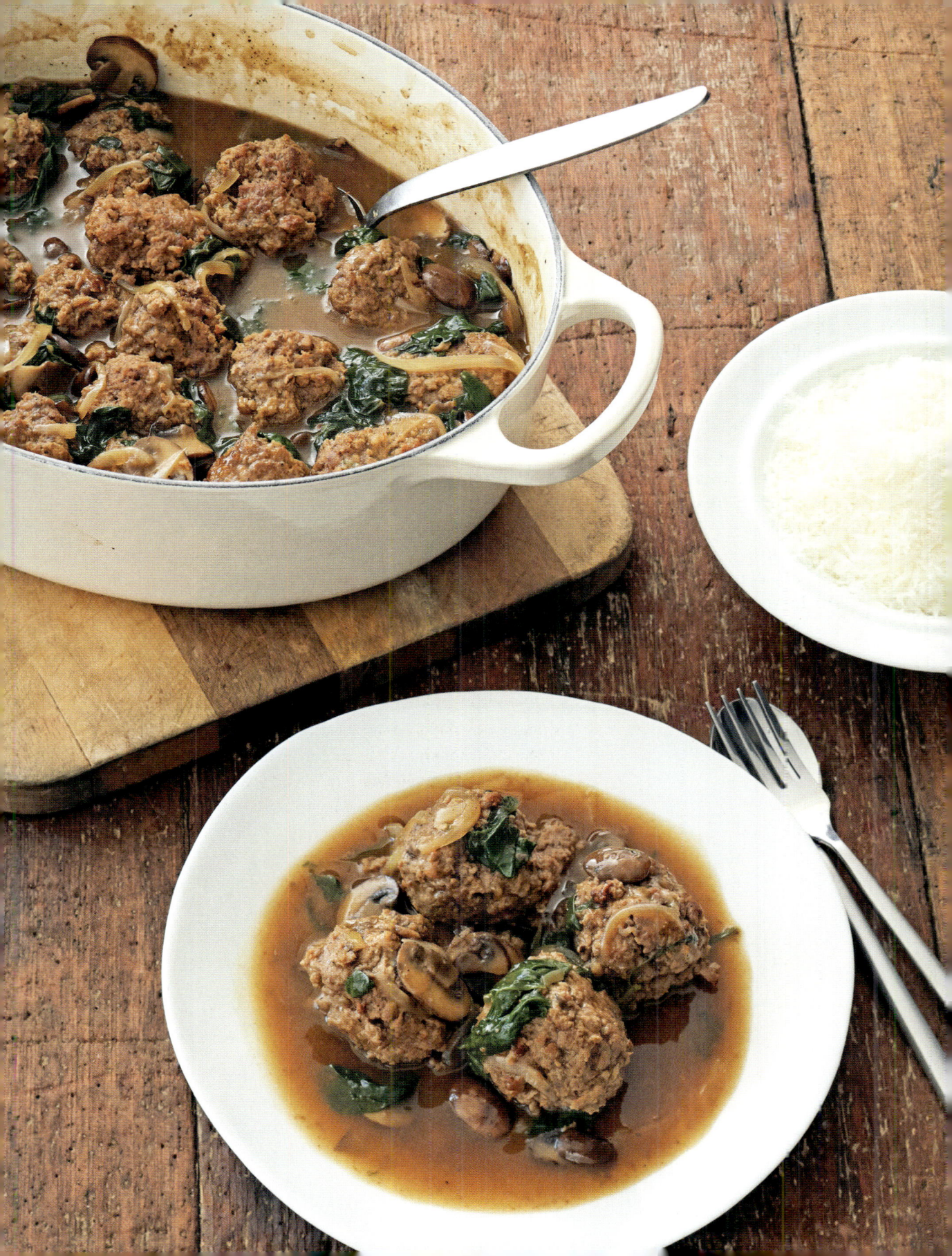

PFEILWURZ

Pfeilwurz ist ein feines, weißes Pulver, das man zum Eindicken von Soßen und Bratensäften verwendet. Ich mag es, weil Soßen damit nicht trübe oder milchig werden. Außerdem hat es einen neutralen Geschmack.

Beachten Sie aber, dass Pfeilwurz zunächst in einer kalten Flüssigkeit aufgelöst werden muss, bevor es in eine heiße Flüssigkeit eingerührt wird. Man spricht in diesem Zusammenhang von einer Mehlschwitze.

Halten Sie in der Gewürz-abteilung Ihres Supermarkts nach Pfeilwurz Ausschau.

3. Die Pfanne erneut mit Kochspray benetzen und zurück auf den Herd stellen. Pilze und Zwiebeln hineingeben und 3 bis 4 Minuten braten, bis sie braun und weich geworden sind. Den Spinat hinzufügen und gerade so lange garen, bis er in sich zusammenfällt (circa 1 Minute). Den restlichen Rinderfond und die Mehlschwitze aus Pfeilwurz dazugeben und aufkochen lassen; unter Umrühren eindicken lassen. Die Fleischbällchen hinzufügen und circa 6 bis 8 Minuten gar kochen. Nun die Fleischbällchen und die Pilzmischung gleichmäßig auf 4 Schüsseln verteilen, mit Käse bestreuen und servieren.

TIPP

Fügen Sie ungezuckerte getrocknete Cranberrys hinzu, wenn Sie dem Ganzen noch ein wenig Pep geben wollen, wobei 1 EL etwa 20 zusätzlichen Kalorien entspricht.

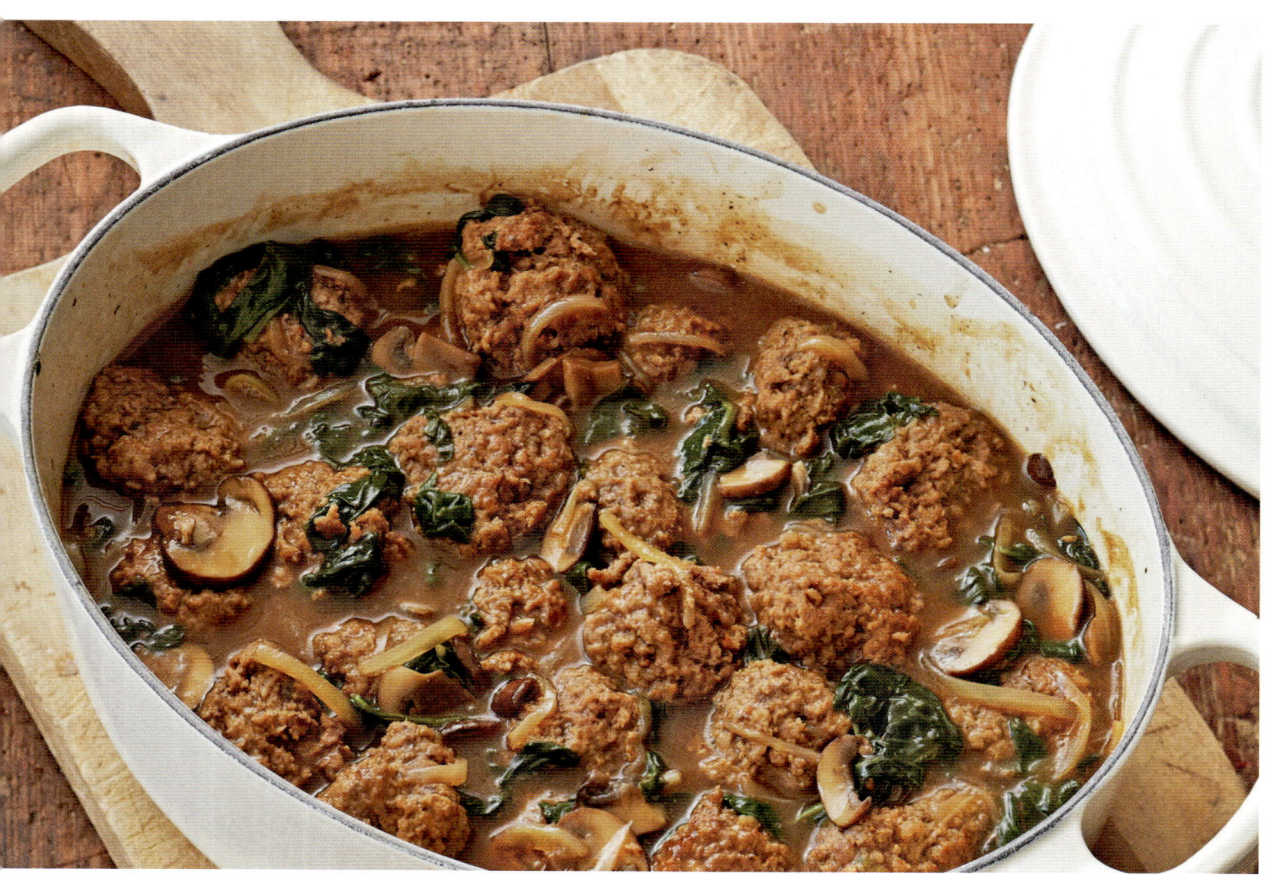

„PAPPARDELLE" AUS HÄHNCHENFLEISCH MIT WINTER-PESTO

ERGIBT 4 PORTIONEN
VORBEREITUNGSZEIT: 15 MINUTEN
ZUBEREITUNGSZEIT: 15 MINUTEN

Das italienische Wort *pappardelle* stammt vom italienischen Verb *pappare*, verschlingen – und das ist genau das, was Sie mit diesem Gericht machen werden. Als ich überlegte, wie ich es kreieren könnte, kam mir der Gedanke: Warum sollte ich nicht die Nudeln aus einer Eiweißquelle herstellen? Dünn geschnittenes Hähnchen, das schnell gekocht ist, ist ein wunderbarer Ersatz für Pasta nach rustikaler Pappardelle-Art. Zusammen mit nahrhafter Endivie und einem Hauch von Wintergewürzen wird dieses Rezept Sie nicht nur daran hindern, zu viele Kohlenhydrate zu sich zu nehmen, sondern Ihnen auch einen ordentlichen Proteinschub bescheren.

PRO PERSON

176 Kalorien
3g Fett
28,5g Eiweiß
8,25g Kohlenhydrate
2,5g Ballaststoffe
267mg Natrium

ZUTATEN

knapp 2 l Wasser
Olivenöl-Kochspray
6 Knoblauchzehen, gehackt
1 Prise Zimt
1 Prise Paprikapulver
rote Paprikaflocken, zerbröselt
1 Tasse frische Basilikumblätter
1 kleine Zwiebel, dünn geschnitten
8 Tassen glatte Endivie (Eskariol), fein geschnitten
4 Tassen Hühnerfond ohne Salzzusatz
Salz
340 g Hähnchenbrust ohne Knochen, längs in 3 mm dicke Streifen geschnitten
28 g Parmigiano Reggiano, mit einer Microplane fein gerieben

ZUBEREITUNG

1. In einem mittleren Topf knapp 2 l Wasser zum Kochen bringen; Sie benötigen dies zum Pochieren der Hähnchenstreifen.

2. Eine mittelgroße Pfanne mit Kochspray benetzen und bei mittelhoher Temperatur auf den Herd stellen. Den Knoblauch darin goldbraun braten. Zimt, Paprika, rote Paprikaflocken, Basilikumblätter und Zwiebeln hinzufügen. Circa 2 Minuten garen, bis die Zwiebel leicht weich geworden ist. Die Endivie dazugeben und weitere 2 Minuten garen, bis sie in sich zusammenfällt und leicht weich geworden ist. Nun den Hühnerfond dazugießen und alles kurz aufkochen lassen. Bei geschlossenem Deckel ungefähr 5 Minuten garen, bis alles zartweich ist.

3. Das mittlerweile kochende Wasser mit einer Prise Salz hinzufügen. Den Herd abstellen und das Hähnchenfleisch ins Wasser geben, dabei durch Rühren verhindern, dass die Streifen aneinander kleben. So lange kochen, bis die Hähnchenstreifen weiß geworden sind, sie sind dann halb gar. Mit einem Schaumlöffel das Fleisch zum Abkühlen auf einen Teller legen.

KELTISCHES MEERSALZ

Heutzutage kann man viele verschiedene Arten von Salz kaufen, vom guten alten Tafelsalz über Meersalz hin zu koscherem Salz. Viele Menschen entscheiden sich inzwischen für Keltisches Meersalz. Von allen Salzen ist dieses am wenigsten verarbeitet und enthält noch immer 84 der Mineralstoffe, die sich ursprünglich im Meer befanden. Sie erhalten Keltisches Meersalz in Reformhäusern und Biofachmärkten. Es ist in der Regel schon etwas kostspieliger, aber seine Fans lieben es, weil es so rein ist.

4. Nun die Endivienmischung begutachten. Sie sollte so lange garen, bis der Fond fast komplett verkocht ist und das Ganze wie eine dicke Suppe oder Soße aussieht. Dann den Herd ausstellen. Die Hälfte des Käses einrühren und die Mischung mit Salz abschmecken. Die Hähnchenstreifen hinzufügen und umrühren, sodass alles mit der Soße bedeckt ist. Circa 90 Sekunden weiterkochen, bis die Hähnchenstreifen gar sind. Die Mischung gleichmäßig auf 4 Teller verteilen. Den übrigen Käse darüberstreuen und servieren.

TIPPS

1. Wenn Sie Lust auf eine nussige Eiweißquelle mit Minuskalorien haben, dann geben Sie doch mal 1 EL gehackte Walnüsse in die Pfanne, sobald der Knoblauch braun geworden ist.
2. Legen Sie das Hähnchenfleisch vor dem Zerschneiden eine halbe Stunde in den Gefrierschrank. Es lässt sich dann viel besser schneiden, und die Streifen werden schön dünn.

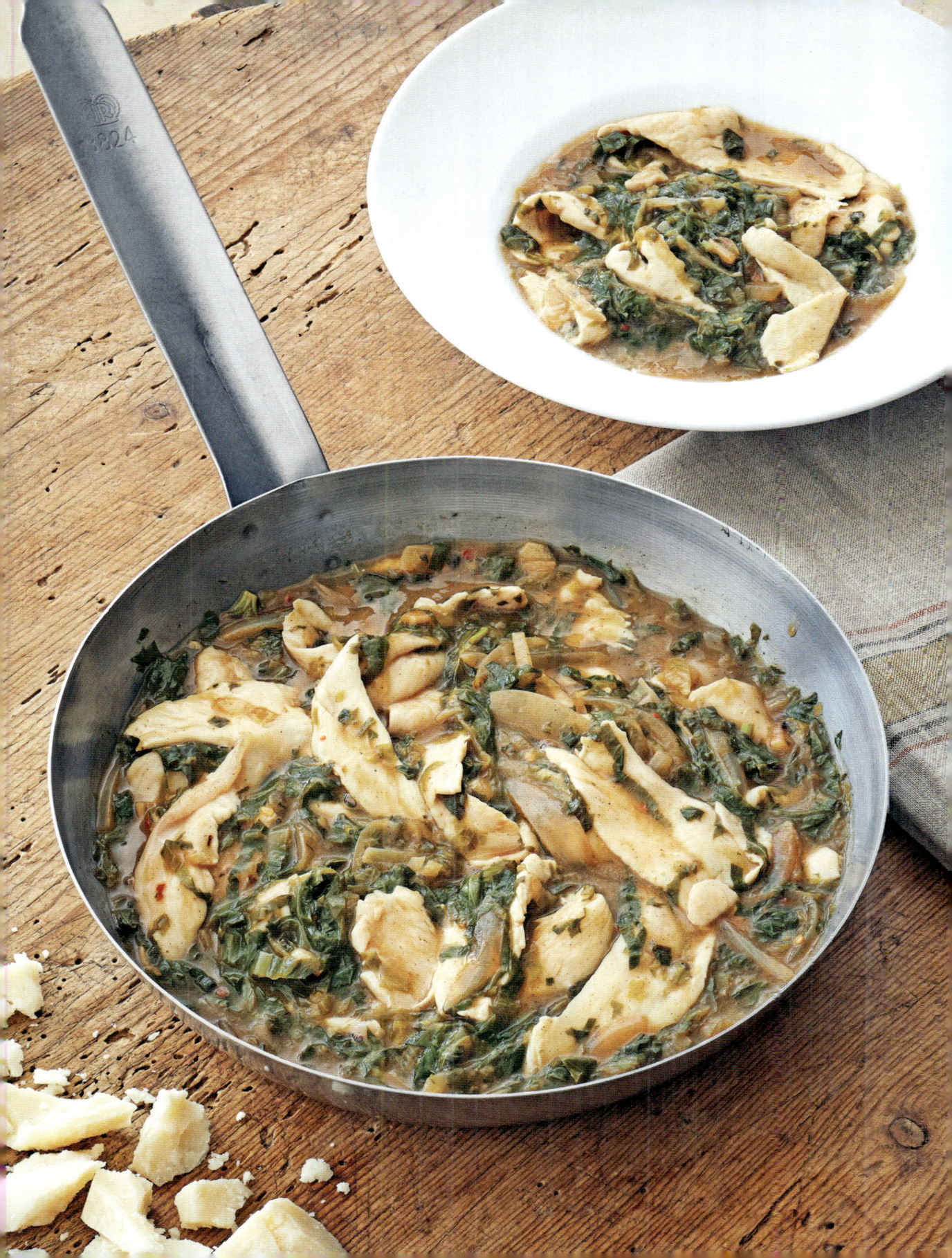

GERÖSTETER BLUMENKOHL MIT GRÜNER PAPRIKA, CURRY-MANDEL-SOSSE UND LIMETTE

ERGIBT 4 PORTIONEN
VORBEREITUNGSZEIT: 10 MINUTEN
ZUBEREITUNGSZEIT: 10 MINUTEN

Vorbei die Tage, an denen Blumenkohl auf langweilige Art einfach nur gedünstet wurde. Hier erhalten Sie mit dem gerösteten Blumenkohl eine Variante, die Sie lieben werden – durch das Rösten erhält das Gemüse nämlich eine köstliche Süße. Blumenkohl steckt voller Vitamin C, Ballaststoffe und Antioxidantien. Paprika sorgt für etwas Schärfe; es kitzelt nicht nur den Gaumen, sondern kurbelt auch den Stoffwechsel an.

Die Currypaste können Sie individuell nach Ihrem Geschmack zubereiten. Fügen Sie ein wenig Ingwer hinzu, Fischsoße oder vielleicht sogar ein bisschen rohen Kokosnektar, wenn Sie das Ganze ein wenig süßer möchten.

PRO PERSON

164 Kalorien
7g Fett
9,25g Eiweiß
22,5g Kohlenhydrate
10g Ballaststoffe
90mg Natrium

ZUTATEN

2 Blumenkohl, Strunk entfernt, in große Röschen geschnitten (Durchmesser von circa 5 cm)
Olivenöl-Kochspray
Salz
2 grüne Paprika (Cubanelle für ein mildes Gericht oder Poblano für ein scharfes Gericht), in 2,5 cm dicke Ringe quer geschnitten
⅓ Tasse Mandeln, geröstet und über Nacht in Wasser eingeweicht
1¼ Tassen ungesüßte Mandelmilch oder selbst gemachte Mandelmilch (Seite 91)
Mönchsfruchtextrakt Luo Han Guo (Ersatz für 4 TL Zucker, nach Packungsanweisung dosieren, ersatzweise mit Stevia süßen)
1 EL grüne Currypaste
1 Tasse frische Korianderblätter
1 EL Limettensaft, frisch gepresst
4 Limettenschnitze zum Anrichten

ZUBEREITUNG

1. Den Backofen auf 175 Grad Celsius vorheizen.
2. Die Blumenkohlröschen in Längsstücke schneiden und in eine Rührschüssel geben. Anschließend die Röschen mit Kochspray benetzen und salzen und dann mit der flachen Seite nach unten auf ein mit Backpapier ausgelegtes Blech mit Rand legen. Die Paprika außen herum am Rand des Backblechs verteilen und alles 10 bis 15 Minuten im Ofen backen, bis der geröstete Blumenkohl goldbraun und zartweich ist.
3. Mandeln, Mandelmilch, Luo Han Guo und Currypaste in einen Mixer geben und circa 1 Minute sämig pürieren. Nun mithilfe eines feinmaschigen Siebs die Flüssigkeit abgießen, danach die Mischung mit der Hälfte des Korianders wieder in den Mixer geben und nochmals alles pürieren, bis es sämig ist. Mit Salz und Limettensaft würzen. Ein wenig von der Soße auf jeden der 4 Teller gießen.

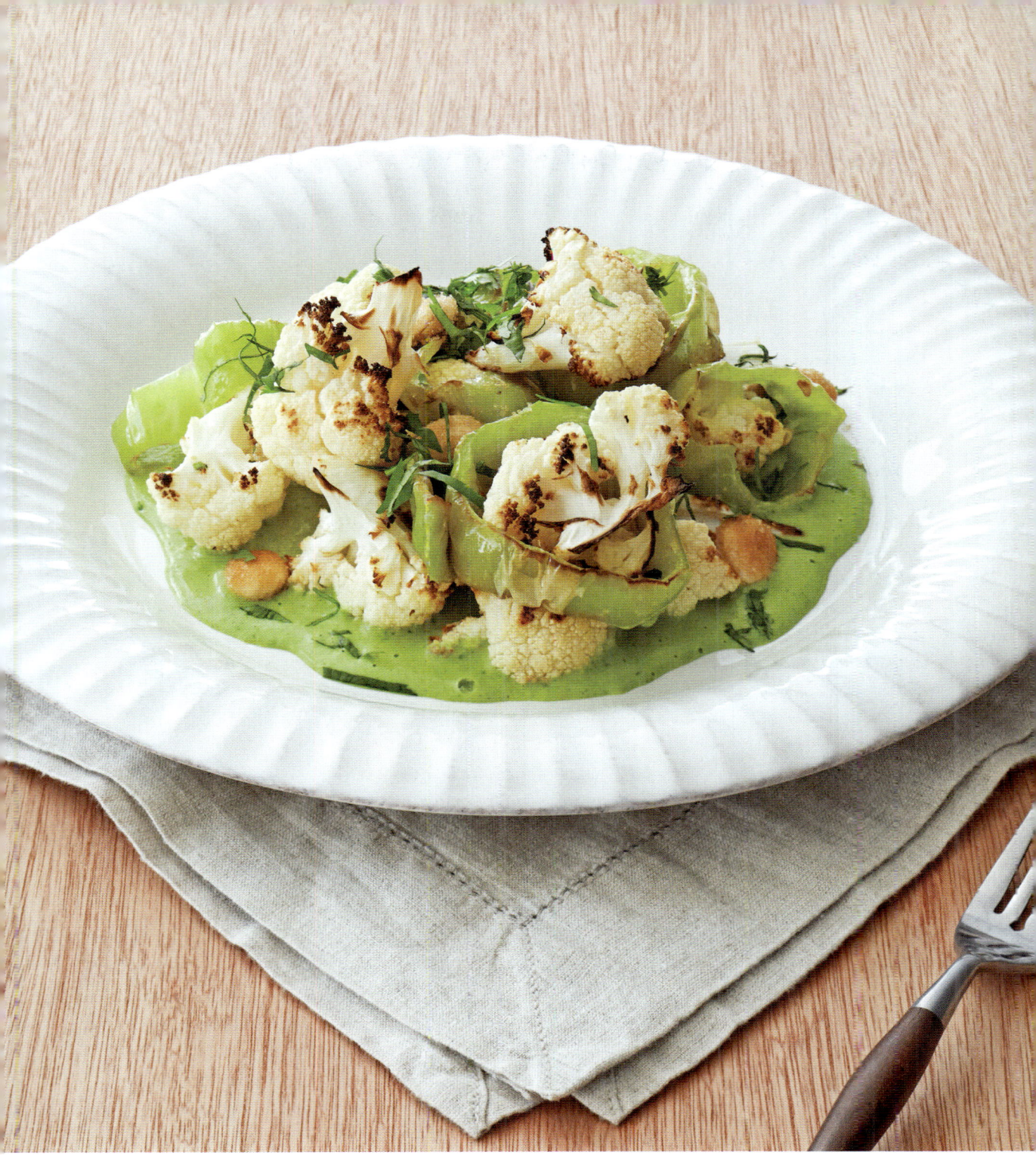

4. Blumenkohl und Paprika gleichmäßig auf die 4 Teller verteilen, mit Koriander garnieren und zusammen mit den Limetten-scheiben servieren.

GEMÜSEPFANNE MIT SHIITAKEPILZEN UND PAK CHOI

ERGIBT 4 PORTIONEN
VORBEREITUNGSZEIT: 10 MINUTEN
ZUBEREITUNGSZEIT: 15 MINUTEN

Dies ist eine mörderisch gute Gemüsepfanne ganz ohne Reis, dafür mit einer riesigen Menge an Nahrungsmitteln mit Minuskalorien. Ich weiß, was Sie jetzt denken: *Im Ernst? Kein Reis?* Ja, Sie haben ganz richtig gelesen. Bohnensprossen ersetzen den Reis, und das machen sie so gut, dass Sie ihn nicht vermissen werden. Kernstück dieses Rezepts ist jedoch wunderbarer grüner Pak Choi – ein Kreuzblütengewächs voller Nährstoffe und Geschmack.

PRO PERSON

97 Kalorien
1,5g Fett
6,5g Eiweiß
17,5g Kohlenhydrate
6,25g Ballaststoffe
307mg Natrium

ZUTATEN

2 EL plus 2 TL Coconut Aminos
1 EL Chiasamen, in 2 EL Wasser eingeweicht
Olivenöl-Kochspray
2 Tassen Bohnensprossen, in reisgroße Stücke geschnitten
6 Tassen Pak Choi (Senfkohl), mundgerecht zerkleinert
1 Tasse rote Paprika, dünn geschnitten
20 Shiitakepilze, Stiele entfernt, Pilzhüte in dünne Streifen geschnitten
2 TL Knoblauch, gehackt
2 TL frischer Ingwer, geschält und gehackt
Salz
rote Paprikaflocken, zerbröselt
¼ Tasse gehackte Frühlingszwiebeln

ZUBEREITUNG

1. In einer großen Rührschüssel Coconut Aminos mi⁻ Chiasamen vermengen. Beiseitestellen. Eine große Antihaftpfanne mit Kochspray benetzen und bei mittlerer Temperatur auf den Herd stellen. Die Bohnensprossen hineingeben und circa 1 Minute unter Umrühren garen. Dann die Sprossen gleichmäßig auf vier Servierschüsseln verteilen.

2. Die Pfanne erneut mit Kochspray benetzen und zurück auf die Herdplatte stellen. Zunächst den Pak Choi und die Paprika darin zartweich garen. Dann die Pilze hinzufügen und ebenfalls weich garen. Nun Knoblauch und Ingwer dazugeben und circa 20 Sekunden weiter garen, bis alles würzig duftet. Das Ganze gut mischen und in die Schüssel mit der Chiasamen-Soße geben.

3. Das Gemüse unterheben, sodass alles mit Soße bedeckt ist. Mit Salz und roten Paprikaflocken würzen. Dann das Gemüse auf dem „Reis" aus Bohnensprossen verteilen und mit gehackten Frühlingszwiebeln garnieren.

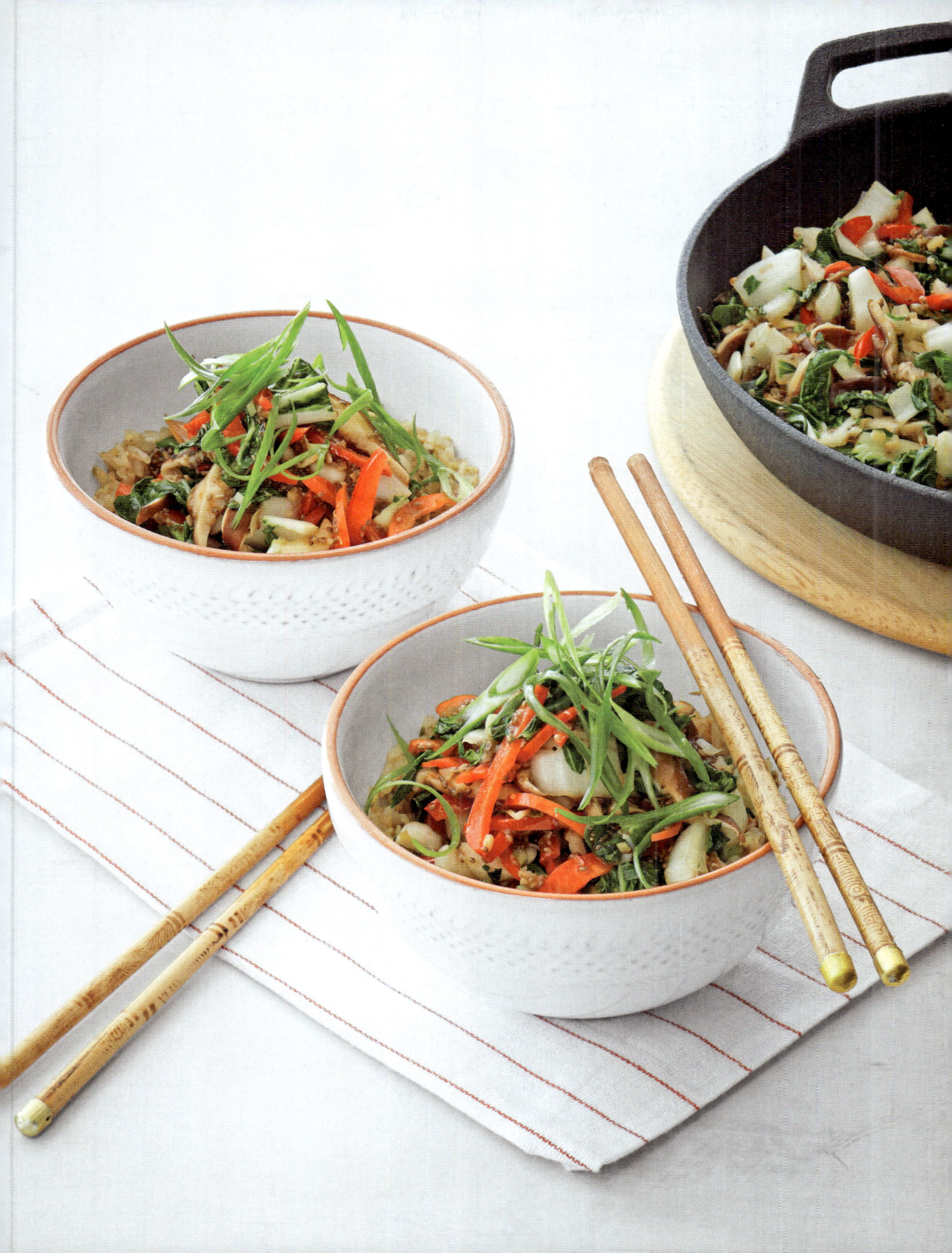

SCHARFER GARNELEN-KOHL-EINTOPF MIT PAPRIKA

ERGIBT 4 PORTIONEN
VORBEREITUNGSZEIT: 10 MINUTEN
ZUBEREITUNGSZEIT: 20 MINUTEN

Garnelen sind eine magere Proteinquelle. Sie schmecken besonders gut, wenn sie leicht scharf zubereitet werden (zumindest denjenigen, die scharfes Essen mögen). Dieses Rezept besitzt eine sanft-feurige Würze – was dazu beiträgt, den Stoffwechsel anzukurbeln. Die Garnelen wurden mit Chinakohl kombiniert, der ein wenig süßlicher ist als herkömmlicher Kohl; Schärfe und Süße harmonieren hier perfekt miteinander.

PRO PERSON

184 Kalorien
2,5g Fett
26g Eiweiß
15,3g Kohlenhydrate
4g Ballaststoffe
172mg Natrium

ZUTATEN

1 große Tomate
½ Tasse Orangenscheiben
Olivenöl-Kochspray
1 EL Knoblauch, gehackt
1 EL frischer Ingwer, geschält und gehackt
½ Tasse Zwiebel, gehackt
2 Tassen rote Paprika, fein geschnitten
8 Tassen Chinakohl, gehackt
1 Tasse Wasser
450 g Garnelen, geschält, gereinigt und entdarmt
Salz
rote Paprikaflocken, zerbröselt
1 Tasse frischer Koriander zum Anrichten
4 Limettenschnitze zum Anrichten
Chili-Knoblauch-Soße zum Anrichten
Sojasoße zum Anrichten, natriumarm und glutenfrei

ZUBEREITUNG

1. Die Tomate und die Orangenscheiben im Mixer sämig pürieren.
2. Einen großen Topf mit Kochspray benetzen. Bei mittlerer Temperatur auf den Herd stellen, Knoblauch, Ingwer und Zwiebel hineingeben und circa 1 Minute garen, bis es angenehm duftet. Paprika und Kohl hinzufügen und circa 3 bis 5 Minuten weich garen.
3. Das Püree in den Topf geben. 1 Tasse Wasser hinzufügen und zum Kochen bringen. Nun die Garnelen hineingeben und gar schmoren. Mit ein wenig Salz und roten Paprikaflocken abschmecken.
4. Das Schmorgericht auf 4 Suppenschüsseln gleichmäßig verteilen. Mit Koriander, Limettenschnitzen und den Würzsoßen servieren.

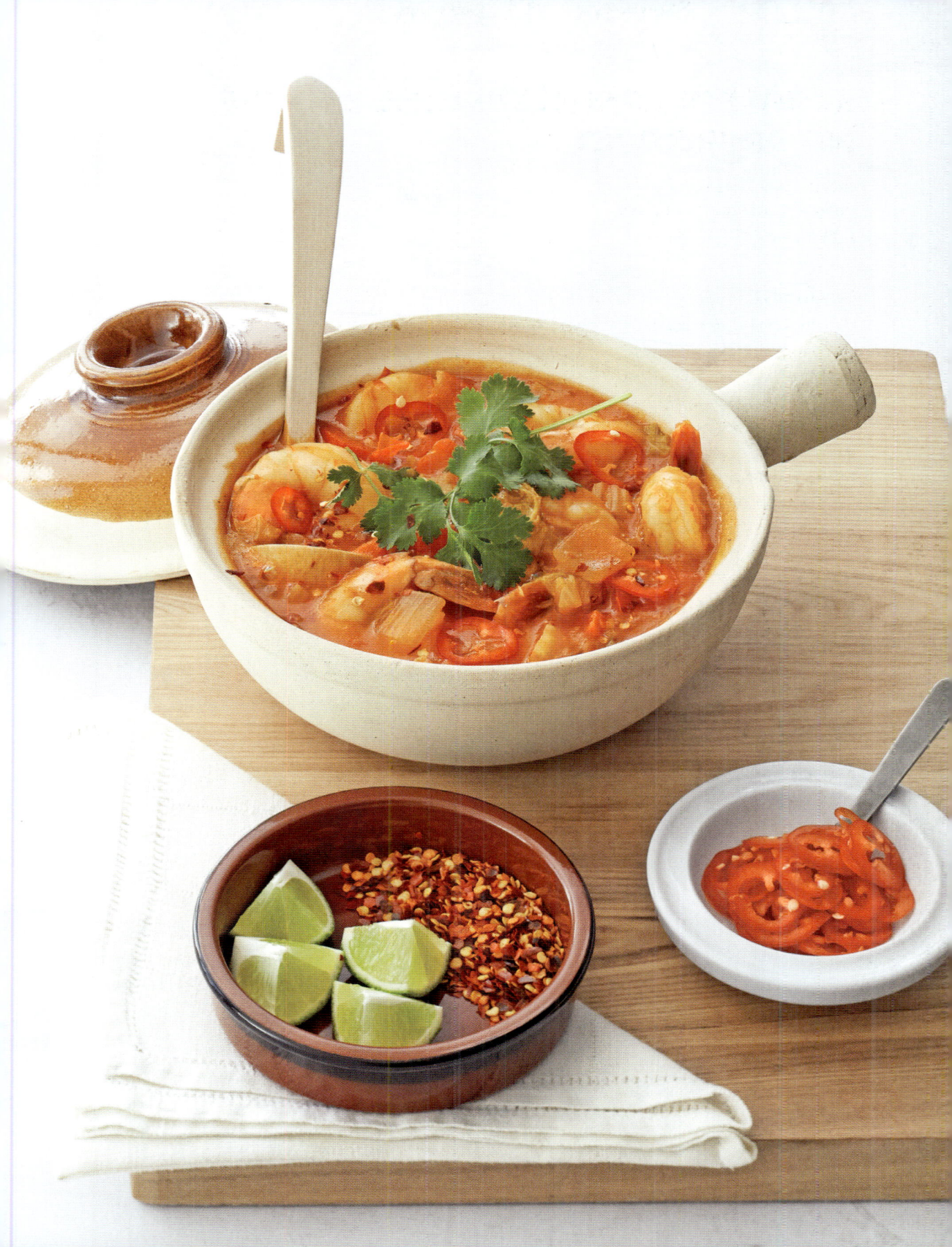

GARNELEN MIT SAREPTASENF, PILZEN UND MISO

ERGIBT 4 PORTIONEN
VORBEREITUNGSZEIT: 10 MINUTEN
ZUBEREITUNGSZEIT: 10 MINUTEN

Ich habe in dieses Garnelen-gericht zwei Nahrungsmittel mit Minuskalorien gepackt: Pilze und Sareptasenf. Pilze sorgen für eine fleischige Konsistenz, während der Sareptasenf dem Ganzen eine pikante Note verleiht. Sareptasenf zählt zu den „bitteren" Blattgemüsen. Schon seit Generationen „entbittern" mediterrane Köche dieses Gemüse, indem sie es leicht mit Salz und etwas Öl würzen. In meiner Version nehmen Knoblauch, Miso-Paste und weitere Gewürze dem Gericht jegliche Bitterkeit.

Wenn Sie noch mehr Volumen und einen „nudel-ähnlichen" Effekt möchten, geben Sie einfach 2 Tassen Bohnensprossen in den Topf.

PRO PERSON

202 Kalorien
3 g Fett
32 g Eiweiß
14,45 g Kohlenhydrate
5 g Ballaststoffe
400 mg Natrium

ZUTATEN

4 Tassen Pilze
2 Tassen Hühnerfond, ungesalzen
Olivenöl-Kochspray
1 EL Knoblauch, gehackt
8 Tassen Sareptasenf, dicke Blattrippen entfernt, gehackt
2 EL Miso-Paste
450 g Garnelen, geschält, gereinigt und entdarmt
Krabbengewürz, natriumarm
rote Paprikaflocken, zerbröselt
¼ Tasse Frühlingszwiebeln, gehackt
4 Zitronenschnitze zum Anrichten

ZUBEREITUNG

1. Die Hälfte der Pilze und den gesamten Hühnerfond in einen Mixer geben und grob pürieren.

2. Einen großen Topf mit Kochspray benetzen. Den Topf bei mittlerer Temperatur auf den Herd stellen. Knoblauch darin circa 2 Minuten sautieren, bis er eine goldbraune Farbe ange-nommen hat. Den Sareptasenf hinzufügen und circa 5 Minuten kochen. Wenn er ein bisschen weicher geworden ist, das Pilzpüree, die restlichen Pilze und das Miso in den Topf geben und zum Kochen bringen. Ungefähr 5 Minuten weitergaren, bis die Mischung die dickliche Konsistenz eines Eintopfs annimmt und der Sareptasenf zartweich ist.

3. Die Garnelen dazugeben und gar kochen (circa 2 Minuten). Mit Krabbengewürz und roten Paprikaflocken abschmecken. Die Mischung gleichmäßig auf 4 Suppenteller verteilen. Mit gehackten Frühlingszwiebeln garnieren und zusammen mit den Zitronenschnitzen servieren.

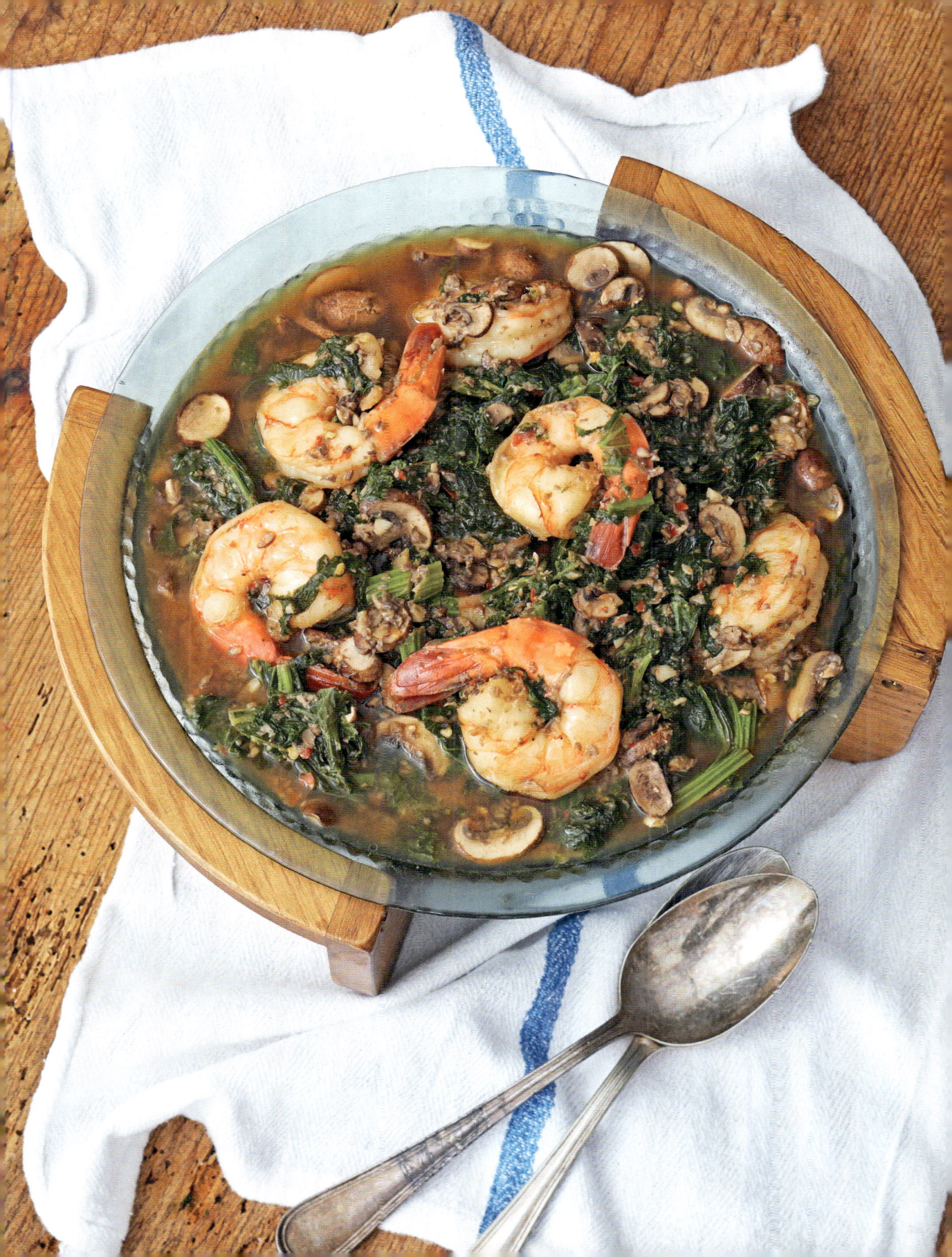

PFEFFERSTEAKSCHEIBEN MIT MANGOLD UND PILZEN

ERGIBT 4 PORTIONEN
VORBEREITUNGSZEIT: 10 MINUTEN
ZUBEREITUNGSZEIT: 20 MINUTEN

Ich habe im Laufe der Jahre so viele Steaks gegessen, dass ich sofort ein gutes erkenne, wenn ich es vor mir habe. Eine meiner liebsten Zubereitungsarten ist das Pfeffersteak oder das *steak au poivre*, wie die Franzosen sagen. Ironischerweise verwende ich jedoch nicht den normalen schwarzen Pfeffer, den man für dieses Rezept erwarten würde – ich nehme stattdessen eingelegte Kirschpaprika, was dem Gericht einen besonderen Pfiff verleiht. In diesem Rezept ist alles niedrig, vom Fettgehalt bis zu den Kohlenhydraten, dafür ist der Genuss umso höher.

PRO PERSON

250 Kalorien
8g Fett
34,25g Eiweiß
23g Kohlenhydrate
2g Ballaststoffe
224mg Natrium

ZUTATEN

Olivenöl-Kochspray
1 Flankensteak à 450 g, von sichtbarem Fett befreit
Salz
Chilipulver
2 TL frischer Ingwer, geschält und gehackt
¾ Tasse Zwiebeln, klein gehackt
1 Tasse Paprika, klein gehackt
¼ Tasse Tomatenmark, ungesalzen
1 eingelegte Kirschpaprika, klein gehackt
2 Tassen Champignons, in Scheiben geschnitten
4 Tassen Mangold, gehackt

ZUBEREITUNG

1. Den Backofen auf 175 Grad Celsius vorheizen.
2. Eine ofenfeste Antihaftpfanne mit Kochspray benetzen und bei mittlerer Temperatur vorheizen. Das Flankensteak mit Salz und Chilipulver würzen, dann in der Pfanne von einer Seite braun anbraten. Anschließend wenden und Ingwer, Zwiebeln und rote Paprika unterheben. Die Pfanne mit dem Steak und dem Gemüse in den Ofen stellen und das Steak bis zum gewünschten Grad garen, für leicht blutig bis medium 5 bis 7 Minuten. Herausnehmen und auf einem Rost über einem mit Alufolie ausgelegten Backblech ablegen. Tomatenmark und klein geschnittene Kirschpaprika in die Pfanne geben. Beiseitestellen.
3. Eine zweite Pfanne mit Kochspray benetzen. Darin die Pilze bei mittlerer Temperatur ungefähr 2 Minuten lang braten, bis sie leicht gebräunt sind. Den gehackten Mangold dazugeben und ungefähr 6 bis 8 Minuten zartweich garen. Mit Salz abschmecken, dann die Gemüsemischung gleichmäßig auf 4 Teller verteilen.

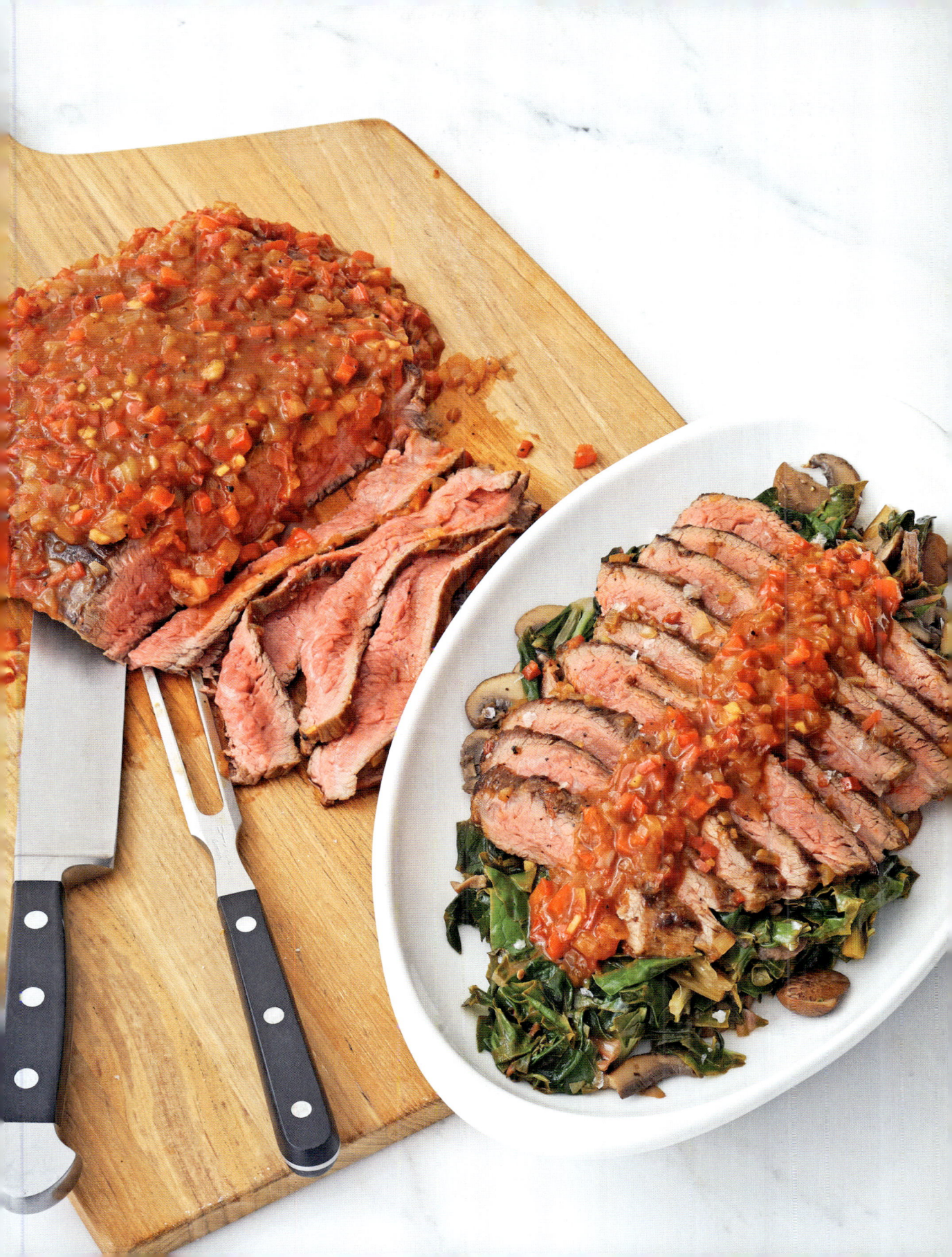

4. Die Kirschpaprikamischung aufkochen lassen und garen, bis sie eine dickliche Soßenkonsistenz annimmt. Das Steak zusammen mit dem gesamten Fleischsaft, der auf der Alufolie aufgefangen wurde, zurück in die Pfanne geben. Alles mit Soße bedecken. Das bedeckte Steak auf ein Schneidebrett legen und in dünne Scheiben schneiden. Die Scheiben auf 4 Teller gleichmäßig verteilen. Die restliche Paprikawürzsoße darübergeben.

TIPPS

1. Warten Sie mit der Zubereitung, bis das Steak Zimmertemperatur erreicht hat.

2. Dieses Gericht kann auch mit magerem Fisch, beispielsweise mit Kabeljau, Flunder oder Heilbutt zubereitet werden.

3. Geben Sie doch einmal ein klein geschnittenes Sardellenfilet in die Paprikawürzsoße, wenn Sie einen salzigen Kick wollen.

SPINAT-PESTO-PASTA MIT TOMATEN

ERGIBT 4 PORTIONEN
VORBEREITUNGSZEIT: 10 MINUTEN
ZUBEREITUNGSZEIT: 15 MINUTEN

Mit diesem Rezept werden Sie Ihre eigene Pasta zubereiten, und Sie brauchen dazu nicht einmal eine Nudelmaschine. Aber hallo, Sie benötigen nicht einmal Mehl! Ihre selbst gemachte Pasta hat kaum Kalorien und ist glutenfrei, dafür steckt sie voller Eiweiß. Abgerundet wird das Ganze durch ein Topping aus Tomaten und Pesto.

PRO PERSON

135 Kalorien
6g Fett
12g Eiweiß
11,6g Kohlenhydrate
4,75g Ballaststoffe
238mg Natrium

ZUTATEN

Olivenöl-Kochspray
1 EL plus 2 TL Knoblauch, gehackt
1 gehäufte Tasse frische Basilikumblätter
rote Paprikaflocken, zerbröselt
570 g Spinat, geputzt
¼ Tasse Eiklarpulver (online und in vielen Lebensmittelläden erhältlich)
1 EL natives Olivenöl extra
3 Tassen Cherrytomaten, halbiert
28 g Parmigiano Reggiano, mit einer Microplane fein gehobelt
Salz

ZUBEREITUNG

1. Den Ofen auf 175 Grad Celsius vorheizen.
2. Einen Stieltopf oder eine Pfanne mit Kochspray benetzen. Die Pfanne bei mittelhoher Temperatur auf den Herd stellen und 2 TL Knoblauch hineingeben. Den Knoblauch unter gelegentlichem Rühren goldbraun braten. Die Hälfte der Basilikumblätter, eine Prise rote Paprikaflocken und den Spinat hinzufügen und kochen, bis der Spinat in sich zusammenfällt und das überschüssige Wasser verdampft ist.
3. Die Spinatmischung in eine in Eiswasser stehende Schüssel umfüllen, damit sie schnell abkühlt. Nach dem Abkühlen sofort überschüssiges Wasser ausdrücken. Dann den Spinat und das Eiklarpulver in den Mixer geben und zu einer weichen Masse pürieren.

4. Ein Stück Backpapier oder eine Silikon-Backmatte auf ein Backblech legen. Die Spinatmischung in einer dünnen Schicht über das Papier verteilen und circa 5 Minuten backen, bis sie gar ist. Etwas abkühlen lassen. Das Papier und die Spinatmischung vom Backblech nehmen, das Papier vorsichtig von der nun festen Spinatschicht entfernen. Mit etwaigen Resten alle Schritte wiederholen. Die gebackene Mischung vorsichtig zusammenrollen und in pastaähnliche Streifen schneiden (siehe Seiten 194-195).

5. Das Öl in eine Antihaftpfanne gießen. Den restlichen Knoblauch darin goldbraun braten.

6. Mit einer Prise roter Paprikaflocken und den restlichen Basilikumblättern würzen und alles garen, bis das Basilikum in sich zusammenfällt. Nun die Tomaten mitkochen, sodass eine lockere Soßenkonsistenz entsteht. Die Spinat-„Pasta" und ¾ vom Käse dazugeben. Vermengen, bis alles von der Soße bedeckt ist. Mit Salz und roten Paprikaflocken abschmecken. Das Ganze auf 4 Teller gleichmäßig verteilen und den restlichen Käse über die Portionen streuen.

TIPP

Geben Sie doch einmal einen Spritzer Balsamico-Essig in die Soße, auf diese Weise erhalten Sie ein „marmeladiges" Tomatenaroma.

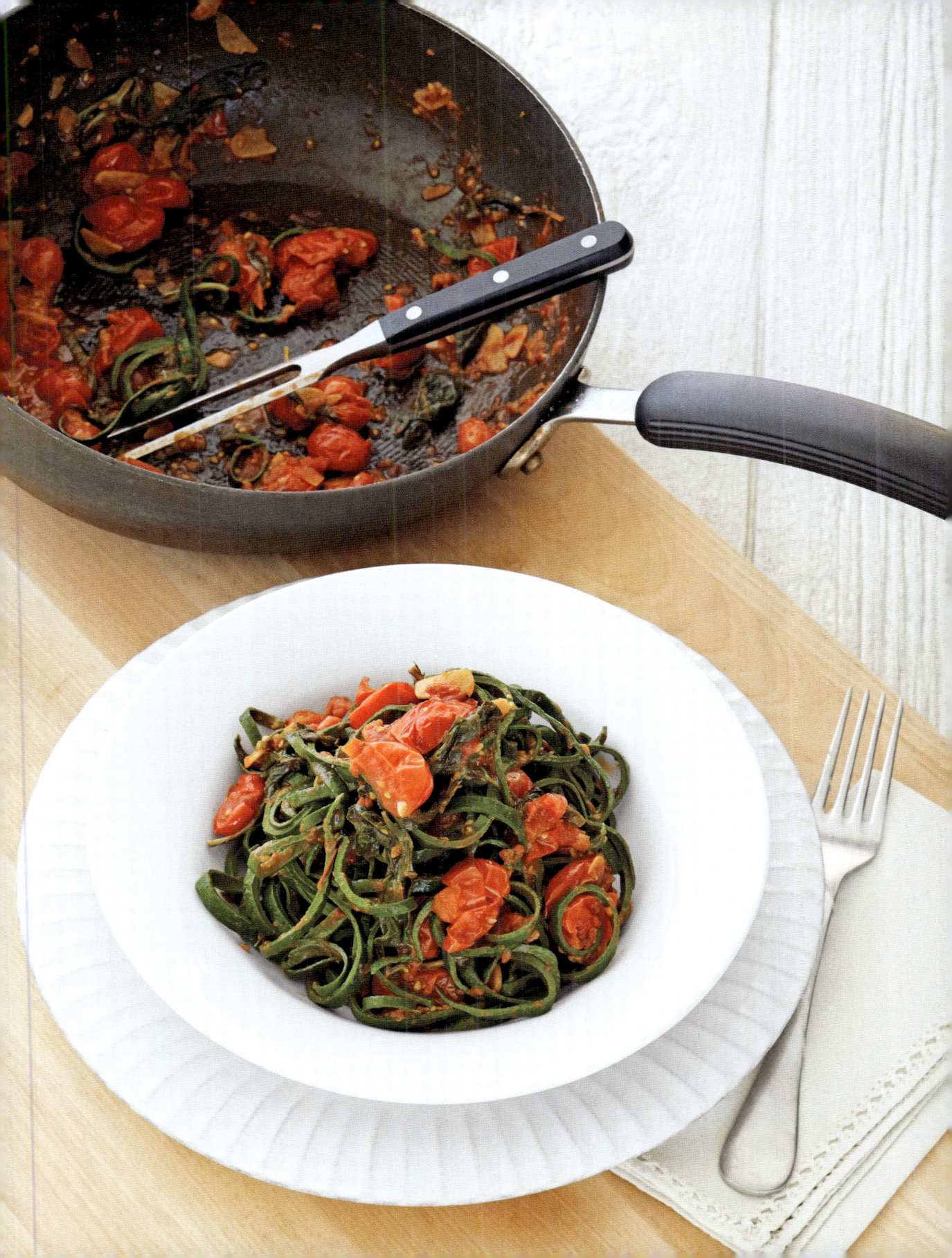

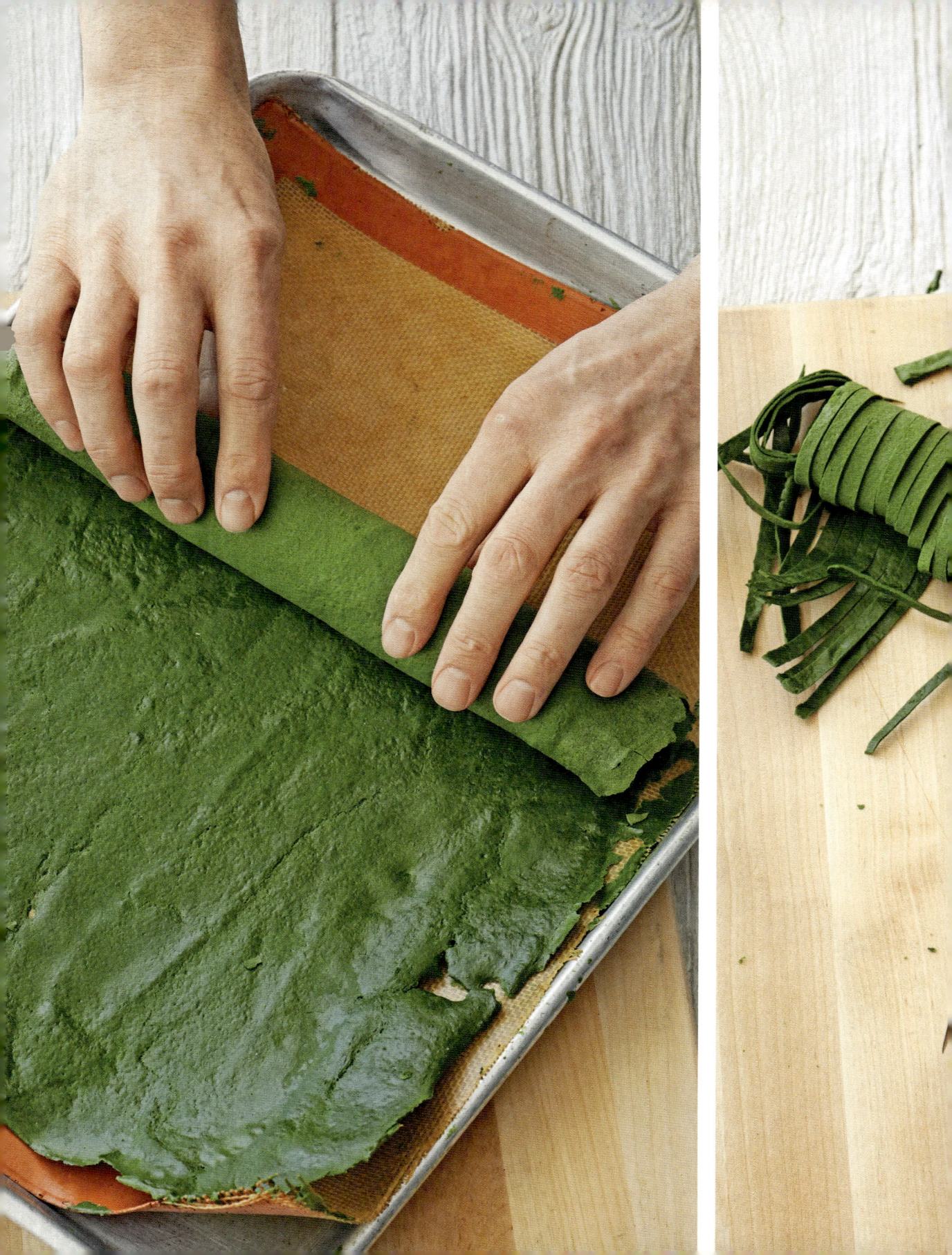

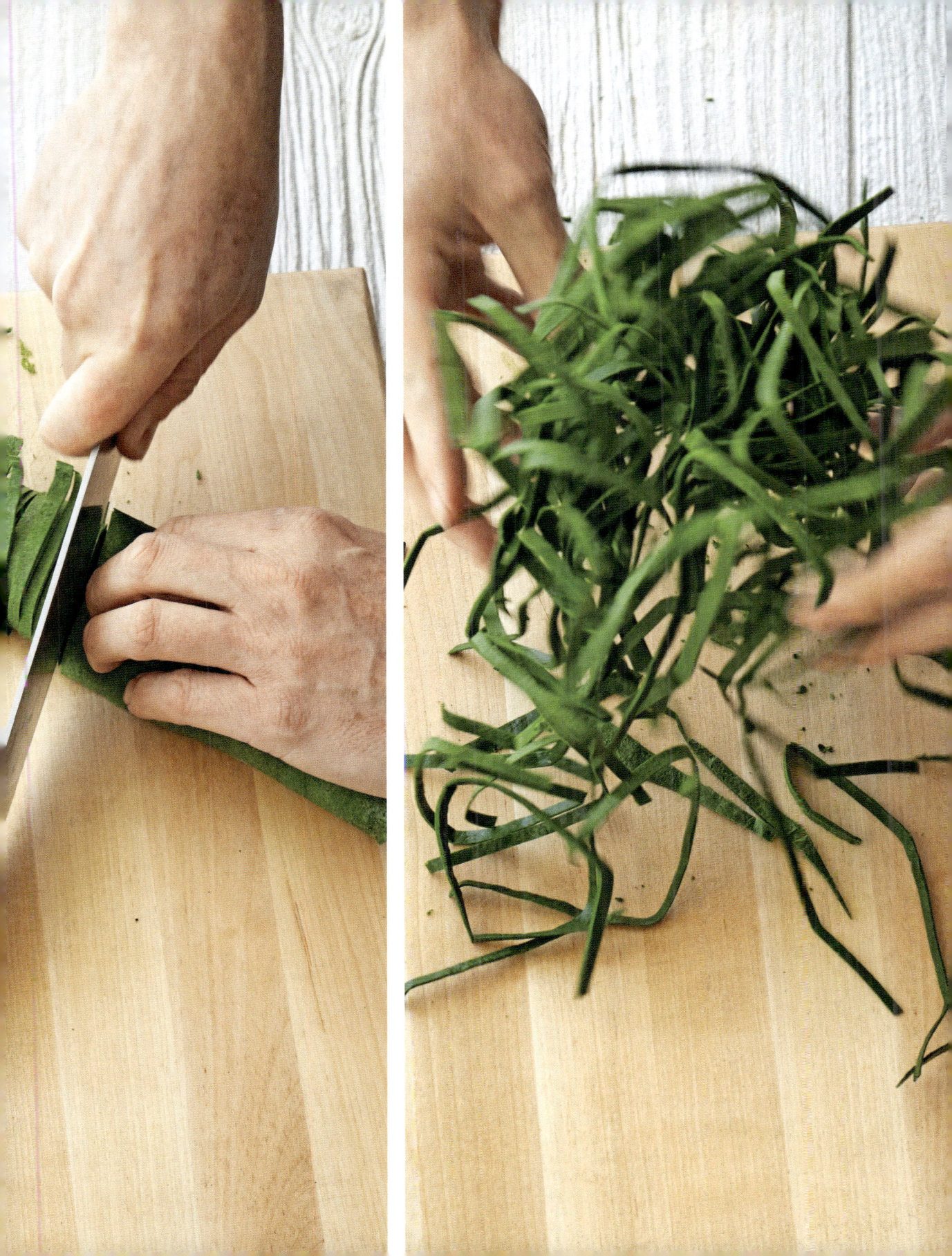

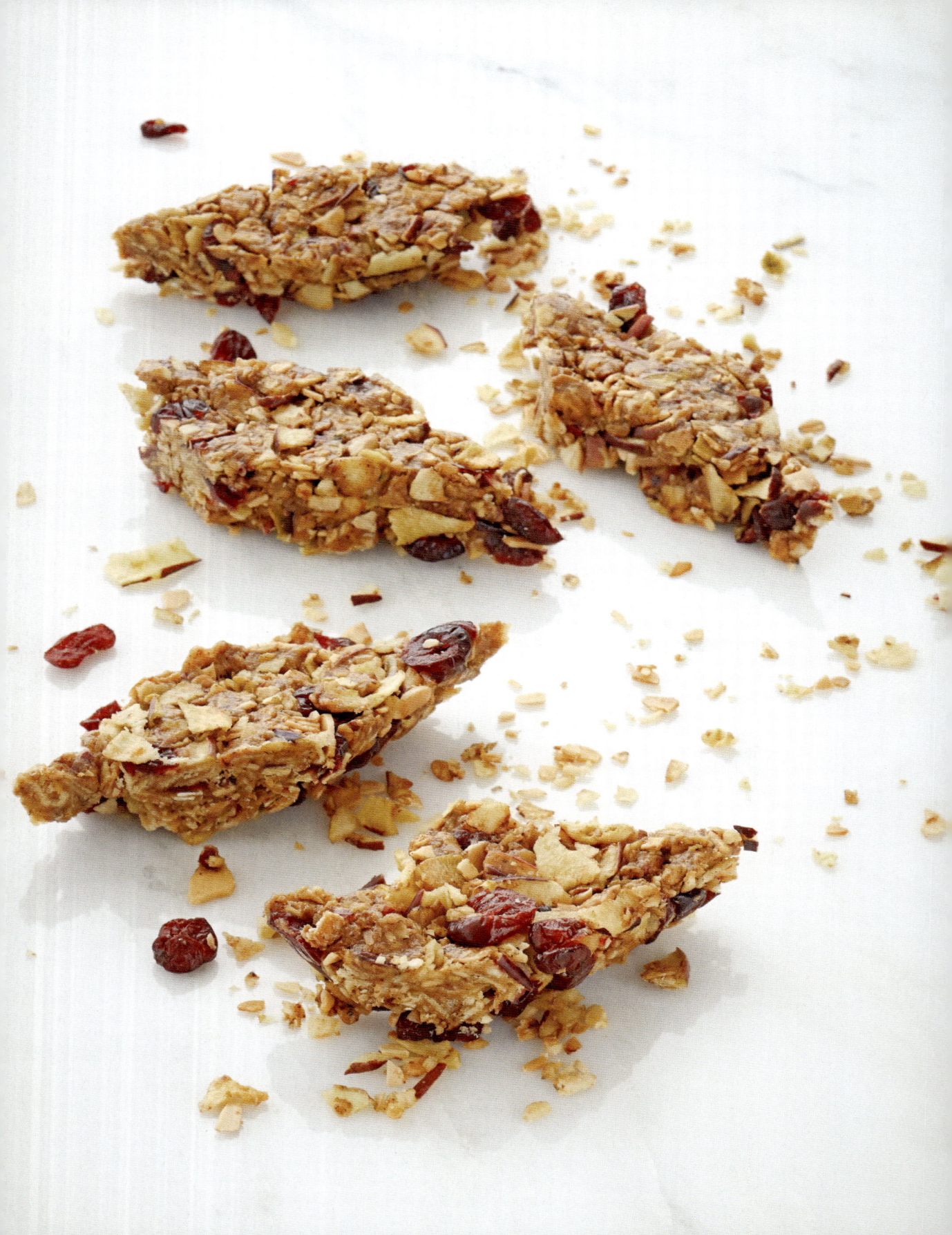

SNACKS

GURKEN-MANDELREIS-SUSHI

ERGIBT 4 PORTIONEN
VORBEREITUNGSZEIT: 5 MINUTEN
ZUBEREITUNGSZEIT: 15 MINUTEN

Lust auf Sushi, aber keine Lust, am Abend auszugehen? Versuchen Sie doch einmal, Sushi selbst herzustellen. Ich weiß, was Sie jetzt denken: *Erst möchte er, dass ich Pasta selbst mache, nun auch noch Sushi ... was glaubt er, wer ich bin – ein Meisterkoch?* Keine Sorge! Sushi kann man ganz leicht selber machen. In meiner Version wird der Reis durch Mandelsplitter ersetzt. Und da dies ein vegetarisches Sushi ist, müssen Sie sich auch keine Gedanken darüber machen, wie Sie mit rohem Fisch umgehen. Die einzigen rohen Zutaten in dem Gericht sind Gurke und Avocado, und die schmecken in diesem kohlenhydratarmen Sushi fantastisch.

PRO PERSON

185 Kalorien
12 g Fett
5,75 g Eiweiß
11 g Kohlenhydrate
6 g Ballaststoffe
177 mg Natrium

ZUTATEN

¾ Tasse Mandelsplitter, auf die Größe von gekochtem Reis zerkleinert
1 Tasse Wasser
Salz
Mönchsfruchtextrakt Luo Han Guo (Ersatz für 4 TL Zucker, nach Packungsanweisung dosieren, ersatzweise mit Stevia süßen)
1 EL Chiasamen, gemahlen
1 TL Reisessig
1 englische Gurke, entkernt und in streichholzgroße Stücke geschnitten
¼ reife Avocado, entkernt, geschält und püriert
1 EL plus 1 TL Wasabipulver, mit 1 EL Wasser gemischt
Nori-Algenblätter
1 EL plus 2 TL Coconut Aminos

ZUBEREITUNG

1. Die Mandeln und das Wasser in einem kleinen Topf bei mittelhoher Temperatur zum Kochen bringen. Unter Rühren circa 3 Minuten weiterkochen, bis das Wasser fast verdunstet ist und die Mandeln weich sind. Die Mischung in eine Schüssel geben und mit Salz und Luo Han Guo würzen. Den Chiasamen einrühren und alles zum Eindicken und Abkühlen in den Kühlschrank stellen. Sobald es kalt ist, den Essig einrühren.

2. Die Gurke mit der Avocado und ein wenig Wasabi-Paste mischen. Die Algenblätter auf eine saubere Arbeitsfläche legen und den Mandel„reis" gleichmäßig auf die Blätter verteilen. Die Gurken in einer geraden Linie in die Mitte legen und dann das Sushi zu einer festen Rolle formen.

3. Jede Sushi-Rolle in 6 Stücke schneiden und mit dem restlichen Wasabi und Coconut Aminos als Dip servieren.

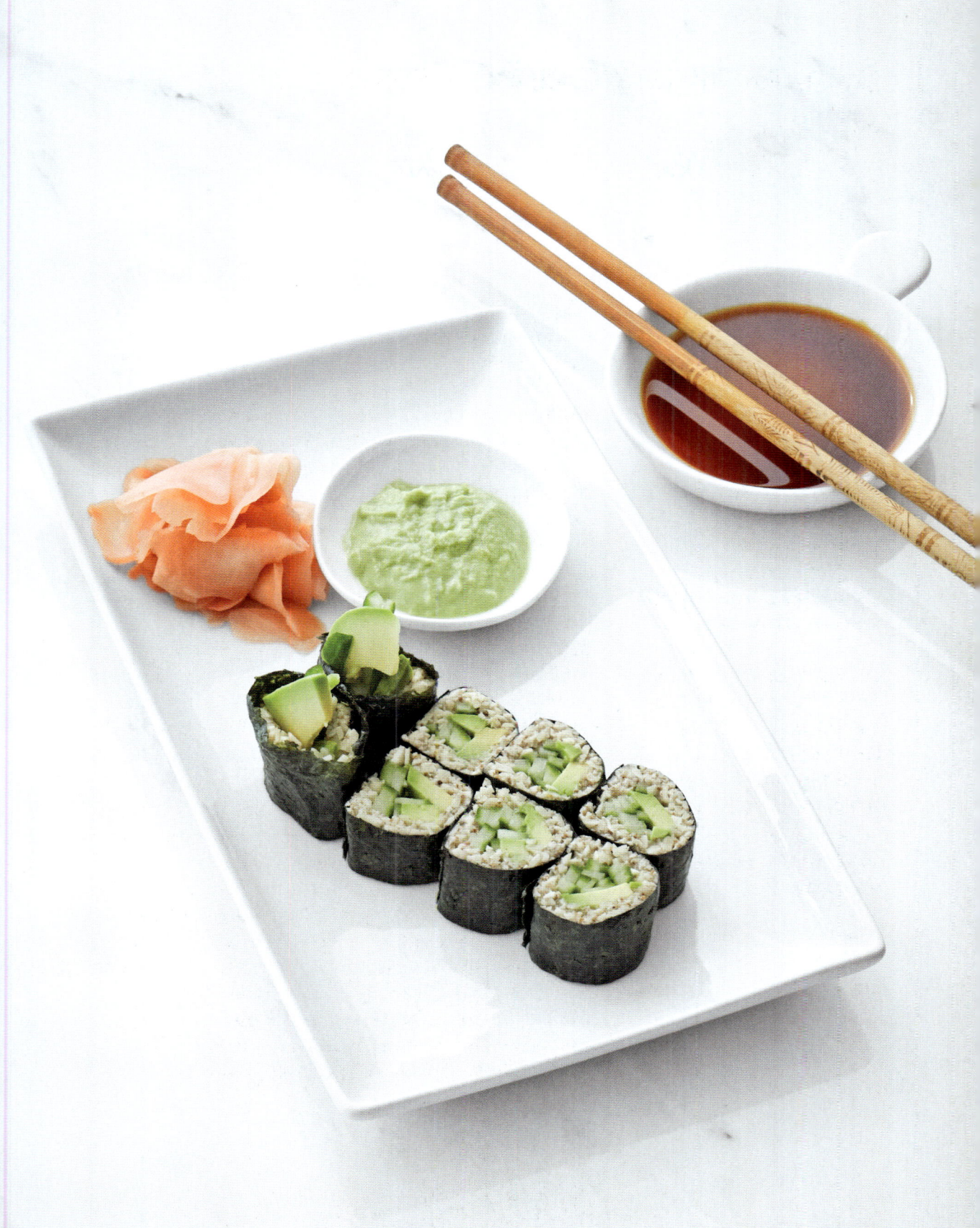

BIO-CRANBERRYSOSSE OHNE ZUCKERZUSATZ

ERGIBT 4 PORTIONEN

VORBEREITUNGSZEIT: 5 MINUTEN

ZUBEREITUNGSZEIT (INKL. RUHEZEIT): 10 MINUTEN

Mit diesem Gericht können Sie sich rund ums Jahr verwöhnen (nicht nur im November!), und es ist eine fantastische, schnell zu machende Alternative zur extrem zuckerlastigen Cranberrysoße, wie sie in den Regalen von Läden meist zu finden ist. Diese Soße ist als Dip gedacht – kombinieren Sie sie mit Reiswaffeln, Ihren glutenfreien Lieblingscrackern oder sogar mit Sellerie.

PRO PERSON

67 Kalorien

0g Fett

0,5g Eiweiß

16g Kohlenhydrate

1,88g Ballaststoffe

12mg Natrium

ZUTATEN

1 Tasse frische Cranberrys

¾ Tasse Wasser

1 EL roher Kokosnektar (siehe Seite 208)

¼ TL Orangenschale, fein gerieben

2 EL Orangensaft, frisch gepresst

Mönchsfruchtextrakt Luo Han Guo (Ersatz für 10 TL Zucker, nach Packungsanweisung dosieren, ersatzweise mit Stevia süßen)

½ TL Zimtpulver

1 TL Zitruspektin

4 Vollkornreiswaffeln, ungesalzen

ZUBEREITUNG

1. Die Cranberrys in einen großen Gefrierbeutel mit Reißverschluss legen. Den Beutel verschließen, dann mit einem flachen Fleischklopfer oder der Bodenfläche eines kleinen Topfs auf die Beeren schlagen, damit sie platzen. Anschließend die Beeren zusammen mit Wasser, Kokosnektar, geriebener Orangenschale, Orangensaft, Luo Han Guo und Zimt in eine mikrowellengeeignete Schüssel geben. Das Ganze auf hoher Stufe für circa 3½ Minuten zum Kochen bringen.

2. Die Schüssel aus der Mikrowelle nehmen und das Pektin vorsichtig unter ständigem Rühren mit einem Schneebesen einstreuen, Klumpen sofort auflösen. Nochmals circa 1½ Minuten auf hoher Stufe in der Mikrowelle aufkochen lassen.

3. Die Cranberrysoße in eine Edelstahlschüssel umfüllen. Zum Abkühlen die Schüssel mit der Cranberrymischung in eine etwas größere, mit Eiswasser gefüllte Schüssel stellen. Sobald die Cranberrysoße kalt ist, wird sie dick.

4. Die Soße gleichmäßig über die Reiswaffeln verteilen und servieren.

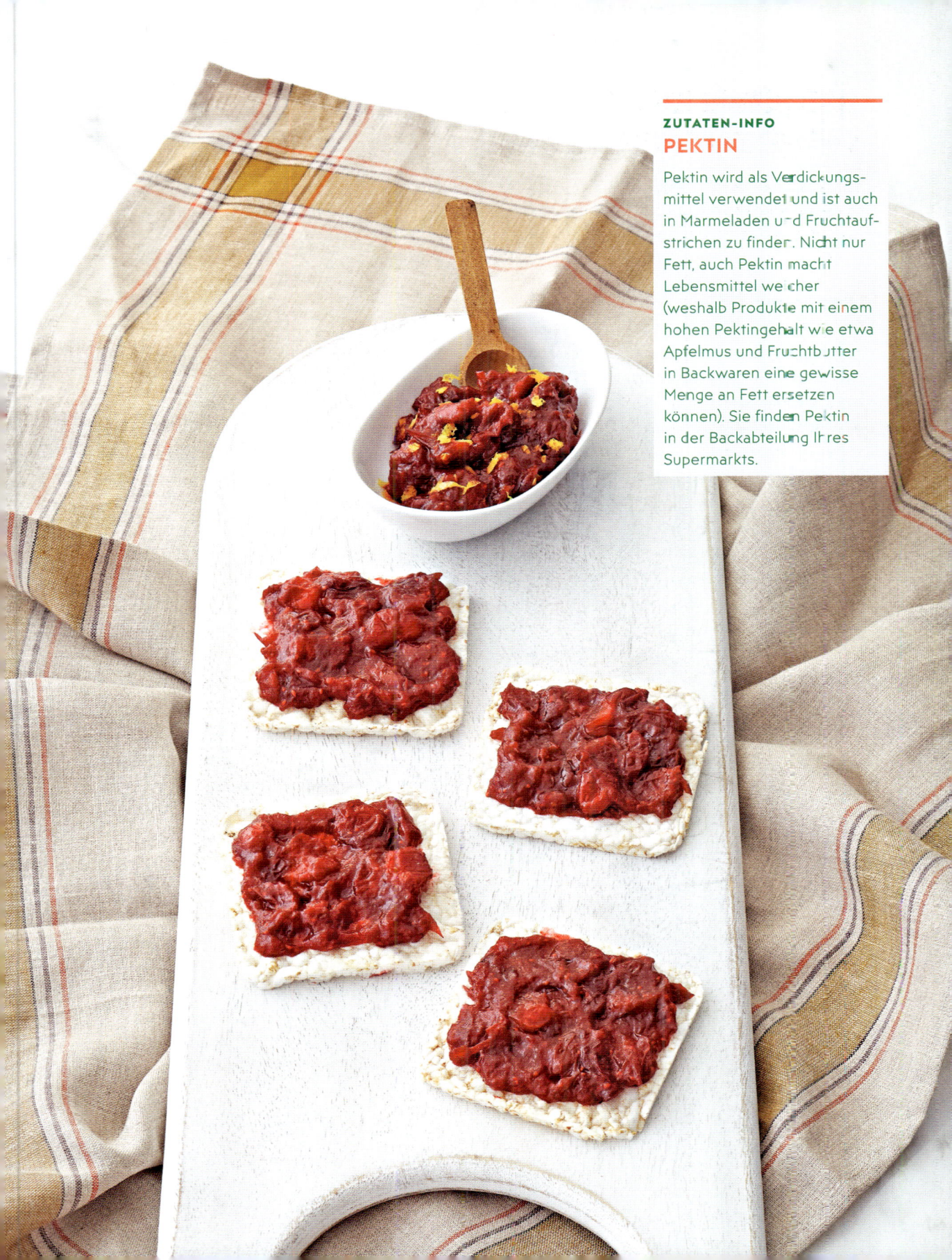

BLUMENKOHL UND ÄPFEL MIT MANDELBUTTERSOSSE NACH THAI-ART

ERGIBT 4 PORTIONEN
VORBEREITUNGSZEIT: 5 MINUTEN

Mark Twain sagte einst: „Der Blumenkohl ist nichts als ein Kohlkopf mit akademischer Bildung." Nun, mit diesem Rezept, das durch die asiatische Küche inspiriert ist, verleihe ich ihm den Doktortitel. Blumenkohl und Äpfel – zwei fantastische Lebensmittel mit Minuskalorien – werden in eine pikante Soße gedippt, das stillt Ihr Verlangen nach Süßem in Sekundenschnelle.

PRO PERSON

153 Kalorien
9 g Fett
6 g Eiweiß
13,5 g Kohlenhydrate
4,5 g Ballaststoffe
278 mg Natrium

ZUTATEN

⅛ TL Limettenschale, fein gerieben
1 EL Limettensaft, frisch gepresst
1 EL rote Thai-Currypaste
2 EL Kokosmilch
2 EL Coconut Aminos
Mönchsfruchtextrakt Luo Han Guo (Ersatz für 4 TL Zucker, nach Packungsanweisung dosieren, ersatzweise mit Stevia süßen)
¼ Tasse rohe Mandelbutter
2 Tassen Blumenkohlröschen
1 Tasse Apfelscheiben
½ Tasse frischer Koriander, gehackt
4 Limettenschnitze zum Anrichten

ZUBEREITUNG

1. Geriebene Limettenschale, Limettensaft und Currypaste in einer Rührschüssel miteinander vermengen. Kokosmilch, Coconut Aminos, Mönchsfruchtextrakt und Mandelbutter hinzufügen. Alles weiter verquirlen, bis es sämig ist (bei Bedarf Wasser hinzufügen), sodass eine dicke, soßenähnliche Konsistenz entsteht.

2. Die Soße in 4 Dip-Schalen gießen und auf 4 Teller stellen. Blumenkohl und Äpfel mit dem gehackten Koriander gut vermischen und gleichmäßig auf die 4 Teller verteilen. Zusammen mit den Limettenschnitzen servieren. Die Soße hält sich in einem luftdicht verschlossenen Behälter bis zu 5 Tage im Kühlschrank.

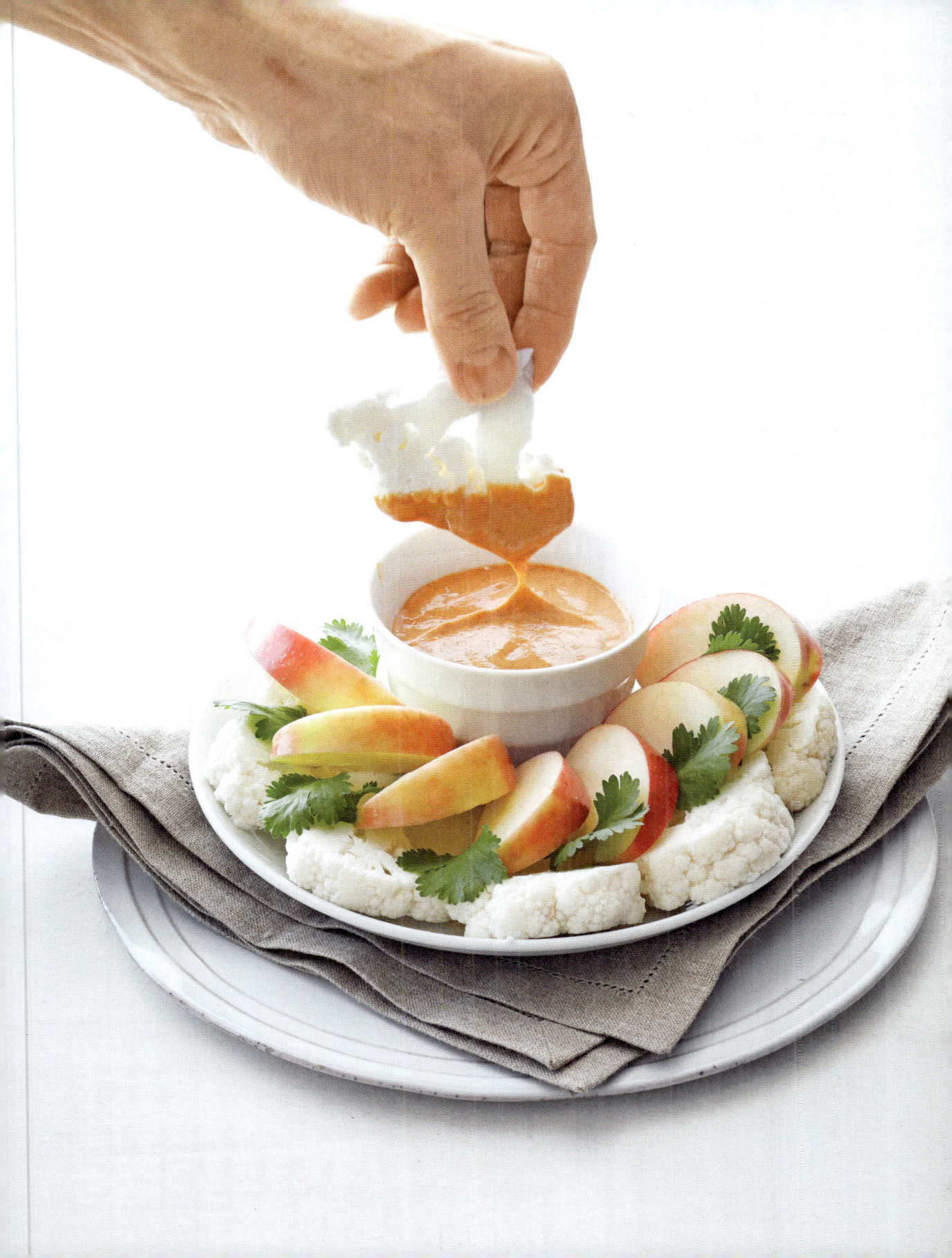

AUBERGINEN-MANDEL-DIP MIT SELLERIE

ERGIBT 4 PORTIONEN
VORBEREITUNGSZEIT: 5 MINUTEN
ZUBEREITUNGSZEIT: 15 MINUTEN

Hier stelle ich Ihnen nun eine Minuskalorien-Version von *Baba Ganoush* vor, einem Auberginen-Dip, der seine Wurzeln im Nahen Osten hat und als beliebtes Gericht in vielen mediterranen Restaurants auf der Speisekarte steht. Meine Version lässt sich extrem leicht zusammenmischen, und durch die samtig-würzige Konsistenz eignet sie sich ideal als Dip für rohes Gemüse wie Sellerie. Wenn Sie wollen, können Sie auch gleich größere Mengen davon herstellen. Im Kühlschrank hält es sich eine Woche – sofern Ihre Familie oder Gäste es nicht bereits vorher weggeschlabbert haben!

PRO PERSON

89 Kalorien
4,25 g Fett
3,5 g Eiweiß
12 g Kohlenhydrate
6 g Ballaststoffe
150 mg Natrium

ZUTATEN

1 mittelgroße italienische Aubergine, längs halbiert
Salz
2 EL Mandelbutter, roh und ungesalzen
2 EL Zitronensaft, frisch gepresst
½ TL Knoblauch, gepresst
Chilipulver
1 Bund Sellerie, in 13 cm dicke Sticks geschnitten

ZUBEREITUNG

1. Einen Grill, eine Grillpfanne oder eine gusseiserne Pfanne bei hoher Temperatur vorheizen. Mit der Spitze eines scharfen Messers eine Kreuzschraffur gut 1 cm tief in die Schnittseite der Aubergine schnitzen und mit Salz würzen.
   Die Aubergine mit der Schnittseite nach unten auf eine heiße Bratfläche geben und brutzeln, bis sie leicht angeschmort ist; wenden und wiederholen. Nun die Aubergine mit der Schnittfläche nach unten auf einen mikrowellengeeigneten Teller umfüllen und auf hoher Stufe circa 4 bis 5 Minuten zartweich garen.

2. Das Auberginenfleisch auskratzen und überschüssige Flüssigkeit entfernen. Das Fruchtfleisch in einer Küchenmaschine sämig pürieren. Zum Abkühlen in eine Edelstahlschüssel umfüllen, die in einer Schüssel mit Eiswasser steht.

3. Sobald das Auberginenpüree abgekühlt ist, die Mandelbutter, Zitronensaft und Knoblauch hinzufügen und gut umrühren, damit sich alles vermischt. Mit Salz abschmecken und Chilipulver darüberstreuen. Zusammen mit den Selleriestangen als Dip servieren.

TIPP

Probieren Sie für diesen Dip doch einmal verschiedene Gewürze aus, zum Beispiel Zatar, geräuchertes Paprikapulver oder eine scharfe Chilipaste.

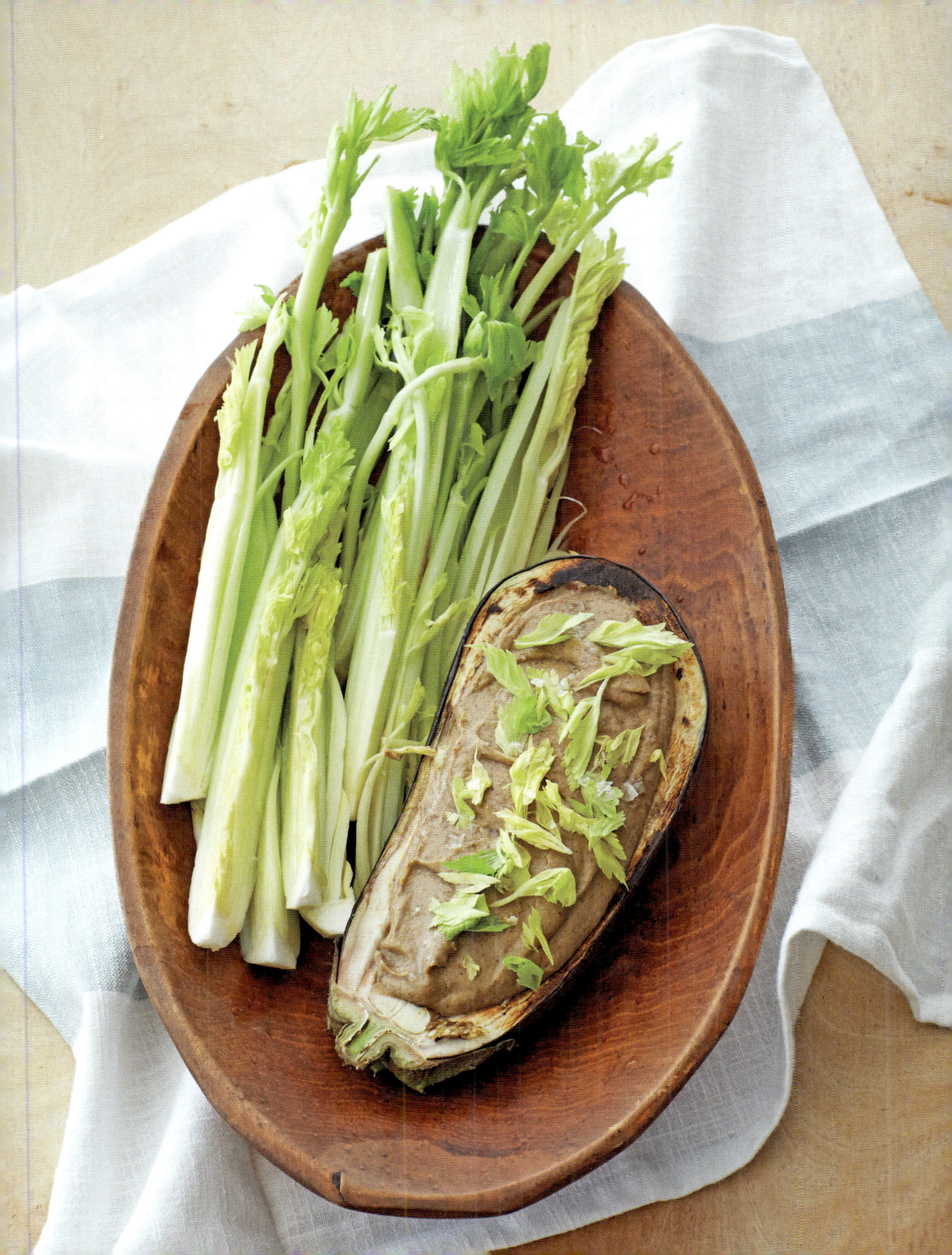

ERDNUSS-APFEL-SCHEIBEN

ERGIBT 4 PORTIONEN
ZUBEREITUNGSZEIT: 5 MINUTEN

Ich liebe Erdnussbutter, seit ich alt genug bin zu sagen: „Bitte ein Sandwich mit Erdnussbutter und Marmelade." Erdnussbutter ist sehr lecker, aber auch extrem kalorienreich – und ich weiß nicht, wie es Ihnen ergeht, aber sobald ich sie im Haus habe, wird Portionskontrolle zu einer echten Herausforderung! Erdnussbutterpulver ist eine köstliche Alternative. Es eignet sich großartig als Zutat für Haferflocken, Smoothies und schnelle Snacks wie diesen.

ZUTATEN

4 mittelgroße Äpfel (Ich mag biologisch angebaute Honeycrisps), in dünne Scheiben geschnitten
½ Tasse Erdnussbutterpulver (zum Beispiel von PB2)

ZUBEREITUNG

1. Die Apfelscheiben auf 4 kleine Servierteller gleichmäßig verteilen.
2. Das Erdnussbutterpulver darüberstreuen.

TIPP

Dieses Gericht lässt sich gut als Snack für unterwegs mitnehmen.

PRO PERSON

102 Kalorien
0g Fett
6,25g Eiweiß
18,5g Kohlenhydrate
3g Ballaststoffe
95mg Natrium

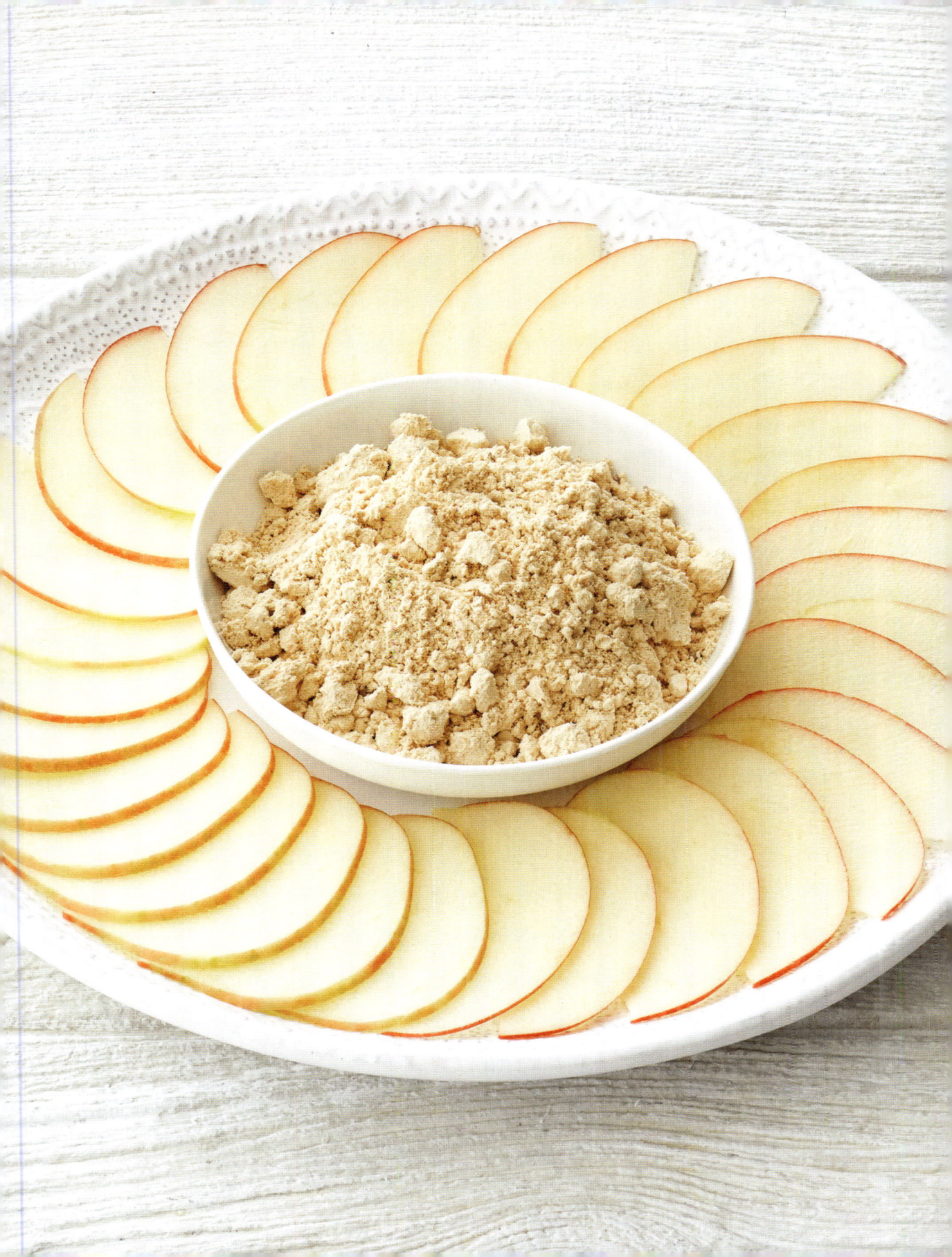

ROTE AMEISEN AUF DEM BAUM

ERGIBT 4 PORTIONEN; 4 „BAUMSTÄMME" PRO PERSON
ZUBEREITUNGSZEIT: 5 MINUTEN

Sie möchten für die ganze Familie einen gesunden Essensspaß mit Minuskalorien zubereiten? Versuchen Sie meine Version von „Rote Ameisen auf dem Baum", bei der Sie die Hohlräume der Selleriestangen mit Mandelbutter füllen und dann mit getrockneten Cranberrys bestreuen (Sie können auch ungesüßte getrocknete Kirschen nehmen). Ihre Kinder werden diesen lustigen Snack lieben – er eignet sich perfekt für Klassenpartys und Spielnachmittage.

PRO PERSON

72 Kalorien
8g Fett
4g Eiweiß
7,5g Kohlenhydrate
3,25g Ballaststoffe
50mg Natrium

ZUTATEN

¼ Tasse rohe Mandelbutter
1 EL roher Kokosnektar
Mönchsfruchtextrakt Luo Han Guo (Ersatz für 4 TL Zucker, nach Packungsanweisung dosieren, ersatzweise mit Stevia süßen)
Salz
12 Selleriestangen à 13 cm
2 EL Cranberrys, getrocknet und ungesüßt

ZUBEREITUNG

1. Mandelbutter, Kokosnektar und Luo Han Guo in einer kleinen Rührschüssel miteinander vermengen und mit Salz würzen.
2. Die Mandelbutter in den Hohlraum der Selleriestangen streichen, mit Cranberrys garnieren und dann servieren.

TIPP

Sie können die Mandelbuttermischung in einem luftdicht verschlossenen Behälter bis zu 7 Tage im Kühlschrank aufbewahren.

ZUTATEN-INFO
KOKOSNEKTAR

Kokosnektar ist ein weiteres Geschenk der Kokosnuss. Es handelt sich dabei um einen Sirup, der aus dem süßen Saft entsteht, der von Kokosblüten tropft. Er enthält Nährstoffe, die in keinem raffinierten Zucker zu finden sind: 17 Aminosäuren sowie eine ganze Reihe von Mineralstoffen, außerdem die Vitamine B und C.

Kokosnektar besitzt einen milden, süßlichen Geschmack und eignet sich großartig als Ersatz für Honig und Ahornsirup. Träufeln Sie ihn über Joghurt, rühren Sie ihn in Tee – Sie können ihn sogar zum Süßen Ihrer Smoothies verwenden.

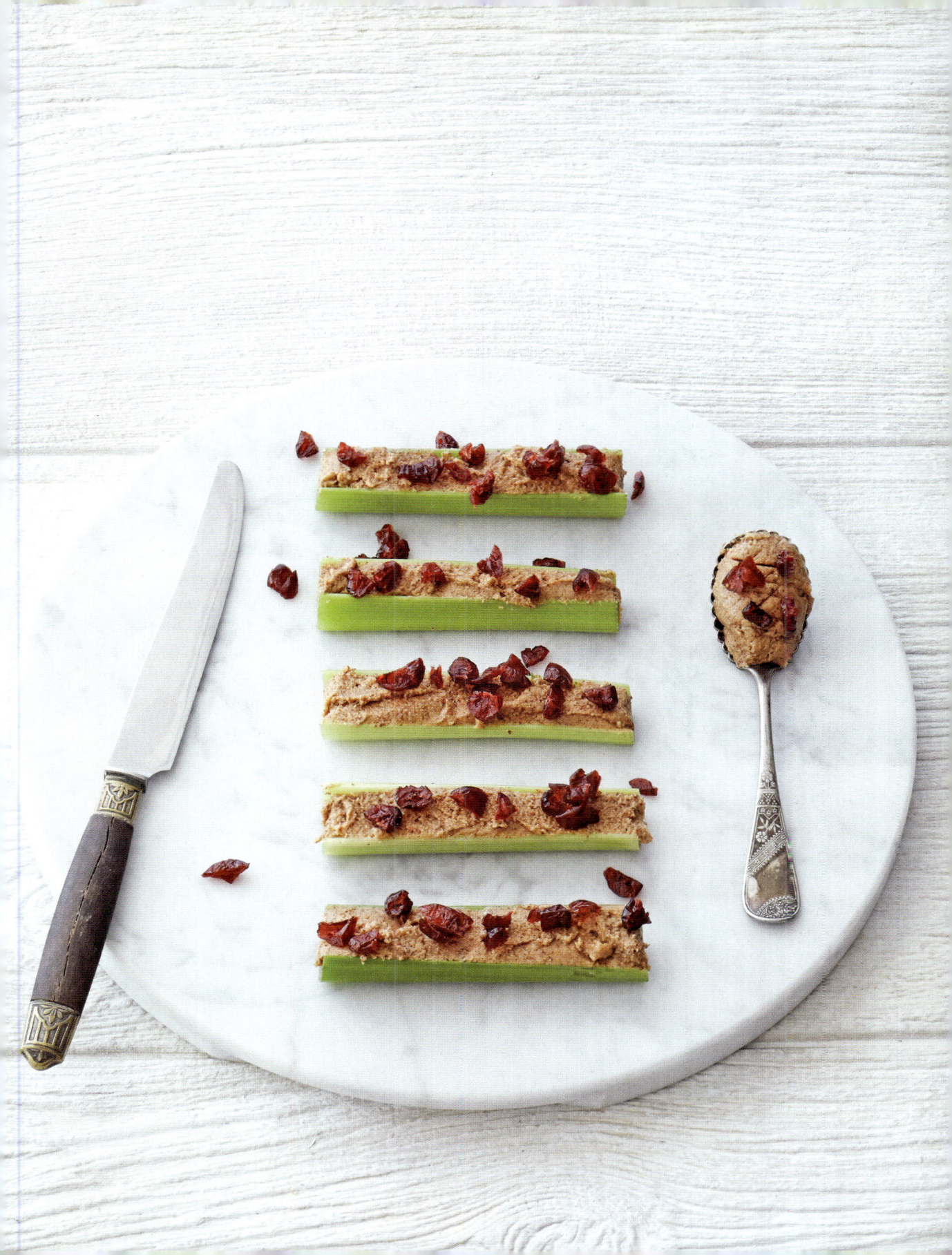

APFEL-CRANBERRY-MANDEL-RIEGEL

ERGIBT 4 RIEGEL
VORBEREITUNGSZEIT: 5 MINUTEN
ZUBEREITUNGSZEIT: 10 MINUTEN

Müsliriegel aus dem Geschäft enthalten normalerweise Unmengen an Zucker sowie Zutaten, die sich nicht einmal aussprechen lassen – ganz zu schweigen davon, dass sie meist extrem teuer sind. Mit diesem leichten Rezept stellen Sie Ihre eigenen Proteinriegel schneller her, als Sie zum Geschäft laufen und einen kaufen können. Dieser Riegel ist aus naturreinem Rohprotein und ganz ohne Zuckerzusatz. Das Eiweiß erhalten Sie auf natürliche Weise aus den Mandeln, die Ballaststoffe aus Haferflocken und Cranberrys – eine köstliche Kombination vollwertiger Nahrungsmittel.

PRO PERSON

211 Kalorien
7,5 g Fett
3,5 g Eiweiß
36 g Kohlenhydrate
7 g Ballaststoffe
11 mg Natrium

ZUTATEN

2 Tassen gefriergetrocknete Apfelchips
¼ Tasse Mandelsplitter, geröstet
¼ Tasse Cranberrys, getrocknet und ungesüßt
¼ Tasse Haferflocken, geröstet
2 EL rohe Mandelbutter
Mönchsfruchtextrakt Luo Han Guo (Ersatz für 4 TL Zucker, nach Packungsanweisung dosieren, ersatzweise mit Stevia süßen)
Salz
Cayennepfeffer
1 EL Kokosnektar

ZUBEREITUNG

1. Apfelchips, Mandeln, Cranberrys und Haferflocken in einer Rührschüssel zerkleinern und miteinander vermengen. In einer anderen Rührschüssel Mandelbutter, Luo Han Guo, eine Prise Salz und den Cayennepfeffer zu einer weichen Masse verquirlen. Den Kokosnektar bei mittlerer Hitze in einer kleinen Antihaftpfanne auf den Herd stellen. Sobald er leicht kocht, den Nektar mit einem Gummispatel in die Schüssel mit Mandelbutter geben und alles gut vermischen. Die zerkleinerten Zutaten einrühren und so vermischen, dass alles gleichmäßig bedeckt ist.

2. Ein Stück Frischhaltefolie, mindestens 40 cm lang, auf eine saubere Arbeitsfläche legen und die Mandelmischung in der Mitte der Folie verteilen. Die Folie über die Mischung schlagen und einen langen Riegel formen. Diesen in 4 Stücke schneiden, gleich servieren oder in einem luftdichten Behälter bis zu fünf Tage im Kühlschrank aufbewahren.

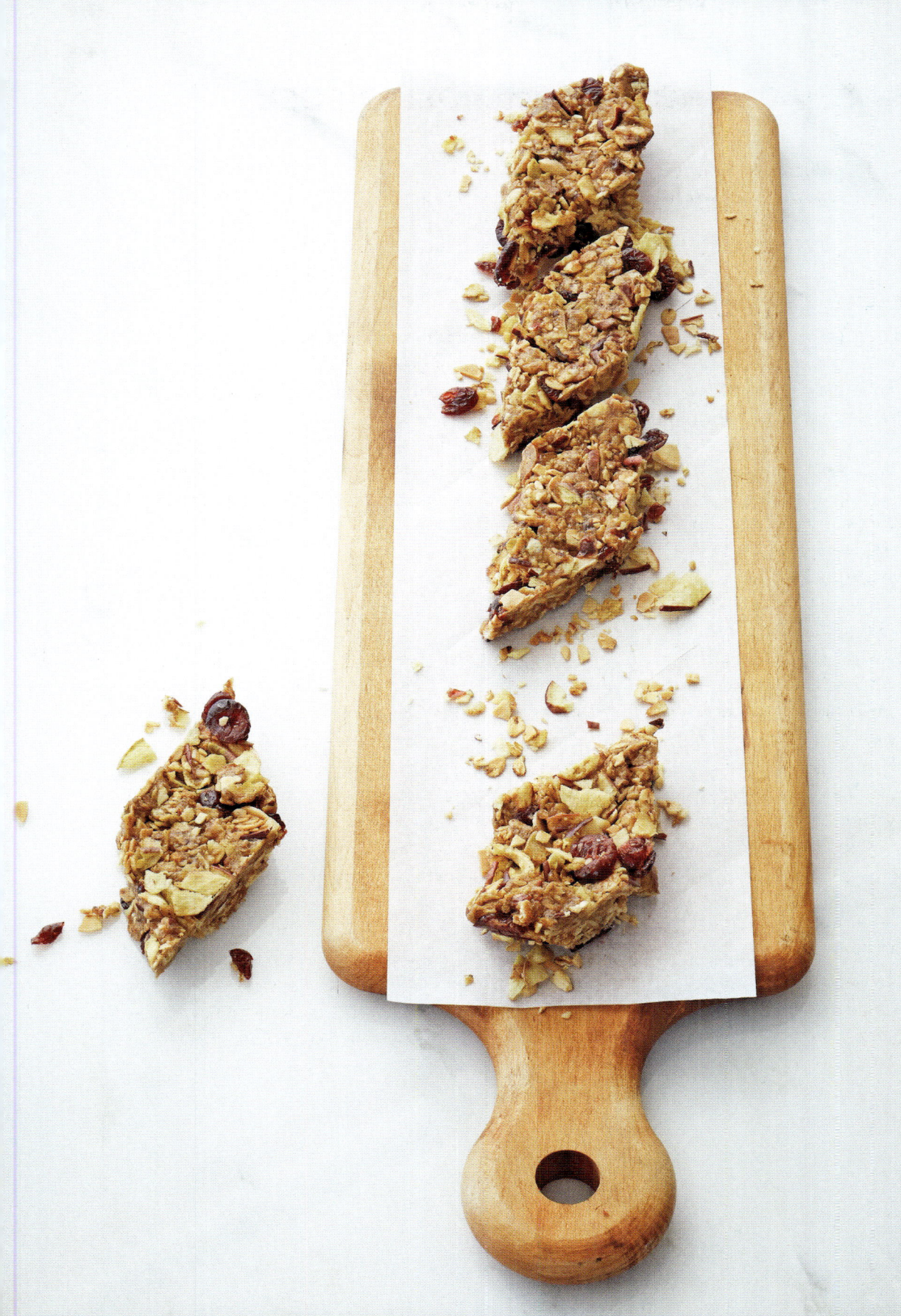

ROCCOS ROHES APFELMUS

ERGIBT 4 PORTIONEN
ZUBEREITUNGSZEIT: 15 MINUTEN

Sie fragen sich vermutlich: *„Warum sollte ich Apfelmus selbst herstellen?"* Nun, warum nicht? Sie erhalten auf diese Weise ein Mus aus Ihren Lieblingsäpfeln – ohne Zusatzstoffe. Sie sparen Geld, wenn Sie es selbst machen. Und es geht schneller, als den Deckel von einem widerspenstigen Apfelmusglas abzubekommen. Selbst gemachtes Apfelmus schmeckt immer besser. Außerdem ist meine Version roh, dadurch fällt der glykämische Effekt niedriger aus als bei der gekochten Variante. Vor allem aber bleiben in rohem, selbst gemachtem Apfelmus wertvolle Nährstoffe und Enzyme enthalten, die extrem gesundheitsfördernd sind.

ZUTATEN

4 mittelgroße Äpfel
   (Ich bevorzuge biologisch angebaute Honeycrisps.)
Mönchsfruchtextrakt Luo Han Guo (Ersatz für 4 TL Zucker, nach
   Packungsanweisung dosieren, ersatzweise mit Stevia süßen)
½ TL Zimtpulver

ZUBEREITUNG

1. Die Äpfel gut waschen, dann mithilfe einer Feinraspel (zum Beispiel einer Microplane) in eine Rührschüssel reiben, bis nur noch das Kerngehäuse übrig bleibt.
2. Luo Han Guo und Zimt dazugeben, alles miteinander verquirlen und servieren.

TIPPS

1. Probieren Sie verschiedene Apfelsorten aus und gestalten Sie so das Rezept ganz nach Ihrem Geschmack.
2. Als Extra-Kick für die Gesundheit oder um eine dickere Soßenkonsistenz zu erhalten, können Sie auch 1 EL Chiasamen hinzufügen.

PRO PERSON

93 Kalorien
0g Fett
0,5g Eiweiß
25g Kohlenhydrate
4,5g Ballaststoffe
1,75mg Natrium

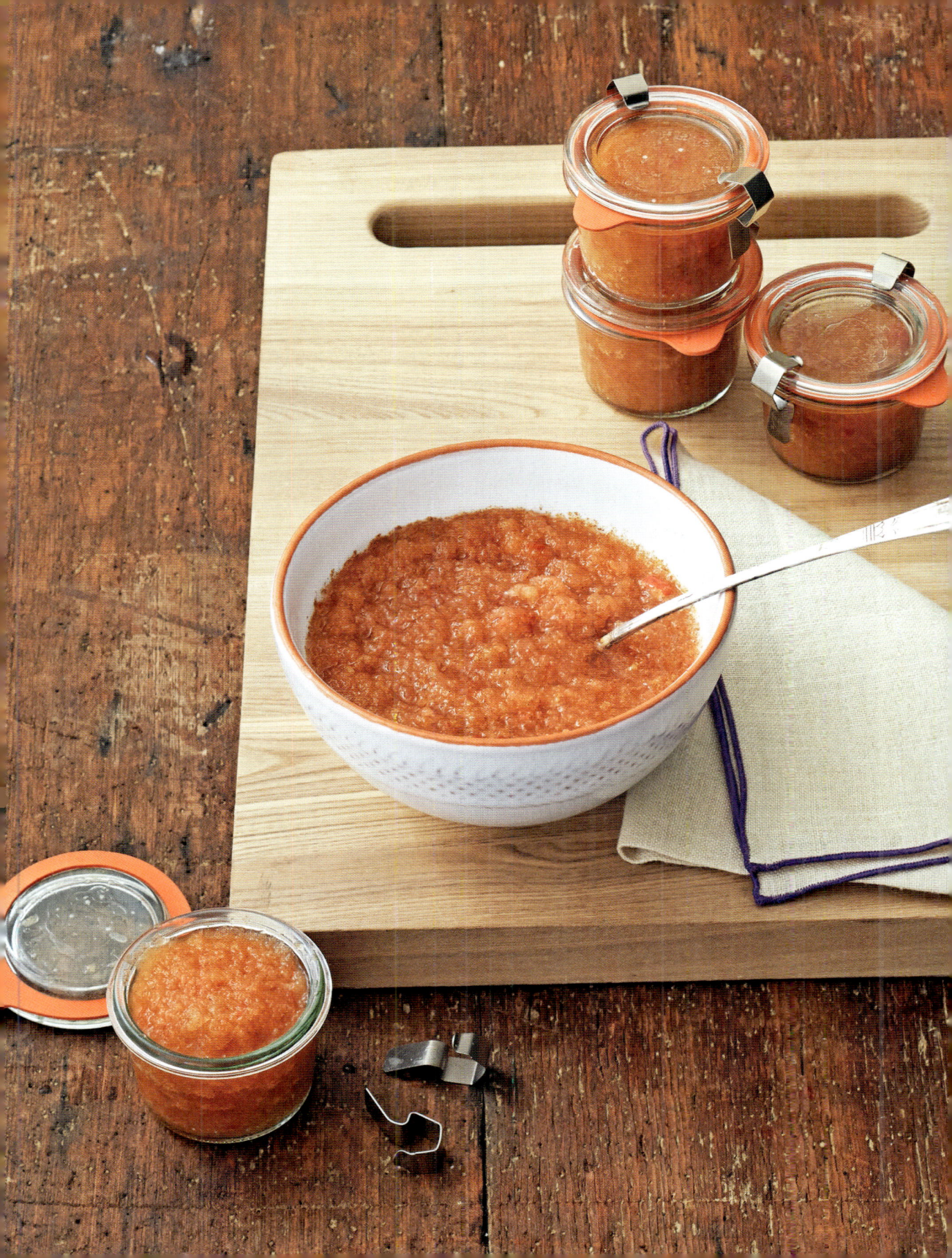

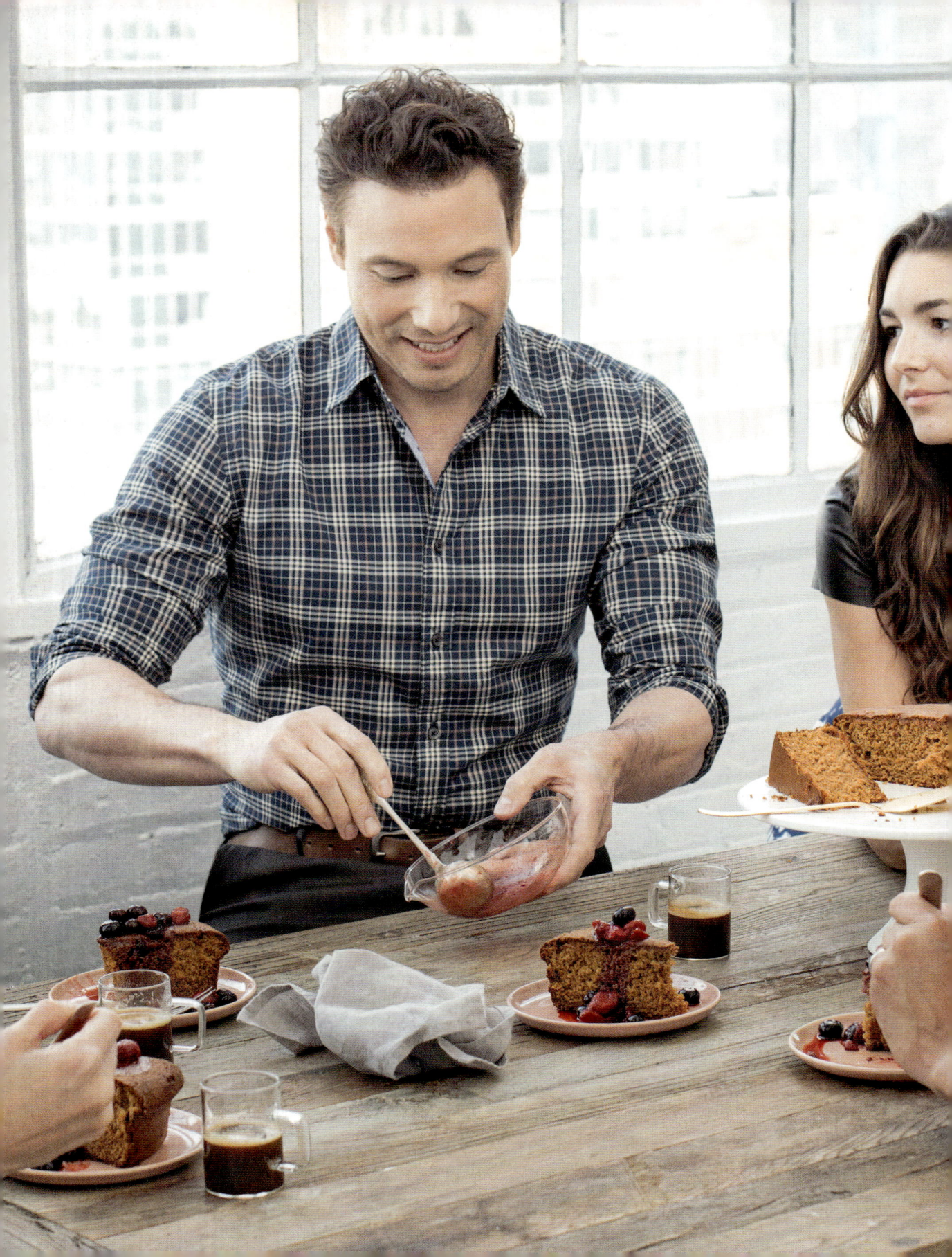

DESSERTS

SCHOKOLADEN-MANDELBUTTER-TRÜFFEL

ERGIBT 8 TRÜFFEL; 4 PORTIONEN; 2 TRÜFFEL PRO PORTION
VORBEREITUNGSZEIT: 2 MINUTEN
ZUBEREITUNGSZEIT: 20 MINUTEN

Angeblich wurde der erste Schokoladentrüffel – durch Zufall – in der Küche des berühmten Meisterkochs Auguste Escoffier hergestellt. Eines Tages bereitete sein Assistent Sahnecreme für Gebäck zu und goss dabei versehentlich die heiße Creme in eine Schüssel mit Schokolade; Escoffier fand heraus, dass er die Schokoladen-Creme-Mischung in kleine Bällchen formen konnte. Daraufhin rollte er die Bällchen in Kakaopulver, und schon ähnelten sie den essbaren Trüffelpilzen. Und so nannte er seine Kreation Schokoladentrüffel. In diesem Rezept habe ich die Sahne durch Mandelbutter ersetzt.

PRO TRÜFFELPORTION

123 Kalorien
9,5g Fett
3,5g Eiweiß
4g Kohlenhydrate
7g Ballaststoffe
50mg Natrium

ZUTATEN

¼ Tasse plus 2 EL rohe Mandelbutter
2 EL roher Kokosnektar
Mönchsfruchtextrakt Luo Han Guo (Ersatz für 6 TL Zucker, nach Packungsanweisung dosieren, ersatzweise mit Stevia süßen)
Salz
85 g Zartbitterschokolade, ohne Zuckerzusatz

ZUBEREITUNG

1. Mandelbutter, Kokosnektar und Mönchsfruchtextrakt in einer Rührschüssel zu einer geschmeidigen Masse verrühren, mit einer Prise Salz würzen. Aus der Mischung 8 gleich große Bällchen formen, in jedes davon einen Zahnstocher stecken und die Kugeln dann auf einem Teller auf ein Stück Wachspapier legen. In den Gefrierschrank stellen und circa 1 Stunde lang einfrieren, bis die Masse sehr fest ist.

2. Drei Viertel der Schokolade in eine mikrowellengeeignete Schüssel geben und die Schokolade auf hoher Stufe in circa 30 bis 60 Sekunden schmelzen. Die restliche Schokolade hinzufügen und verrühren, bis sie eine geschmeidige Konsistenz angenommen hat und dabei noch warm ist.

3. Die Mandelbutterbällchen aus dem Gefrierschrank nehmen und mithilfe des Zahnstochers einen Trüffel so in der Schokolade wälzen, dass dieser ganz davon bedeckt ist; dann zum Auskühlen auf den mit Wachspapier ausgelegten Teller legen. Den Vorgang mit den anderen Trüffeln wiederholen; zum Härten circa 5 Minuten lang zurück in den Gefrierschrank stellen, danach servieren.

TIPP

Möchten Sie die Trüffel noch hübscher präsentieren oder zusätzliche Minuskalorien einschmuggeln, können Sie sie vor dem Härten in ¼ Tasse gehackte Mandeln rollen.

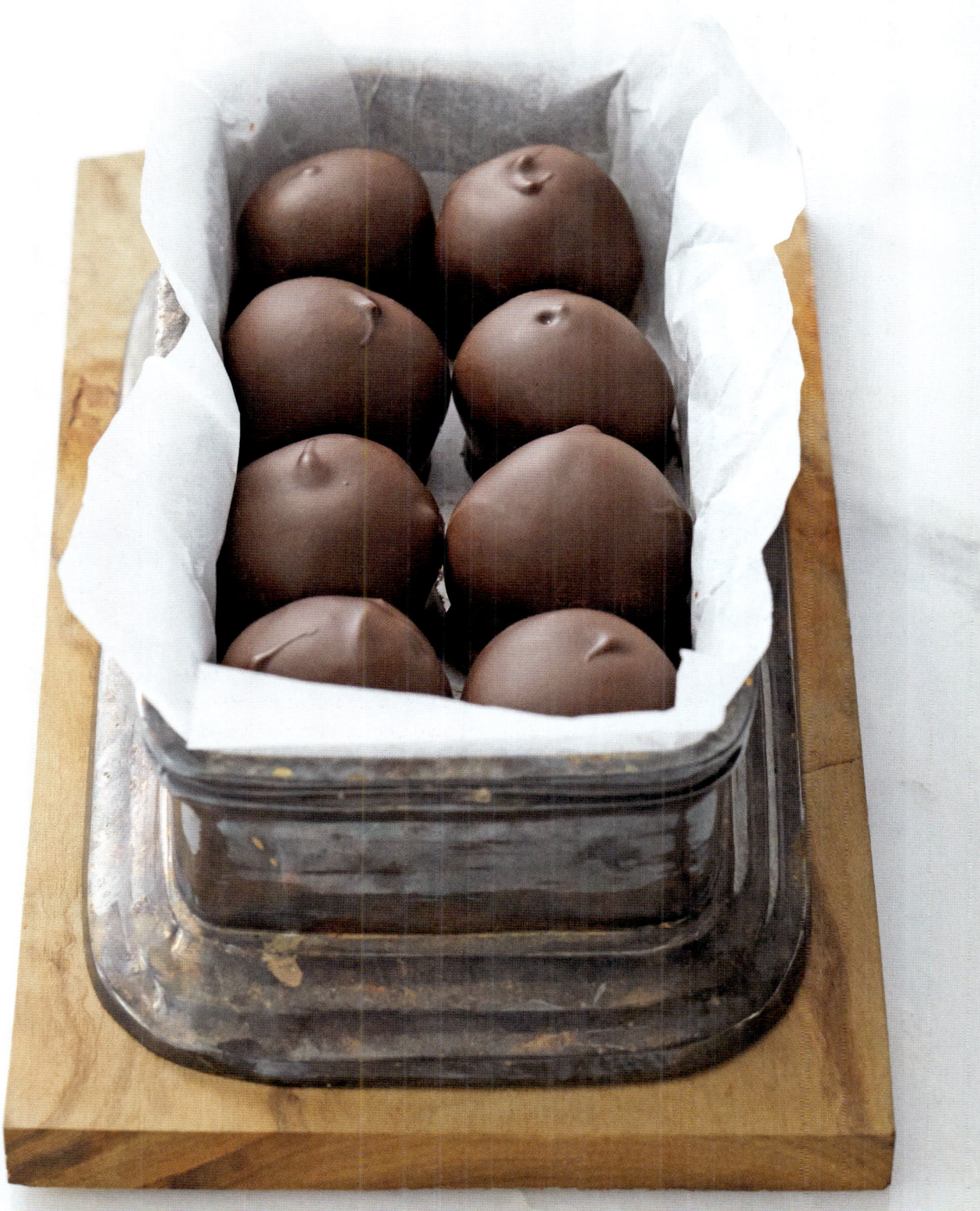

ERDBEEREN IM SCHOKOLADENMANTEL MIT MANDELSTÜCKCHEN

ERGIBT 4 PORTIONEN, 4 ERDBEEREN PRO PERSON
VORBEREITUNGSZEIT: 10 MINUTEN
ZUBEREITUNGSZEIT: 10 MINUTEN

Ich möchte ein klassisches Dessert für Sie neu beleben – das bezaubernde Valentinsgeschenk, das Sie in der Vergangenheit vermutlich viele Male vergeben oder erhalten haben: Erdbeeren im Schokoladenmantel! In meinem Rezept hüllen Sie köstliche Erdbeeren mit Minuskalorien in dunkle, ungesüßte Schokolade und geben dann noch einige Sprengsel eiweißreiche Mandeln dazu. Lassen Sie es sich gut schmecken!

ZUTATEN

85 g Zartbitterschokolade, ohne Zuckerzusatz
¼ Tasse Mandelstückchen, geröstet
16 Erdbeeren, mittelgroß

ZUBEREITUNG

1. Drei Viertel der Schokolade in eine mikrowellengeeignete Schüssel geben und die Schokolade auf hoher Stufe in circa 30 bis 60 Sekunden schmelzen. Die restliche Schokolade hinzufügen und verrühren, bis sie eine geschmeidige Konsistenz angenommen hat und dabei noch warm ist. Die Mandeln auf einen Teller streuen.

2. Jede Erdbeere in die Schokolade stippen, bis sie komplett damit bedeckt ist, dann in der Mandelmischung rollen und schließlich auf einen mit Wachspapier oder Backpapier ausgelegten Teller legen. Die fertigen Erdbeeren zum Kühlen und Härten in den Kühlschrank stellen. Kalt servieren.

PRO PERSON

131 Kalorien
10,5 g Fett
3,5 g Eiweiß
11 g Kohlenhydrate
5,5 g Ballaststoffe
2 mg Natrium

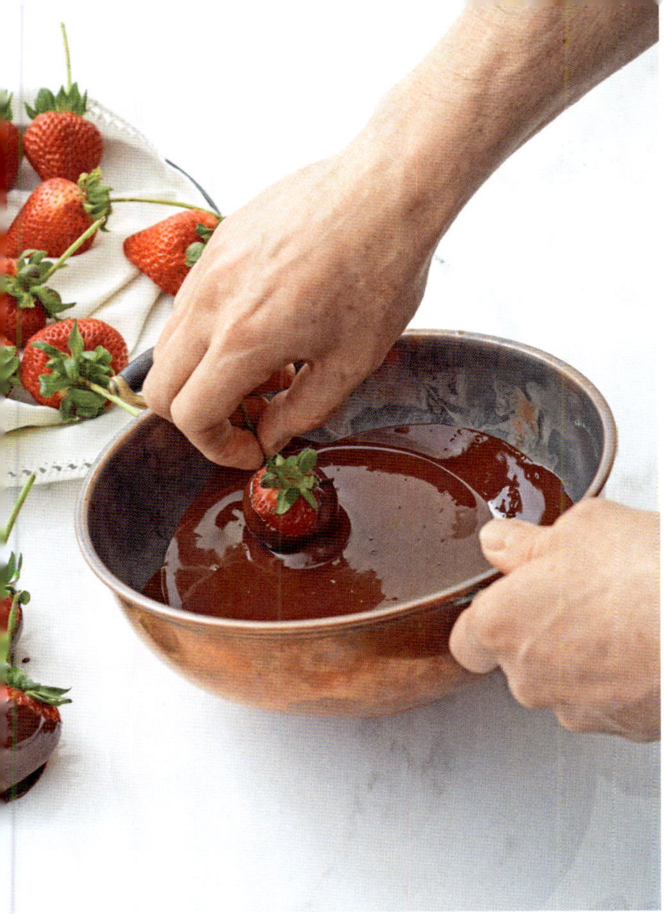

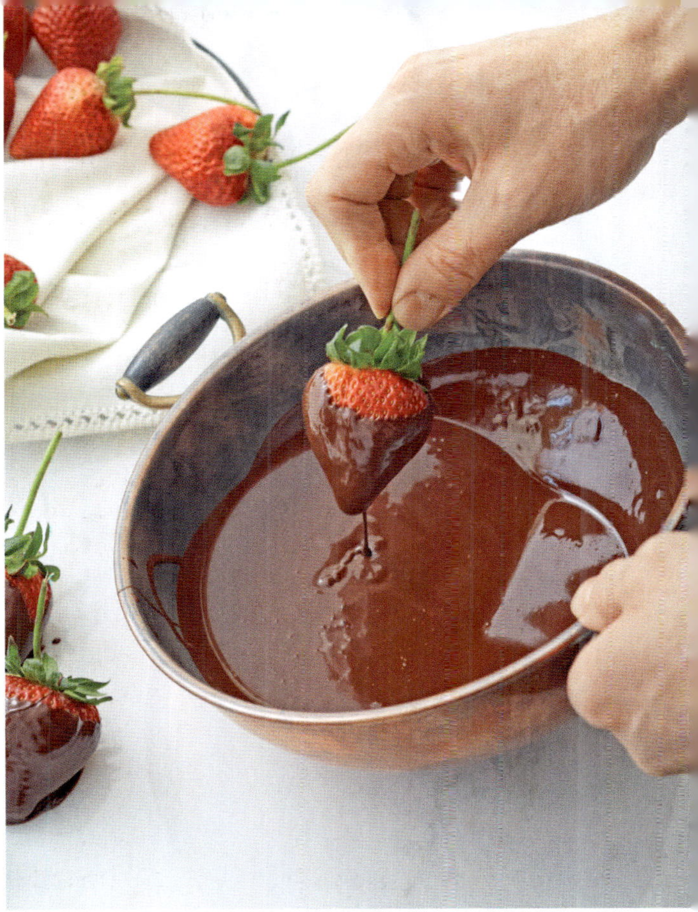

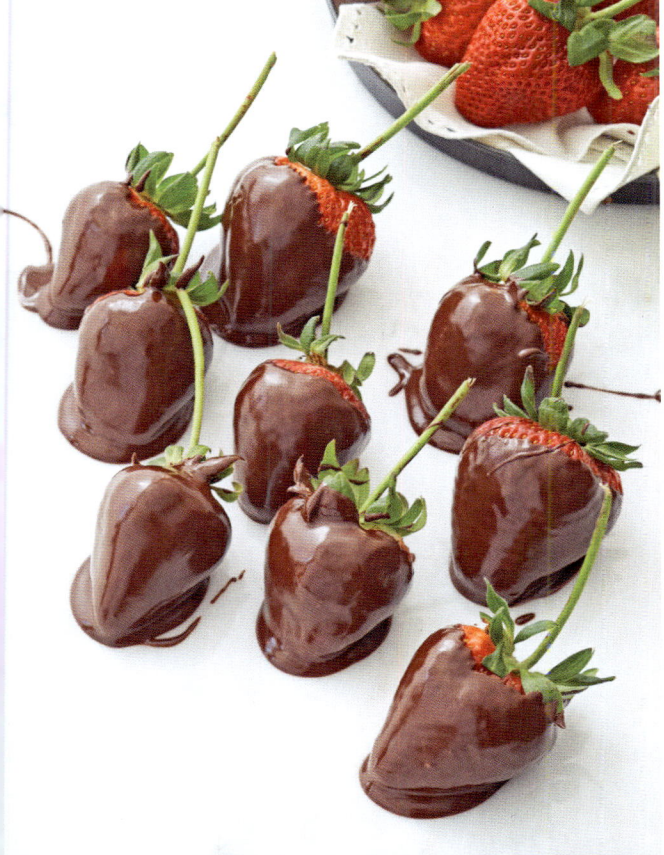
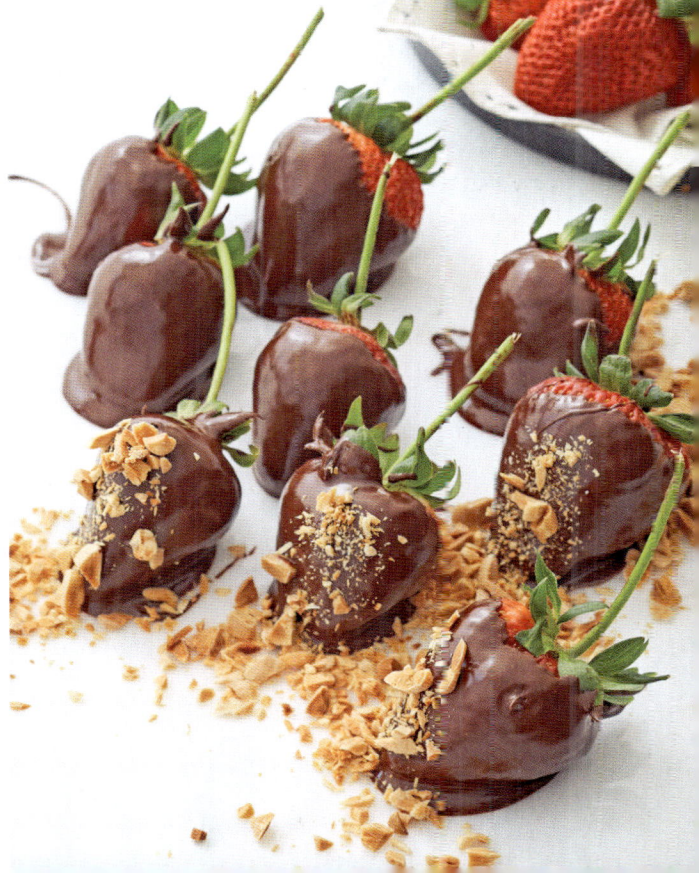

MANDELN IN KAKAOHÜLLE

ERGIBT 4 PORTIONEN
VORBEREITUNGSZEIT: 10 MINUTEN
ZUBEREITUNGSZEIT: 10 MINUTEN

Dies ist genau das Richtige, wenn Sie einmal unheimlich Lust auf etwas Süßes verspüren, jedoch kein ganzes „Dessert" benötigen. Den Süßegrad können Sie ganz nach eigenem Geschmack bestimmen – weniger Luo Han Guo für einen bitteren Geschmack nach dunkler Schokolade und mehr für einen süßeren Schokoladengeschmack. Diese Mandeln halten sich auch gut im Kühlschrank.

PRO PERSON

230 Kalorien
18g Fett
8g Eiweiß
12,5g Kohlenhydrate
4,5g Ballaststoffe
50mg Natrium

ZUTATEN

1½ EL roher Kokosnektar
Mönchsfruchtextrakt Luo Han Guo (Ersatz für 8 TL Zucker, nach Packungsanweisung dosieren, ersatzweise mit Stevia süßen)
Salz
1 Tasse Mandeln (gönnen Sie sich Marcona-Mandeln, wenn Sie sie finden)
3 EL Bio-Kakaopulver, ungesüßt

ZUBEREITUNG

1. Den Backofen auf 175 Grad Celsius vorheizen.
2. Kokosnektar und die Hälfte vom Luo Han Guo mit einer Prise Salz in einer großen Rührschüssel miteinander vermischen, dann beiseitestellen.
3. Die Mandeln auf ein mit Backpapier ausgelegtes Backblech legen und im Backofen goldbraun rösten, dann in die Schüssel umfüllen und alles gut mischen; danach die Mandeln zurück auf das mit Backpapier ausgelegte Backblech legen. Nochmals im Backofen 5 bis 8 Minuten rösten, dabei gelegentlich umrühren, bis der gesamte Kokosnektar an den Mandeln haftet.
4. Die Mandeln in eine saubere Rührschüssel umfüllen. Das Kakaopulver mit dem restlichen Luo Han Guo in einer anderen Rührschüssel vermischen. Die Kakaopulvermischung zu den Mandeln hinzugeben und alles durchmischen, bis die Mandeln gut mit dem Pulver bedeckt sind. Überschüssiges Kakaopulver abschütteln und die Mandeln zum Abkühlen auf einen sauberen Teller legen. Bei Zimmertemperatur oder gekühlt servieren.

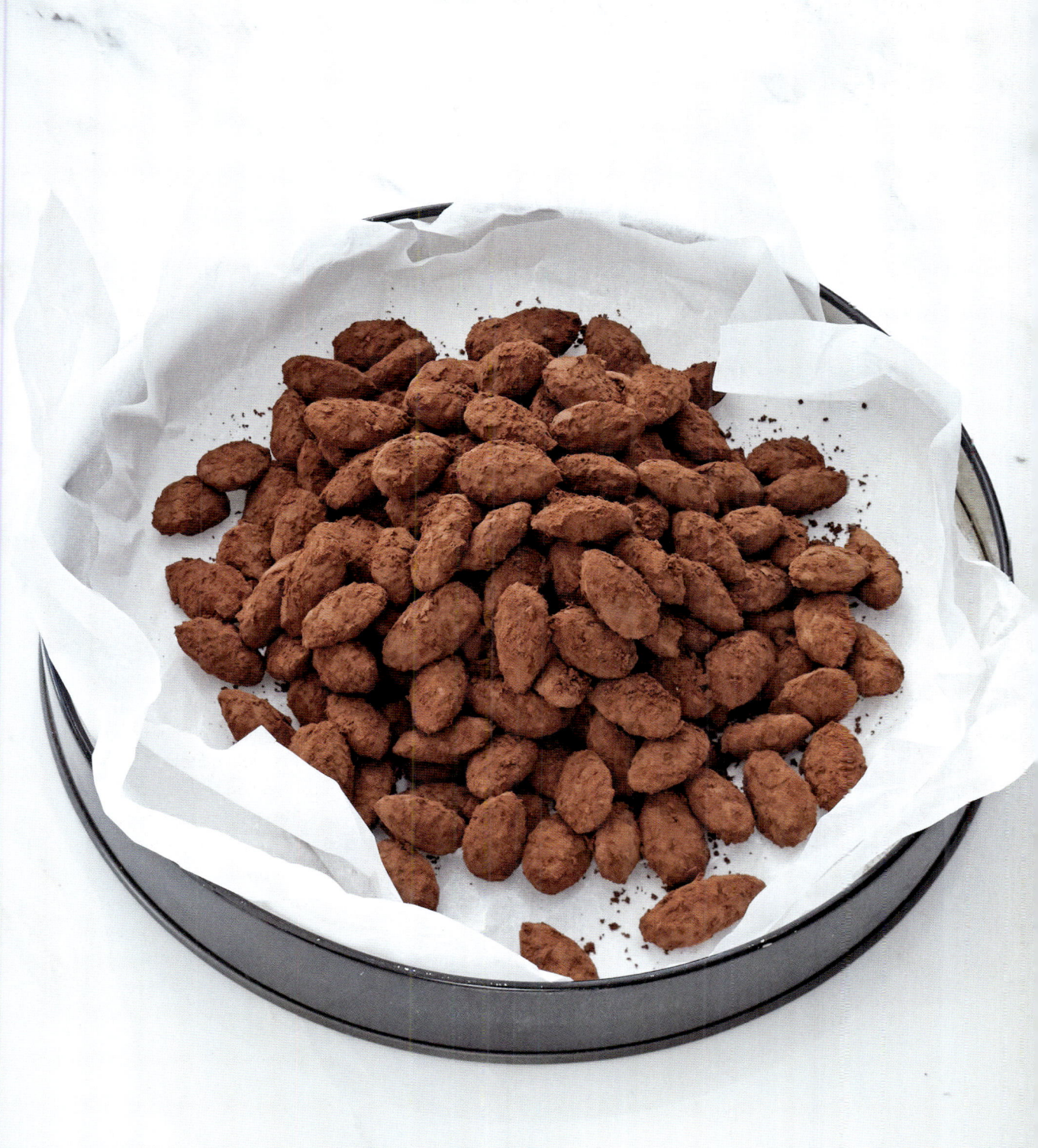

BLITZSCHNELLER MANDELKUCHEN MIT GEMISCHTEN BEEREN

ERGIBT 4 PORTIONEN
VORBEREITUNGSZEIT: 5 MINUTEN
ZUBEREITUNGSZEIT: 7 MINUTEN

Mit diesem Rezept erstellen Sie in der Mikrowelle in Sekundenschnelle 4 Miniküchlein. Wenn Sie einen größeren Kuchen möchten (wie im Bild dargestellt), vervierfachen Sie einfach die Zutatenmenge; gießen Sie den Teig in eine Antihaftbackform mit einem Durchmesser von etwa 25 cm (die Form mit etwas Kokosöl bepinseln). Backen Sie das Ganze bei 175 Grad Celsius in circa 10 Minuten goldbraun; dann den Backofen auf 150 Grad Celsius herunterregeln und den Kuchen weitere 15 bis 20 Minuten im Backofen lassen, bis er durchgebacken ist. Auf einem Kuchenrost abkühlen lassen, in Stücke schneiden und mit Beeren servieren. Der Kuchen ergibt 16 Portionen.

PRO PERSON

155 Kalorien
7g Fett
6,5g Eiweiß
17g Kohlenhydrate
3g Ballaststoffe
80mg Natrium

ZUTATEN

½ Tasse Mandelmehl
2 getrennte Eier, 1 Eigelb entsorgen
Mönchsfruchtextrakt Luo Han Guo (Ersatz für 8 TL Zucker, nach Packungsanweisung dosieren, ersatzweise mit Stevia süßen)
4 unbeschichtete Pappbecher à 0,18 l
Olivenöl-Spray
1 TL Vanilleextrakt
Salz
3 EL roher Kokosnektar
1 Tasse Beeren, gemischt, mit einer Gabel zerquetscht

ZUBEREITUNG

1. Den Backofen auf 190 Grad Celsius vorheizen.
2. Das Mandelmehl auf ein Backblech legen und 3 bis 5 Minuten im Ofen braun backen, bis es aromatisch duftet. Aus dem Backofen nehmen und auf ein kühles Backblech umfüllen.
3. Das Eiklar und Luo Han Guo in eine Rührschüssel geben und zu einem steifen Schnee schlagen. Die 4 unbeschichteten Pappbecher mit Kochspray benetzen. Mit einem Zahnstocher oder einer Gabel Löcher in den Boden der Becher stechen.
4. Das abgekühlte Mandelmehl in eine saubere Rührschüssel geben, Eigelb, Vanille, Salz und Kokosnektar hinzufügen. Den Eischnee unter die Mandelmischung heben und die Schaummasse in die vorbereiteten Becher füllen. Circa 30 Sekunden in der Mikrowelle backen, dann die Becher auf die Seite legen und nochmals etwa 45 Sekunden garen, bis der Teig durchgebacken ist. Die Küchlein aus der Mikrowelle nehmen und kopfüber auf 4 Servierteller stellen; die Becher entfernen und mit Beeren servieren.

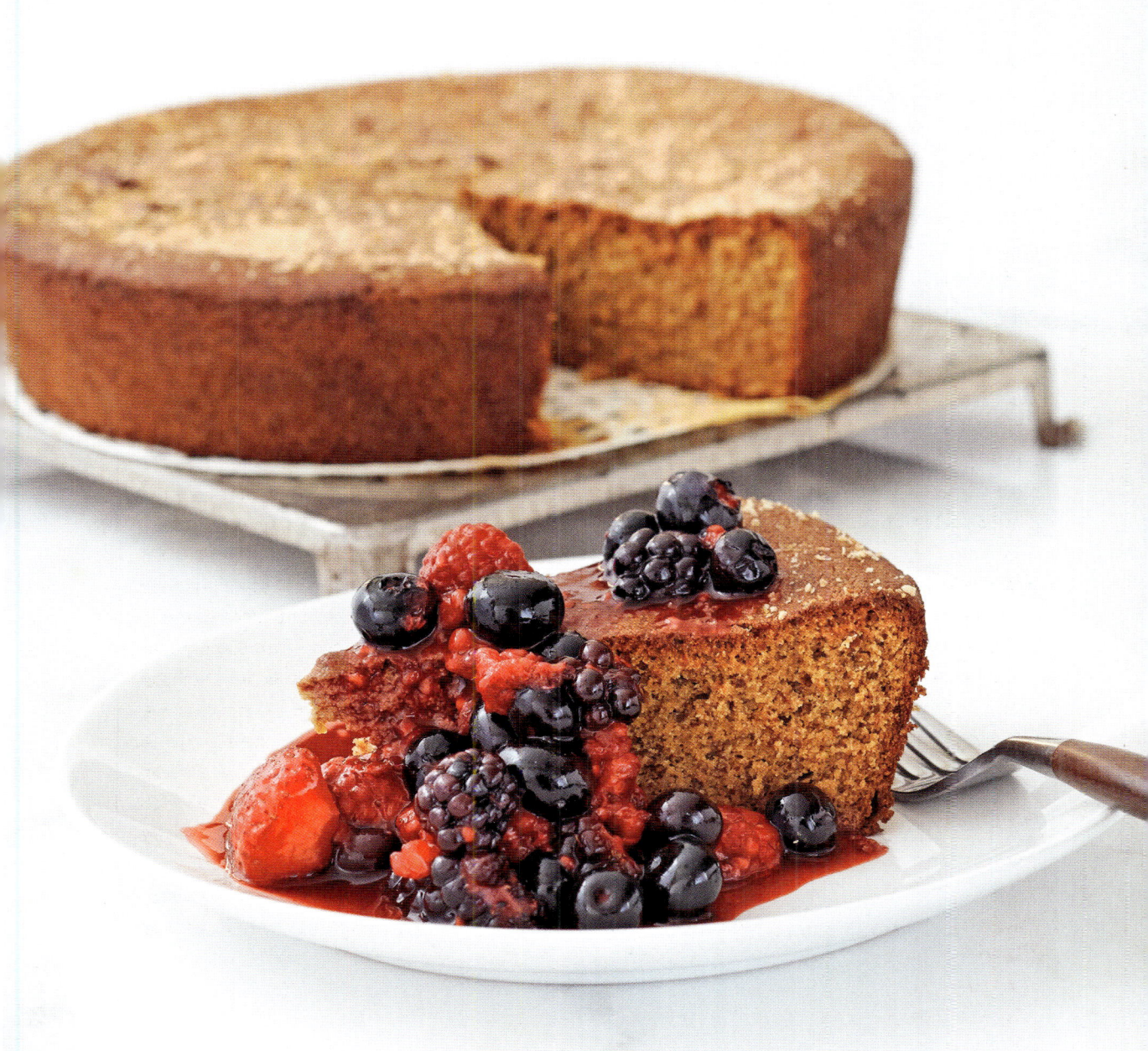

CRÊPES SUZETTE MIT ORANGEN UND VANILLECREME

ERGIBT 4 PORTIONEN
VORBEREITUNGSZEIT: 5 MINUTEN
ZUBEREITUNGSZEIT: 10 MINUTEN

Im Jahr 1895 entstand das klassische französische Dessert Crêpes Suzette durch einen glücklichen Zufall, als der 14-jährige Kochlehrling Henri Charpentier für den Prinzen von Wales Crêpes als Nachspeise zubereitete. Charpentiers Dessert fing Feuer, aber durch die Flammen entstanden verschiedene süßliche Aromen – und tatsächlich verbesserte sich dadurch der Geschmack. Dem Prinzen schmeckte es so gut, dass er darauf bestand, das Dessert solle nach einer seiner Begleiterinnen bei diesem Dinner benannt werden, einer wunderschönen Französin namens Suzette.

PRO PERSON

162 Kalorien
3,5 g Fett
11 g Eiweiß
23 g Kohlenhydrate
6 g Ballaststoffe
151 mg Natrium

ZUTATEN

Olivenöl-Spray
¼ Tasse griechischer Joghurt, fettarm
1 TL Vanilleextrakt
1½ Tassen kaltes Wasser
2 EL plus 2 TL Flohsamenschalen (in den meisten Supermärkten in der Naturkostabteilung erhältlich)
6 EL plus 2 TL Eiklarpulver
1 TL Orangenschale, fein gerieben
1½ Tassen Orangenscheiben
Mönchsfruchtextrakt Luo Han Guo (Ersatz für 6 TL Zucker, nach Packungsanweisung dosieren, ersatzweise mit Stevia süßen)
3 EL roher Kokosnektar
3 EL Mandelsplitter, geröstet

ZUBEREITUNG

1. Den Backofen auf 175 Grad Celsius vorheizen. Eine große, backofentaugliche Antihaftpfanne (etwa 30 cm Durchmesser) mit Kochspray benetzen.

2. Den griechischen Joghurt mit der Vanille vermischen und beiseitestellen. 1½ Tassen Wasser in eine große Rührschüssel gießen, Flohsamenschalen hinzufügen und etwa 2 Minuten lang miteinander verquirlen, bis sich die Flohsamenschalen auflösen und das Wasser etwas dicklich geworden ist. Nun das Eiklarpulver hinzufügen und circa 1 Minute vorsichtig verquirlen, sodass sich das Pulver auflöst, ohne dass es aufgeschlagen wird.

3. Ein Viertel der Mischung in die vorbereitete Pfanne gießen. Die Pfanne so hin und her schwenken, dass die Mischung den ganzen Pfannenboden bedeckt. Bei mittlerer Hitze auf den Herd stellen und circa 30 Sekunden backen, bis die Crêpe von unten fest wird. Die Pfanne in den Ofen stellen und die Crêpe circa 30 Sekunden weiterbacken, bis sie auch von oben fest ist. Dann die Pfanne zurück auf die Herdfläche stellen, die Crêpe wenden und von der anderen Seite anbräunen. Nun die Crêpe auf einen von 4 Tellern legen und beiseitestellen. Diesen

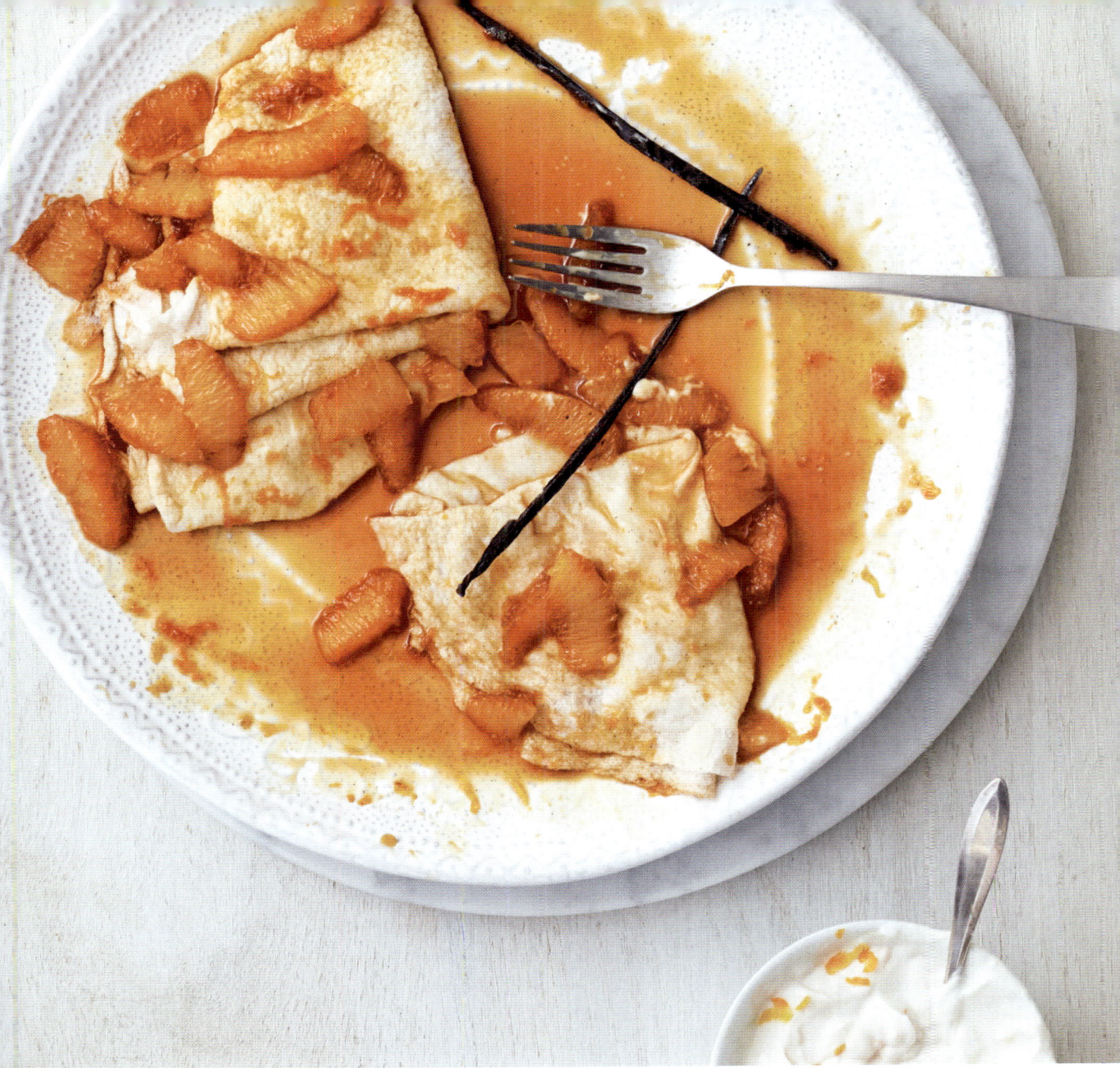

Vorgang für die restlichen 3 Crêpes wiederholen, jede auf
einen Servierteller legen.

4. Die geriebene Orangenschale und die Orangenstücke in die
Pfanne geben und köcheln, bis sie weich und warm sind. Den
Herd abstellen. Mönchsfruchtextrakt und Kokosnektar unter die
Orangenmischung heben. Die Crêpes mit drei Vierteln der
Orangenmischung füllen, in der Mitte zusammenfalten, dann
nochmals falten. Mit Joghurt, Mandeln und der restlichen
Orangenmischung garnieren.

ZITRUS-BEEREN-SCHÜSSEL MIT SCHLAGCREME

ERGIBT 4 PORTIONEN
VORBEREITUNGSZEIT: 10 MINUTEN
ZUBEREITUNGSZEIT: 15 MINUTEN

Während meiner Kindheit hat meine Mutter ganze Wolken an köstlicher Sahne geschlagen. Natürlich war diese damals sehr zuckerhaltig. Heutzutage kann man als weitaus gesündere Alternative Schlagcreme zubereiten, die sich dennoch ihre traumhaft köstliche Qualität bewahrt hat. Hier zeige ich Ihnen, wie es geht.

PRO PERSON

128 Kalorien
1,5g Fett
5,6g Eiweiß
4,7g Kohlenhydrate
7g Ballaststoffe
64mg Natrium

ZUTATEN

1 Tasse Vanille-Mandelmilch, ungesüßt, oder selbst gemachte Mandelmilch (Seite 91)
1¾ TL Gelatinepulver
Mönchsfruchtextrakt Luo Han Guo (Ersatz für 8 TL Zucker, nach Packungsanweisung dosieren, ersatzweise mit Stevia süßen)
1 EL Kokosnektar
1 Vanilleschote, längs gespalten
½ Tasse griechischer Joghurt, fettarm
4 Tassen Beeren, gemischt
½ Tasse Orangenscheiben, mundgerecht zerkleinert

ZUBEREITUNG

1. Von der Mandelmilch 1 EL in eine kleine Schüssel geben. Das Gelatinepulver über die Milch streuen und beiseitestellen.

2. Die restliche Milch, Luo Han Guo und Kokosnektar in einen kleinen Topf geben. Mit der Spitze eines kleinen Messers den Vanillesamen aus der Schote in den Topf kratzen und die Mischung zum Kochen bringen. Die Gelatinemischung in die heiße Milch geben und so lange verquirlen, bis sie sich komplett aufgelöst hat. Die Mischung in eine Edelstahlschüssel gießen und den Joghurt einrühren. Eine größere Schüssel halb mit Eiswasser füllen und die Schüssel mit der Mandelmischung zum Abkühlen hineinstellen.

3. Mit einem Handmixer die Creme zunächst auf niedriger Stufe schlagen, dann auf hoher Stufe weiterrühren. Durch das Abkühlen wird die Masse voluminöser und entwickelt sich zu einer dicken Schlagcreme. Nochmals 3 bis 5 Minuten weiterschlagen, bis die Creme steif ist und eine luftig-leichte Konsistenz besitzt. Die Beerenmischung und Orangenscheiben gleichmäßig auf 4 Schüsseln verteilen und mit Schlagcreme verzieren. Sofort servieren.

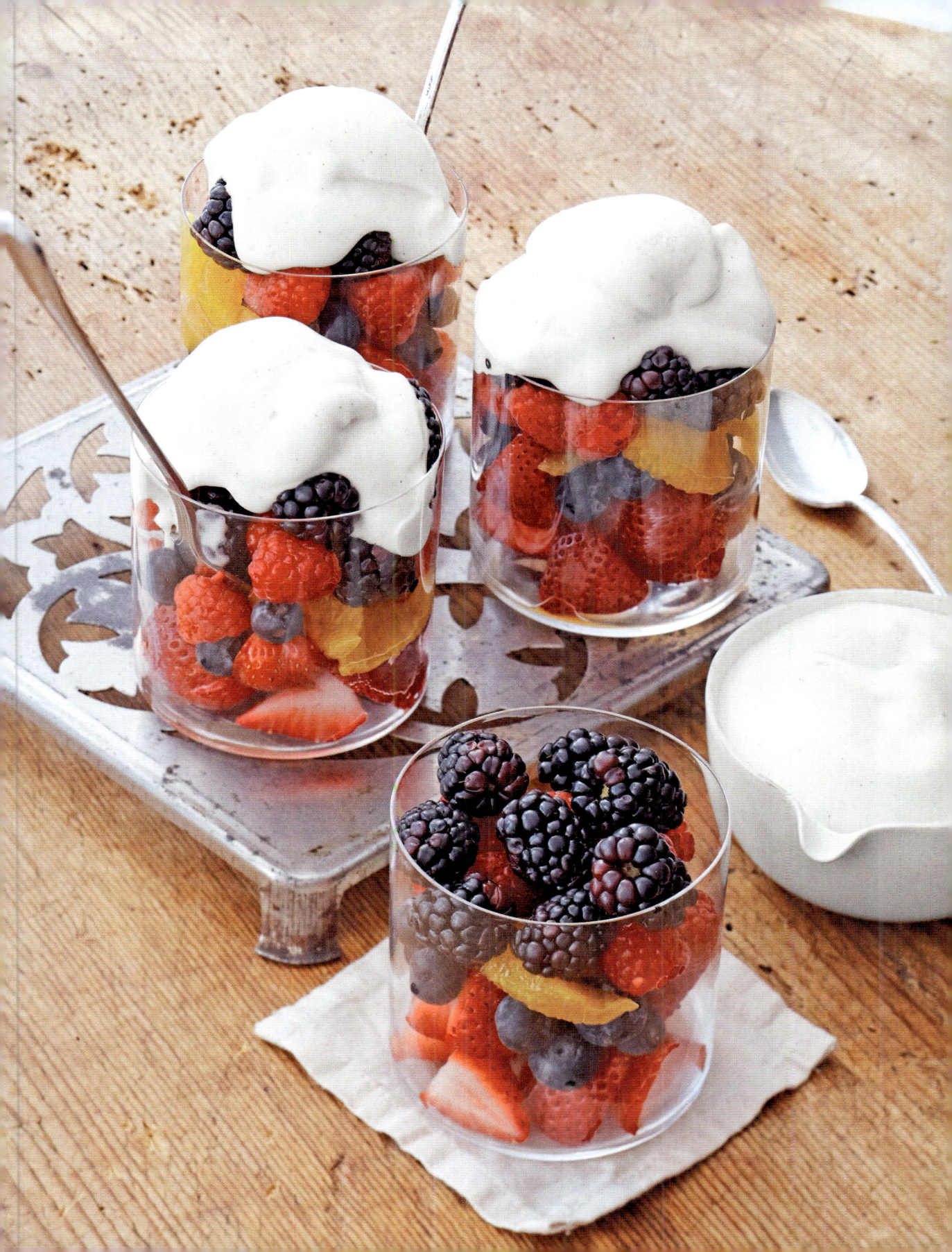

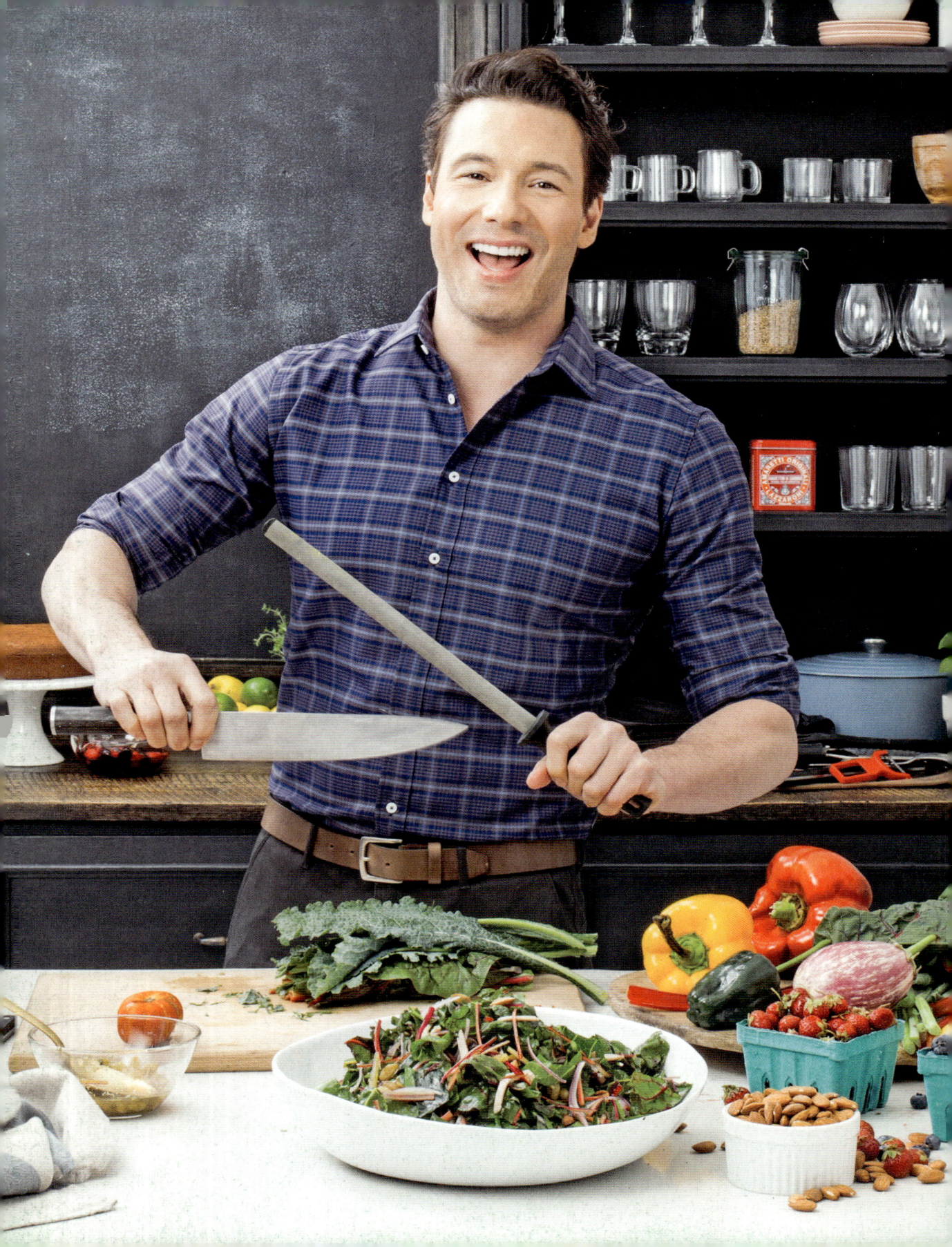

TEIL III

MINUS-KALORIEN-LIFESTYLE

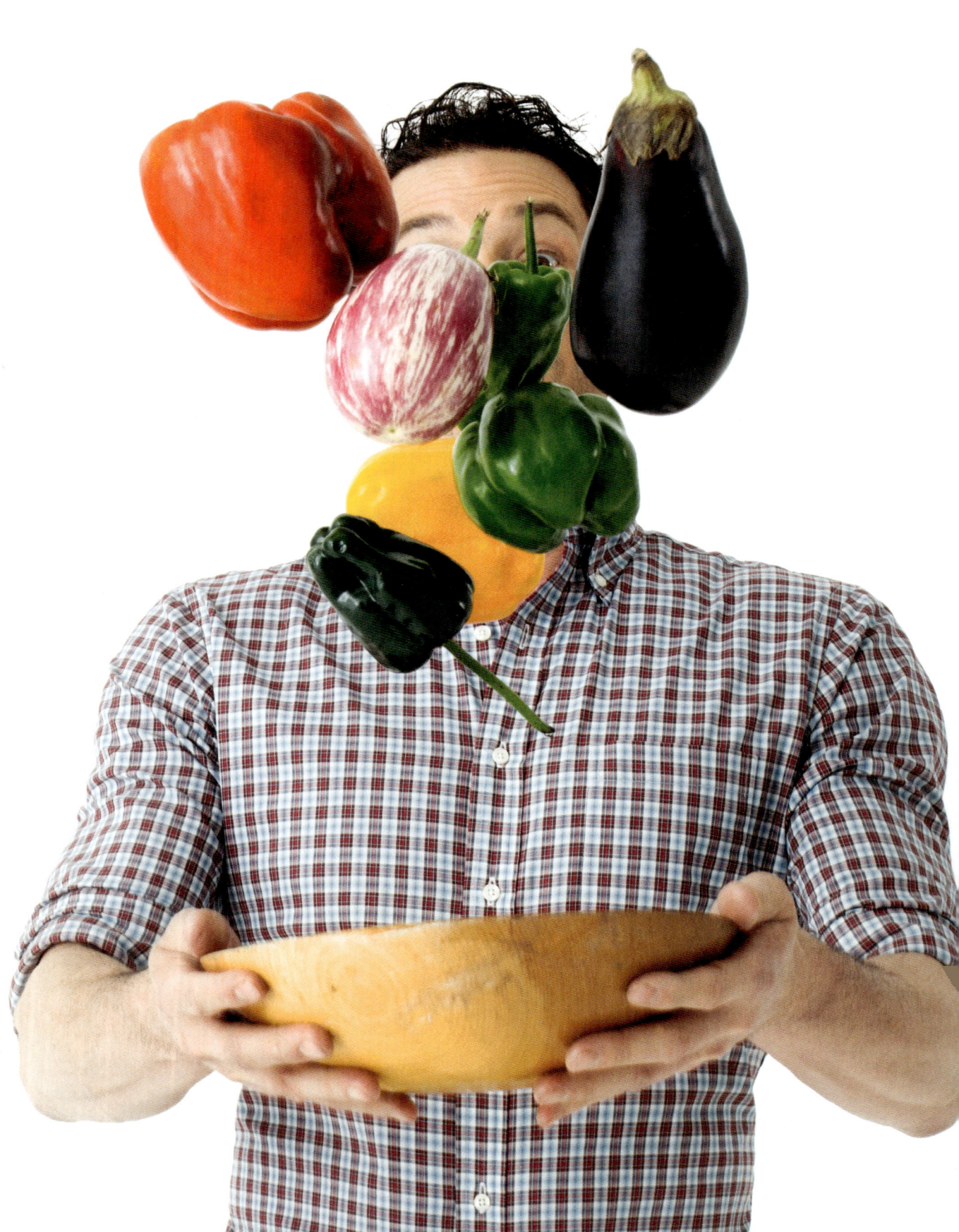

KAPITEL ZWÖLF

FLEISCHLOS ESSEN

In der Vergangenheit mögen Veganer und Vegetarier ja mit einiger Skepsis betrachtet worden sein, aber heutzutage sind die Menschen zunehmend über die gesundheitlichen Vorteile informiert, die mit einer rein pflanzlichen Ernährung einhergehen, und nun ist es geradezu chic geworden, auf Fleisch zu verzichten. Werde ich gefragt, ob die vegetarischen Hauptgerichte meines Ernährungsplans genauso gut schmecken wie die Fleischgerichte, sage ich: „Ja! Und meistens werden Sie nicht einmal einen Unterschied feststellen können." Wenn ich daheim ein vegetarischeres Gericht zaubere, können selbst die extremen Fleischliebhaber unter meinen Gästen kaum fassen, wie zufriedenstellend und köstlich eine fleischlose Mahlzeit sein kann.

Ein Grund dafür, weshalb Diäten auf Pflanzenbasis so beliebt geworden sind, besteht darin, dass sie unglaublich nahrhaft sind und sich hervorragend zum Abspecken eignen. Rein pflanzliche Diäten sind reich an Ballaststoffen, Wasser und sekundären Pflanzenstoffen. Sie enthalten kein tierisches Fett oder tierisches Eiweiß, stattdessen saubere, pflanzliche Eiweißquellen von Bohnen, Hülsenfrüchten, Vollkorn, Nüssen und anderen Proteinlieferanten, die eigentlich jeder von uns essen sollte.

Vegetarier wiegen oft deutlich weniger als Fleischesser. So zeigte eine Studie der University of South Carolina aus dem Jahr 2013, dass die Teilnehmer, die eine vegetarische oder vegane Diät befolgten, im Schnitt mehr abnahmen als Fleisch essende Diäthalter. (Veganer essen überhaupt keine tierischen Produkte, Vegetarier dürfen Käse und andere Milchprodukte zu sich nehmen.)

In dieser Studie wurden 63 Männer und Frauen nach dem Zufallsprinzip einem von fünf Ernährungsstilen zugewiesen: vegan, vegetarisch, pescovegetarisch (pflanzliche Ernährung und Fisch), semivegetarisch (pflanzliche Ernährung und einige tierische Erzeugnisse) sowie das übliche „alles essend" (Omnivoren). Bei allen fünf Diätstilen lag der Fokus auf unverarbeiteten Lebensmitteln mit wenig Fett und wenig Kohlenhydraten. Keiner musste Kalorien zählen.

Am Stichtag zwei Monate später hatten die Diäthalter, die einer veganen oder vegetarischen Diät gefolgt waren, im Mittel 3 bis 5 Kilo abgenommen. Im Gegensatz dazu hatten diejenigen, die Fleisch oder Fisch gegessen hatten, durchschnittlich nur 2 Kilo verloren.

Am Messtag nach sechs Monaten hatten die Veganer ihr Gewicht im Durchschnitt um circa 7 Prozent reduziert, die Semi-Vegetarier-Gruppe um 4 Prozent und die Pesco-Vegetarier sowie die Fleischesser jeweils um etwa 3 Prozent.

Pflanzliche Diäten enthalten viele Nahrungsmittel mit Minuskalorien, somit ist gut nachvollziehbar, weshalb sich diese Art der Diät so günstig aufs Abnehmen auswirkt.

DIE 10 BESTEN FETTVERBREN-NENDEN VEGETARISCHEN EIWEISSQUELLEN

Wenn Sie zur Gruppe der Vegetarier oder Veganer gehören, haben Sie Glück, denn all meine 10 Nahrungsmittel mit Minuskalorien fallen in die Kategorie Obst und Gemüse. Nehmen Sie zwei oder mehr dieser Nahrungsmittel zu sich, bleibt Ihr Körper im Fettverbrennungsmodus.

Aber wie sieht es mit Eiweiß aus?

Ein weitverbreiteter Mythos besagt, dass es bei rein pflanzlichen Diäten schwierig sei, sich ausreichend mit Eiweiß zu versorgen. Tatsächlich gibt es jedoch viele wunderbare pflanzliche Eiweißquellen, die sich günstig auf die Gewichtskontrolle auswirken. Hier sind die 10 besten, die ich kenne.

1. Kichererbsen

Ebenso wie andere Hülsenfrüchte stecken Kichererbsen voller Ballaststoffe und Eiweiß, was für ein gutes Völlegefühl sorgt. Darüber hinaus verfügen sie über einen hohen Gehalt an sogenannter resistenter Stärke, das ist eine Art von Ballaststoff, den der Körper nicht verdauen kann und der das Verdauungssystem unbeschadet passiert. Er ist auch an der Produktion von Fettsäuren beteiligt, die zur Stimulation fettschmelzender Enzyme (vor allem im Bauchraum) beitragen und der Leber bei der Fettverbrennung helfen.

Einer meiner liebsten Snacks auf Kichererbsenbasis ist Hummus – davon ist immer etwas in meinem Kühlschrank! Besonders toll an Hummus finde ich, dass es ernährungsmäßig ein echter Selbstläufer ist. Hummus kann man natürlich einfach im Laden kaufen; es lässt sich aber auch genauso gut daheim herstellen – meiner Ansicht nach schmeckt es deutlich besser, wenn es selbst gemacht ist. Geben Sie einfach eine Dose Kichererbsen, ein wenig Tahin (eine Paste aus gemahlener Sesamsaat), Knoblauch, frisch gepressten Zi-

tronensaft und ein wenig Olivenöl in einen Mixer oder eine Küchenmaschine und vermengen Sie alles miteinander. Sie können das Hummus ganz nach Ihrem Geschmack würzen. Mögen Sie es lieber scharf? Dann fügen Sie klein gehackte Jalapeños oder rote Paprikaflocken hinzu. Sie haben es gern etwas milder? Geben Sie einfach weniger Knoblauch und dafür mehr Zitronensaft hinein oder ein Küchenkraut wie Basilikum oder Oregano. Eine ganze Wochenration herzustellen, dauert nur etwa 5 Minuten.

ESSEN SIE SICH SCHLANK Neben Hummus gibt es noch viele weitere Möglichkeiten, Kichererbsen zuzubereiten. Probieren Sie sie einmal in Suppen und Salaten oder einfach für sich allein. Würzen Sie sie, geben Sie Knoblauch dazu oder Kräuter ... Hauptsache, Sie bringen sie immer wieder auf den Tisch.

2. Hanfsamen

Dieses pflanzliche Nahrungsmittel kommt einem vermutlich nicht gleich in den Sinn, wenn man an pflanzliches Eiweiß denkt, aber Hanfsamen ist eine ausgezeichnete Proteinquelle, da er ein *komplettes Protein* ist. Das heißt, er ist Lieferant aller Aminosäuren, die vom Körper zur Unterstützung der Stoffwechselfunktion benötigt werden. (Der Körper kann bestimmte Aminosäuren nicht selbst herstellen, deshalb müssen Sie diese über Ihre Nahrungsmittel zuführen!)

Hanfsamen besitzt einen besonders hohen Anteil an den Aminosäuren Methionin und Cystein. Beide sind im Körper an Reparaturprozessen und am Wachstum von fettarmem Gewebe beteiligt, vor allem im Zusammenhang mit sportlicher Betätigung. Die verzweigtkettigen Aminosäuren L-Leucin, L-Isoleucin und L-Valin – die auch das Akronym BCAA (Branched Chain Amino Acids) als Beinamen tragen, stecken ebenfalls in großer Menge im Hanfsamen. BCAA sind für ihre fettverbrennenden und muskelaufbauenden Eigenschaften bekannt.

Ein weiterer Vorteil, den ich an Hanf schätze: Er ist nicht genetisch modifiziert, somit müssen Sie sich auch keine Gedanken über GVOs machen. Und um Klartext zu reden: Nein, vom Hanfsamen werden Sie nicht high. Lebensmittel aus Hanf, vom Samen bis zum Eiweißpulver, enthalten keine nachweisbare Spuren von THC (der bewusstseinsverändernden chemischen Substanz, die in Marihuana zu finden ist), Sie werden also nicht zugedröhnt von Ihrem Protein-Smoothie!

ESSEN SIE SICH SCHLANK Hanfsamen lässt sich ganz einfach in die Diät einbauen: Streuen Sie ihn über Cerealien und Salate. Mischen Sie ihn in Smoothies. Sie können auch in Sekundenschnelle Hanfmilch selbst herstellen, indem Sie ½ Tasse Hanfsamen, 1½ Tassen Wasser und 2 TL Kokosnektar sowie 1 TL Vanilleextrakt im Mixer oder in der Küchenmaschine miteinander verquirlen. In einem Gefäß hält sie sich im Kühlschrank bis zu einer Woche. Sie sollten sie vor dem Servieren allerdings gut schütteln. Verwenden Sie die Milch in Smoothies oder gießen Sie sie über Getreideflocken.

3. Kidneybohnen

Ich bin definitiv ein Bohnenliebhaber. Ich bin mir nicht sicher, was ich eigentlich am meisten an Bohnen mag – ihren Geschmack (so reich, so köstlich) oder ihre Vielseitigkeit – die Tatsache, dass man einfach alles daraus machen kann, von Suppen über Chili bis hin zu Salaten oder Brownies (jawohl, sie ergeben für diese beliebte Leckerei einen köstlichen mehlfreien Teig).

Studien zufolge gibt es eine starke Verbindung zwischen dem Konsum von Gartenbohnen (*Phaseolus vulgaris* – dazu gehören unter anderem Kidneybohnen, schwarze Bohnen oder Pintobohnen) und dem Verlust von Körpergewicht sowie eine besseres Verhältnis von aktiver zu passiver Körpermasse.

Bohnen haben außerdem einen niedrigen glykämischen Index. Laut Definition bedeutet dies, dass Bohnen den Blutzuckerspiegel nach einer Mahlzeit nur relativ gering ansteigen lassen im Vergleich zu Lebensmitteln mit hohem glykämischem Index wie etwa weißem Reis, bei dem der Anstieg wirklich

drastisch ausfällt. Anderen Studien zufolge verbessern Bohnen das Sättigungsgefühl.

Allerdings ist es nicht unbedingt empfehlenswert, vor dem nächsten Date oder Social Event große Mengen an Bohnen zu essen (bei den meisten Menschen treten nach dem Konsum von Bohnen gewisse Verdauungseffekte auf). Bei Kidneybohnen sollten Sie lieber daheim in der Privatsphäre Ihres Hauses richtig zulangen!

ESSEN SIE SICH SCHLANK Als Zubereitungsmethode für Kidneybohnen eignen sich besonders Chili, Eintöpfe und Suppen. Sie haben einen so starken Fleischgeschmack, dass man kaum merkt, dass man gerade ein fleischloses Gericht verspeist. Falls Sie ungekochte Bohnen kaufen, weichen Sie diese am besten über Nacht ein. Das hilft Blähungen und Gase zu verhindern, mit denen viele von uns nach dem Essen von Bohnen zu kämpfen haben. Bohnen aus der Dose hingegen sollte man gründlich unter kaltem, fließendem Wasser abbrausen und dann abtropfen lassen, dadurch reduziert sich ebenfalls die Wahrscheinlichkeit von Verdauungsproblemen.

4. Linsen

Gerichte mit Linsen – das mag zunächst langweilig erscheinen, aber lesen Sie sich erst einmal meine Rezepte durch: Hülsenfrüchte werden eindeutig unterschätzt. Linsen besitzen unheimlich viel Aroma und stecken voller fettverbrennender Ballaststoffe und Eiweiß. Besonders gut finde ich an Linsen, wie schnell und einfach sie sich zubereiten lassen. In 30 bis 40 Minuten sind sie servierfertig; sie müssen nicht über Nacht eingeweicht werden. Ich befürworte hier keine Diät, die fast nur aus Linsen besteht, dennoch empfehle ich Ihnen wärmstens, Linsen als Grundnahrungsmittel in der Speisekammer zu lagern, falls Sie das nicht sowieso schon tun, und sie oft auf den Speiseplan zu setzen.

Studien zeigen, dass durch den Konsum von Linsen ein angenehmes Völlegefühl entsteht. Dafür gibt es drei Gründe: (1) Sie enthalten schwer verdauliche Stärke. (2) Sie besitzen einen hohen

Gehalt an Eiweiß. (3) Sie enthalten sehr viele Ballaststoffe, was gut sättigt.

ESSEN SIE SICH SCHLANK Linsen schmecken großartig in Eintöpfen, Suppen und als Grundlage für Veggie-Burger. Sie benötigen nur sehr wenig Vorbereitungszeit. Allerdings rate ich Ihnen, vor der Weiterverarbeitung nach kleinen Steinen und Stöckchen Ausschau zu halten, die oft in Linsenpackungen zu finden sind, und diese wegzuwerfen. Geben Sie die Linsen nach dieser Prüfung in ein Sieb und brausen Sie sie sorgfältig ab; danach sind sie kochfertig. Sie müssen nicht eingeweicht werden, wie dies etwa bei getrockneten Bohnen der Fall ist. Schmecken Sie Linsen mit Gewürzen wie Kreuzkümmel, Knoblauchpulver oder Nelkenpfeffer ab.

5. Erbsen

Ich liebe Erbsen. Sie gehören mit zu meinen absoluten Lieblings-Hülsenfrüchten, und mein Gefrierschrank ist voll davon. Erbsen sind reich an Vitaminen und enthalten verschiedene krankheitsbekämpfende Phytochemikalien.

Forscher haben vor Kurzem erste Studien zu Erbseneiweiß durchgeführt und es dabei isoliert; aus diesem Grund finden Sie inzwischen Erbsenproteinpulver in vielen Reformhäusern. Erbseneiweiß gehört mit zu den wenigen pflanzlichen Proteinquellen, die keine Lebensmittelallergie auslösen, und es enthält kein Gluten. Außerdem sind Erbsen nicht gentechnisch verändert. Erbsenproteinpulver liefert zudem BCAA, die fettverbrennenden, muskelaufbauenden Aminosäuren, die auch in Hanfsamen enthalten sind.

Auch in Bezug auf das Sättigungsgefühl kann Erbsenprotein punkten. In einer Studie erhielten 39 gesunde Teilnehmer entweder einen Zusatz an Erbsenprotein oder Molkenprotein, die Kontrollgruppe erhielt Milcheiweiß. Diejenigen Teilnehmer, die Erbsenprotein erhalten hatten, berichteten, weniger hungrig gewesen zu sein als die Probanden, die andere Eiweißarten zu sich nahmen. So ist das mit den Erbsen: Sie sind klein, aber oho!

ESSEN SIE SICH SCHLANK Wie für die meisten Hülsenfrüchte gilt auch für Erbsen, dass sie besonders gut in Suppen, Eintöpfen und als Beilage zu anderen Gerichten schmecken. Sie können Sie sogar mit Knoblauch, frisch gepresstem Zitronensaft und ein wenig Olivenöl pürieren und auf diese Weise ein köstliches, grünes Hummus herstellen als Dip für Gemüse mit Minuskalorien wie Selleriestangen, rohen Blumenkohl oder rohen Brokkoli. Geben Sie auch einmal ein bisschen Erbsenproteinpulver in Ihre Smoothies.

6. Pistazien

Pistazien haben sich – zu Recht – den Spitznamen „Schlankmacher" verdient. Eine hochinteressante Studie zu Pistazien zeigt erneut, dass eine Kalorie nicht einfach nur eine Kalorie ist. Forscher der University of California, Los Angeles (UCLA), wollten herausfinden, ob Pistazien und Brezeln bei ungefähr gleicher Kalorienzahl signifikante Veränderungen im Verhältnis von Fett zu Muskelmasse bewirkten, wenn sie über 12 Wochen als Teil einer kalorienmodifizierten Fettabbaudiät konsumiert wurden. Die Freiwilligen – eine Gruppe fettleibiger Männer und Frauen – folgten nach Anweisung einer kalorienreduzierten Diät. Dabei wurden sie per Zufallsprinzip einer Gruppe zugeordnet, die nachmittags entweder 56 g ungesalzene Brezeln (220 Kalorien) oder 84 g Pistazien mit Schale (240 Kalorien; circa 75 Nüsse) als Snack zu sich nehmen durfte.

Am Ende der Studie maßen die Forscher bei jeder Person den Body-Mass-Index (BMI). Die Teilnehmer beider Gruppen hatten abgenommen. Die Ergebnisse zeigten jedoch, dass die Pistaziengruppe im Vergleich zur Brezelgruppe ihren Body-Mass-Index (BMI) erfolgreicher senken konnte. Die Freiwilligen der Pistaziengruppe reduzierten den BMI von 30 auf 28,8, was zur Folge hatte, dass sie nicht länger als fettleibig eingestuft wurden. Die Brezelesser hingegen senkten ihren BMI nur von 30,9 auf 30,3 und galten weiterhin als fettleibig.

Bedenken Sie, dass der Pistaziensnack mehr Kalorien enthielt als die Brezeln, und trotzdem speckten die Pistazienesser stärker ab als die andere Gruppe. Eine Kalorie ist eben nicht einfach nur eine Kalorie! Pistazien gehören definitiv ebenfalls zu den Nüssen mit Minuskalorien. Tatsächlich ist es so, dass die Fettkalorien dieser Nüsse nicht komplett vom Körper aufgenommen werden, wodurch ihr Kaloriengehalt deutlich niedriger ausfällt, als ursprünglich angenommen.

Pistazien sind zudem eine wahre Goldgrube an Nährstoffen: Sie enthalten Eiweiß, gute Fette, Ballaststoffe, Kalium, Magnesium, Vitamin E und zahlreiche sekundäre Pflanzenstoffe. Pistazien sollten also auf einem gesunden Diätplan nicht fehlen.

ESSEN SIE SICH SCHLANK Eine Handvoll von diesen kleinen, grünen Nüssen ergeben einen köstlichen Snack. Oder mahlen Sie die Pistazien und streuen Sie sie über Haferflocken, Joghurt oder Salate.

7. Quinoa

Obwohl die Quinoa oft als gesundes Getreide gepriesen wird, ist sie, rein technisch gesehen, kein Getreide, sondern eine Saat. Ihren Ursprung hat sie in Südamerika, und sie lässt sich bis ins Reich der Inkas zurückverfolgen.

Wie Hanfsamen liefert auch Quinoa die komplette Palette an Eiweißen und deckt alle vom Körper benötigten Aminosäuren ab. Quinoa besitzt einen niedrigen glykämischen Index (der dem von Gemüse sehr ähnlich ist) und treibt somit den Blutzucker nicht in die Höhe. Darüber hinaus steckt Quinoa voller Ballaststoffe, wodurch sie sich ausgezeichnet sowohl zum Abnehmen als auch zur Diabetesernährung eignet.

Ich koche unheimlich gern mit Quinoa – sie hat einen einzigartigen Geschmack, der oft als eine Kreuzung zwischen braunem Reis und Hafer mit einer leicht nussigen Note beschrieben wird. Da Quinoa überdies glutenfrei ist, ist sie für alle Arten von Mahlzeiten auf Getreidebasis ein ausgezeichnetes Ersatzprodukt.

ESSEN SIE SICH SCHLANK Quinoa ist nicht nur ein Superfood, sondern auch schnell und einfach zuzubereiten und so vielseitig, dass sie zu jeder Mahlzeit passt. Kochen Sie sie doch einmal zum Frühstück zusammen mit ein wenig Mandelmilch als Ersatz für Haferflocken oder setzen Sie sie in Gerichten ein, die normalerweise Reis oder Nudeln enthalten.

8. Chiasamen

Was mit Chiasamen geschah, hat mich eine Zeit lang wirklich betrübt. Das war vor einigen Jahren, als diese Nährstoffbombe Gegenstand nächtlicher Werbesendungen war, in denen aus Ton gebrannte „Tierchen" angepriesen wurden, die keimenden Chiasamen als Fell besaßen.

Doch in den letzten zehn Jahren hat Chiasamen die Gesundheitsszene nicht als Haarersatz für eigenartige Tontiere erobert, sondern als Functional Food, das voller Eiweiß steckt, voller Ballaststoffe (bereits 2 El decken 30 Prozent des täglichen Bedarfs ab!), gesunder Fettsäuren und fettverbrennender Mineralstoffe wie Kalzium. Wer konnte das damals ahnen?

Nun, heute weiß es die ganze Welt, und Chiasamen gehört in der Ernährungsszene mir zu den großartigsten Neuzugängen. Ich koche sehr viel damit, weil es Nähstoffe in Hülle und Fülle besitzt.

Vor allem finde ich Chiasamen aber deshalb so wunderbar, weil er angenehm sättigt und vermindert, dass man schnell wieder hungrig wird. Aus diesem Grund ordne ich ihn in die Kategorie der Nahrungsmittel mit Minuskalorien ein. Er macht satt und zufrieden. Während der Verdauung fängt er an, im Magen einiges an Flüssigkeit zu absorbieren und eine Art Gel zu formen, das für ein lang anhaltendes Völlegefühl sorgt (tatsächlich war es diese gelatine-artige Schicht, die den Samen an jenen Tontieren haften ließ). Forschungen aus dem Jahr 2010, die im *European Journal of Clinical Nutrition* veröffentlicht wurden, zeigen, dass der Konsum von Chiasamen zwei Stunden lang den Appetit drosselt – außerdem kann er den Anstieg des Blutzuckerspiegels begrenzen, der gewöhnlich nach einer Mahlzeit auftritt.

Chiasamen mag zwar in der Ernährungsszene noch relativ neu sein, tatsächlich gibt es ihn aber schon seit dem Altertum. Er war eine Nahrungsquelle für die Mayas und wurde von den Azteken vor mehr als 500 Jahren speziell für den Handel angebaut. Beide Kulturen betrachteten Chia sowohl als Medizin als auch als Nahrungsmittel. Sie werden Chia demnächst noch in vielen weiteren Produkten entdecken können. Halten Sie die Augen auf.

ESSEN SIE SICH SCHLANK Chiasamen ist erstaunlich vielseitig. Streuen Sie ihn über Haferflocken, Salate, griechischen Joghurt, Quinoa oder Reis. Sie können ihn auch in Smoothies mixen.

9. Tofu

Ich war schon immer davon überzeugt, dass Tofu gesund ist, aber bis vor Kurzem habe ich nicht wirklich damit gekocht. Meine typische Reaktion war immer die folgende: „Diese Gemüsepfanne mit Tofu sieht wirklich köstlich aus." Bei meinen eigenen Gerichten warf ich dann aber statt Tofu ein paar Streifen Rindfleisch, Hühnchen oder Fisch in den Topf.

Mittlerweile mag ich Tofu wirklich sehr, und ich liebe es, damit zu kochen, denn bei einer rein pflanzlichen Diät ist er wohl eine der vielseitigsten Zutaten, die man sich vorstellen kann. Tofu wird ebenso wie Tempeh aus Sojabohnen hergestellt, den einzigen Bohnen, die mehr Protein als Kohlenhydrate enthalten. Somit steht Sojaprotein, was den thermogenischen Effekt angeht, mit tierischem Eiweiß auf einer Stufe. Sojaeiweiß verbessert außerdem die Insulinresistenz, einen Vorboten für Fettleibigkeit.

Soja veranlasst den Körper zur Ausschüttung des Hormons Glucagon, das wiederum dazu beiträgt, Fett und Kohlenhydrate aus ihren Depots freizusetzen, um diese in Energie umzuwandeln und den Körper schlank zu halten; dabei wird auch der Hunger kontrolliert. Eine Studie aus dem Jahr 2006, die in der Zeitschrift *Appetite* veröffentlicht wurde, zeigt, dass speziell Tofu ebenso gut sättigt wie Hähnchenfleisch und man nach dem Verzehr mehrere Stunden lang keinen Hunger verspürt.

Die vielen verschiedenen Tofusorten, die im Laden erhältlich sind, unterscheiden sich vor allem in ihrem Wassergehalt. Seidentofu, den ich bevorzuge, verfügt über den höchsten Wasseranteil. Deshalb ist er so weich und cremig.

ESSEN SIE SICH SCHLANK Tofu nimmt den Geschmack von allem an, das Sie mitkochen, behält dabei aber seine charakteristische, beinahe fleischliche Konsistenz bei. Verwenden Sie Tofu in Salaten, Gemüsepfannen und Smoothies, um auf diese Weise zusätzliches Protein zu sich zu nehmen. Er eignet sich auch ausgezeichnet als Ersatz für Käse in traditionell italienischen Gerichten wie Lasagne.

10. Walnüsse

28 g Walnüsse enthalten 4 g Eiweiß, damit sind diese leckeren Kerne eine großartige Eiweißalternative. Sie sind auch reich an gesunden Fettsäuren, unter anderem an Alpha-Linolensäure (ALA). Diese Omega-3-Fettsäure ist äußerst wichtig für den Erhalt einer gesunden Gehirnchemie, und sie sorgt für emotionale Stabilität. (Manche Menschen behaupten gar, die Walnuss ähnle nicht zufällig von ihrer Form her dem menschlichen Gehirn!) In einer im Jahr 2011 veröffentlichten Studie im *American Journal of Clinical Nutrition* wurde festgestellt, dass pro halbes Gramm ALA, das den Probanden täglich zusätzlich zugeführt wurde, das Risiko einer Depression um bis zu 43 Prozent sank.

Ein weiterer Punkt, der für Walnüsse spricht: Sie lösen eine Reaktion im Körper aus, durch die sich die Geschwindigkeit verringert, mit der sich unser Bauch leert. Das bedeutet, dass sich die Nüsse – Sie werden es schon erraten haben – hervorragend als natürlicher Appetitzügler eignen. Und da wir gerade vom Bauch sprechen: Forschungen zur Walnuss haben gezeigt, dass sie sich auch günstig auf den Taillenumfang auswirken kann.

ESSEN SIE SICH SCHLANK Probieren Sie einmal eine halbe Stunde vor einer Mahlzeit eine Handvoll

Walnüsse als Snack; sie helfen, den Appetit zu zügeln. Streuen Sie Walnüsse über Joghurt oder Haferflocken oder rühren Sie sie in Salate und Pfannengerichte, wenn Sie rasch eine tierfreundliche Eiweißquelle benötigen.

VEGGIE-WELT

Wie Sie sehen, kann die Minuskalorien-Diät einem vegetarischen oder veganen Lebensstil perfekt angepasst werden. Fangen Sie ganz einfach mit einer Basis aus Obst und Gemüse mit Minuskalorien an und folgen Sie dann für die Zubereitung der Mahlzeiten diesem einfachen Prozess aus drei Schritten.

Schritt 1: Wählen Sie den für Sie richtigen Ansatz

Wählen Sie die für Sie praktischste und beste Form der pflanzlichen Ernährung. Technisch gesehen ist ein Vegetarier eine Person, die kein Fleisch isst, jedoch unter Umständen andere tierische Produkte wie etwa Käse, Milch oder Eier zu sich nimmt. Ein Veganer hingegen schließt alle von Tieren stammenden Produkte komplett aus, dazu gehören auch Eier, Milch, Schokolade, Joghurt oder Käse. Auch Lacto-Vegetarier, eine Gruppe, die in Bezug auf tierische Nebenprodukte ein wenig flexibler ist, als Veganer das sind, verzichten auf Eier. Ovo-Vegetarier hingegen essen Eier, während sie gleichzeitig Milchprodukte meiden; damit sind Eier das Einzige, was sie an tierischen Produkten zu sich nehmen.

Dann gibt es noch die Flexitarier: Menschen, die sich in erster Linie bewusst pflanzlich ernähren, aber keine strikten Vegetarier sind. Es gibt keine verbindlichen Richtlinien dafür, wie viel Fleisch jemand essen sollte, um als Flexitarier zu gelten.

Schritt 2: Passen Sie Ihren Ernährungsplan individuell an

Egal, wie fleischfrei Sie leben möchten, die wichtigsten Ernährungsgrundlagen bleiben immer gleich.

Eiweiß ist in diesem Zusammenhang ein absolutes Muss. Eine Abnehmdiät sollte auf jeden Fall gesunde Proteinquellen enthalten. Dabei sind die von mir in diesem Kapitel aufgelisteten 10 eiweißreichen Nahrungsmittel ein guter Ausgangspunkt, wenn Sie sich bei Ihrer Diät für einen Lebensstil ohne Fleisch entscheiden.

Sollte es Ihnen nicht so wichtig sein, komplett auf Fleisch zu verzichten, empfehle ich dennoch, den Fleischkonsum zu drosseln, wenn Sie wirklich abnehmen möchten. Versuchen Sie doch einmal, in Ihren Lieblingsgerichten Hähnchenfleisch durch Tofu zu ersetzen oder Hackfleisch durch Bohnen.

Ich habe bereits einige Kunden, die Veganer oder Vegetarier sind, und es macht mir Spaß, mir kreative Mahlzeiten für sie auszudenken. Das können Sie für sich auch machen, indem Sie verschiedene stärkearme, dafür aber ballaststoffreiche und stark eiweißhaltige Rezepte ausprobieren. Ich persönlich bin kein großer Freund von „vegetarischen Fleischimitationen". Ich halte mich lieber an natürliches pflanzliches Eiweiß und verschiedene frische Zutaten der Saison auf Biobasis.

Schritt 3: Planen Sie Mahlzeiten mit Minuskalorien

Für eine Abnehmdiät auf rein pflanzlicher Basis sollten Sie Lebensmittel mit Minuskalorien mit Eiweißquellen und gesunden Fetten kombinieren. Nutzen Sie folgendes Schema zum Planen Ihrer Mahlzeiten: 2 oder mehr Nahrungsmittel mit Minuskalorien + 1 magere Eiweißquelle + 1 kleine Menge Fett Ihrer Wahl wie etwa natives Olivenöl extra.

Zum Frühstück könnten Sie zum Beispiel einen meiner Minuskalorien-Smoothies mit einem Eiweißpulver aus Erbsen oder Hanf zu sich nehmen, vielleicht essen Sie auch eine Schüssel Haferflocken oder Quinoa mit Mandelmilch und Beeren als Topping.

Zum Mittagessen bereiten Sie sich dann eine großzügige Portion Salat aus Blattgemüse zu mit gehackten Tomaten und Sellerie, in Scheiben geschnittenen Gurken oder anderem Gemüse mit Minuskalorien, garnieren das Ganze dann mit Tofu, Walnüssen oder Bohnen. Gießen Sie ein wenig Olivenöl darüber, außerdem ein wenig Essig, und vielleicht geben Sie noch ein fettverbrennendes Gewürz dazu oder auch zwei, und schon haben Sie sich selbst den perfekten vegetarischen Salat mit Minuskalorien zubereitet. Oder Sie werfen einen Blick auf Seite 151 und probieren einige meiner fleischlosen Rezepte aus.

Kombinieren Sie für das Abendessen ein vegetarisches Eiweiß wie Quinoa oder Linsen mit einem gekochten oder rohen Gemüse mit Minuskalorien, und im Nu haben Sie ein Gericht, das Sie bis zum nächsten Tag satt hält. Sie können auch gern eine Reihe anderer Gemüse verwenden, die nicht zu der Kategorie mit den Minuskalorien gehören – eine Liste dazu finden Sie auf Seite 48. Versuchen Sie, zu den Hauptmahlzeiten mindestens zwei Nahrungsmittel mit Minuskalorien zu sich zu nehmen. Krönen Sie Ihr Abendessen dann mit einem meiner Desserts mit Minuskalorien.

Snacks sind ebenfalls kein Problem; probieren Sie doch einmal Früchte mit Minuskalorien wie etwa Äpfel, Zitrusfrüchte oder Beeren oder aber ein Gemüse mit Minuskalorien. Kombinieren Sie diese mit Mandeln, Walnüssen, Pistazien oder Hummus.

BEISPIELPLAN FÜR EINE FLEISCHLOSE WOCHE

Hier sehen Sie, wie Sie ein fleischloses Wochenmenü mit Minuskalorien planen:

MONTAG

FRÜHSTÜCK

Apfel-Zimt-Frühstück „Risotto" mit Haferkleien und Mandeln (fügen Sie als zusätzliche Eiweißquelle 1 EL Hanfsamen hinzu) oder ein beliebiger Minuskalorien-Smoothie mit einem Eiweißpulver aus Erbsen oder Hanf als Zusatz

MITTAGESSEN

Brokkoli-Salat nach Thai-Art mit Mandeln und Limette

ABENDESSEN

Auberginenrollen

SNACK

Gurken-Mandelreis-Sushi

DIENSTAG

FRÜHSTÜCK

Heidelbeer-Quinoa-Porridge mit Minze oder ein beliebiger Minuskalorien-Smoothie mit einem Eiweißpulver aus Erbsen oder Hanf als Zusatz

MITTAGESSEN

Gehobelter Rosenkohl mit warmem, geröstetem Knoblauch und Mandel-Zitronen-Dressing (lassen Sie den Käse weg)

ABENDESSEN

Gemüse-Pot-au-feu

SNACK

Apfel-Cranberry-Mandel-Riegel

MITTWOCH

FRÜHSTÜCK

Zitrussalat-Frühstück mit Gurken und Basilikum oder ein beliebiger Minuskalorien-Smoothie mit einem Eiweißpulver aus Erbsen oder Hanf als Zusatz

MITTAGESSEN

Pilzbouillon mit Lauch, Tofu und Wasabi

ABENDESSEN

½ Tasse gekochte Kidneybohnen + Gehobelter Rosenkohl mit warmem, geröstetem Knoblauch und Mandel-Zitronen-Dressing

SNACK

Eine Handvoll Pistazien +
1 mittelgroßer Apfel

DONNERSTAG

FRÜHSTÜCK

Frühstückspizza mit Pilzen und Brokkoli oder ein beliebiger Minuskalorien-Smoothie mit einem Eiweißpulver aus Erbsen oder Hanf als Zusatz

MITTAGESSEN

Großer Raspelsalat mit Chiasamen-Dressing

ABENDESSEN

Abendessen aus Suppe und Salat:
1 Tasse Linsensuppe auf Biobasis + Erdbeer-Spinat-Salat mit Mandeln und Basilikum

SNACK

Rote Ameisen auf dem Baum

FREITAG

FRÜHSTÜCK

Breakfast Bowl mit Quinoa und Beeren oder ein beliebiger Minuskalorien-Smoothie mit einem Eiweißpulver aus Erbsen oder Hanf als Zusatz

MITTAGESSEN

Salat aus grünem Blattgemüse mit cremigem Mandeldressing und Radieschen

ABENDESSEN

Gemüsepfanne mit Shiitakepilzen und Pak Choi

SNACK

Eine Handvoll Walnüsse +
1 mittelgroße Orange

SAMSTAG

FRÜHSTÜCK

Apfel-Zimt-Frühstück „Risotto" mit Haferkleien und Mandeln (fügen Sie als zusätzliche Eiweißquelle 1 EL Hanfsamen hinzu) oder ein beliebiger Minuskalorien-Smoothie mit einem Eiweißpulver aus Erbsen oder Hanf als Zusatz

MITTAGESSEN

Suppe „Caldo verde" aus gemischtem Blattgemüse und Kichererbsen

ABENDESSEN

Gerösteter Blumenkohl mit grüner Paprika, Curry-Mandel-Soße und Limette

SNACK

Auberginen-Mandel-Dip mit Sellerie

SONNTAG

FRÜHSTÜCK

Heidelbeer-Quinoa-Porridge mit Minze oder ein beliebiger Minuskalorien-Smoothie mit einem Eiweißpulver aus Erbsen oder Hanf als Zusatz

MITTAGESSEN

Gemüse-Pot-au-feu

ABENDESSEN

Auberginenrollen (lassen Sie den Käse weg oder nehmen Sie einen milchfreien Käse)

SNACK

Erdnuss-Apfel-Scheiben

Das war's: ein einfacher, rundum zufriedenstellender Wochenplan mit verschiedenen fleischlosen Gerichten, alle randvoll gepackt mit Minuskalorien. Kaufen Sie jede Woche verschiedene Lebensmittel mit Minuskalorien und die von mir empfohlenen Eiweißquellen ein. Der Schlüssel zum Erfolg besteht darin, dass Sie Ihren Vorratsschrank und Kühlschrank gut damit bestücken und dem Ernährungsplan so lange folgen, bis Sie Ihr Ziel erreicht haben.

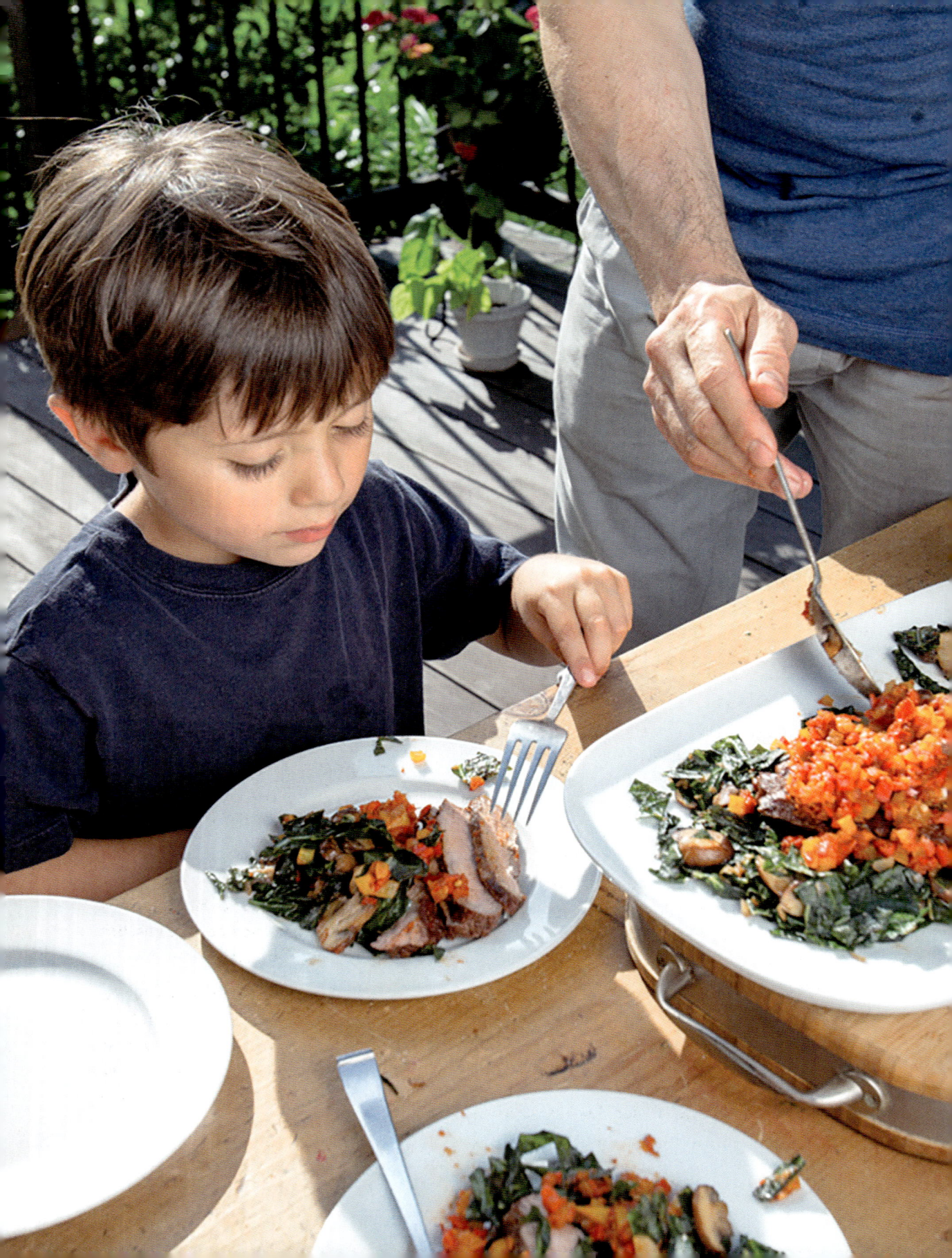

KAPITEL DREIZEHN

DER FAMILIENPLAN

Eine Diät führt man tückischerweise meist im Alleingang durch. Problematisch ist dabei, dass Essen eine gesellschaftliche Aktivität ist. Wir setzen uns am Ende eines Tages gemeinsam mit der Familie zum Abendessen hin. Wir teilen uns mit unserem Ehepartner ein Spezialmenü. Wir gehen am Wochenende zur Tante, Schwester oder Großmutter hinüber, weil sie ihr legendär gutes Essen zubereiten. Wir essen gemeinsam mit unserer Familie. Aber eine „Diät" machen wir ohne sie.

Der Alleingang kann oft heikel werden. Ohne die Unterstützung von anderen, die demselben Plan folgen, ist es nur allzu leicht, alte, ungesunde Gewohnheiten wieder aufzunehmen. Wie oft haben Sie Ihre Diät sausen lassen, weil andere Menschen Sie vom Weg abgebracht haben? Eine Diät ließe sich wirklich leicht befolgen, wenn Sie allein auf einer einsamen Insel lebten, aber hier in der realen (bevölkerten) Welt können die Familie und Freunde, die die Diät nicht mitmachen, für Ihre Aufmerksamkeit und Entschlossenheit zu einer ernsthaften Herausforderung werden.

Schauen wir uns einmal einige Strategien an, die zum Erfolg einer Minuskalorien-Diät beitragen können, egal, wie groß oder klein Ihr Haushalt ist.

DIE DIÄT IM ALLEINGANG

Vielleicht müssen Ihr Ehepartner und die Kinder nicht abnehmen oder sie haben einfach kein Interesse an einer Diät. Das ist okay, denn Sie können die Minuskalorien-Diät auch allein durchführen, und die gute Nachricht dabei ist, dass jeder in der Familie von der gesünderen Ernährung mitprofitieren wird. Falls Sie die Diät allein machen, empfehle ich Ihnen Folgendes, um es Ihnen leichter zu machen:

- Servieren Sie der Familie das, was sie will, aber auf so gesunde Weise wie möglich: Grillen, backen oder rösten Sie zum Beispiel das Essen, anstatt es in der Pfanne zu braten. Geben Sie viel Gemüse mit Minuskalorien dazu, das Sie auf einfache Weise zubereiten.

- Kochen Sie für die Familie nicht etwas ganz anderes als für sich selbst. Sonst kommen Sie nämlich in Versuchung, von dem zu naschen, was Sie für die anderen zubereiten.

- Halten Sie von den Lebensmitteln, die Ihre Familie liebt, eine Sorte parat, die über wenig Zucker und Natrium und viel Ballaststoffe verfügt. Kaufen Sie Soßen, Vorräte und Suppen mit einem reduzierten oder niedrigen Natriumgehalt. Wählen Sie bei den Brotsorten und Frühstücksflocken die Vollkornvariante auf Biobasis.

- Halten Sie Snacks wie Nüsse und Obst im Haus parat, aber drängen Sie sie niemandem auf. Lassen Sie die Familie die gesünderen Snacks in eigener Regie probieren. Es besteht die Chance, dass es ihnen gefällt, wie satt und zufrieden die Snacks sie machen, und sie mit der Zeit regelmäßig gesündere Snacks wählen.

- Falls sich Ihre Kinder gegen die Veränderungen sträuben, führen Sie diese Schritt für Schritt ein. Fangen Sie mit der Regel an, dass es vor dem Junkfood zuerst nahrhaftes Essen gibt. Erlauben Sie den Kindern zu wählen, ob sie gesundes Essen zu sich nehmen wollen oder nicht. Ignorieren Sie wütende Reaktionen. Lassen Sie sich nie auf einen Essensstreit ein. Seien Sie geduldig und hartnäckig. Ihre Bemühungen werden belohnt werden.

- Akzeptieren Sie die Tatsache, dass Sie da vielleicht allein durchmüssen – zumindest für den Augenblick. Versuchen Sie nur nicht, alles auf einmal zu ändern. Wenn Sie das machen, könnten Sie damit die Familienmitglieder überfordern, und dann rebellieren sie.

- Bitten Sie um Unterstützung. Wenn Sie den Eindruck haben, dass die Familie Ihre Diät bewusst oder unbewusst sabotiert, schicken Sie ihnen eine Mail oder eine SMS, in der Sie um ihre Hilfe bitten. Erzählen Sie ihnen, durch welche Verhaltensweisen Sie zum Mogeln veranlasst werden, zum Beispiel wenn Sie ständig gefragt werden, wie viel Kilo Sie bereits abgenommen haben oder Junkfood vor Ihren Augen hingestellt wird. Sie könnten zum Beispiel sagen: „Ihr denkt wahrscheinlich, dass eure Fragen zu meinem Gewicht hilfreich sind, aber ich empfinde das als Druck und bin frustriert, wenn ich nicht jedes Mal, wenn ihr fragt, einen Gewichtsverlust vorweisen kann." Oder setzen Sie sich mit Ihrer Familie an den Tisch und führen Sie ein vernünftiges Gespräch darüber, warum es wichtig für Sie ist abzunehmen, betonen Sie

dabei die gesundheitlichen Gründe. Erklären Sie ihnen, dass die Familienmitglieder nicht die eigene Art zu essen ändern müssen, aber zumindest das, was Sie machen, unterstützen sollten.

- Holen Sie sich Unterstützung außerhalb der Familie. Laden Sie Freunde und Mitarbeiter ein, gemeinsam mit Ihnen auf Diät zu gehen.

- Geben Sie Ihren Kindern ein gutes Beispiel. Sie lernen von Ihnen. Wenn Kinder sehen, dass jemand mit Vergnügen Obst und Gemüse isst, versuchen sie häufig, dem nachzueifern – und sie erkennen dann, dass die Diät eine positive Veränderung bedeutet.

Ihr Lebensstil kann die Familie und Freunde dazu inspirieren, selbst den entscheidenden Schritt zu wagen – um sich anschließend gesünder und voller Energie zu fühlen. Na, wenn das kein Erfolg ist!

EIN GUTER GRUND, GEMEINSAM ETWAS FÜR DIE GESUNDHEIT ZU TUN

Seit den frühen 1970er-Jahren hat sich der Prozentsatz der amerikanischen Kinder und Jugendlichen, die als übergewichtig oder fettleibig eingestuft werden, mit etwa 17 Prozent mehr als verdreifacht, berichtet die amerikanische Behörde CDC (Centers for Disease Control and Prevention). Drei von vier übergewichtigen Jugendlichen bleiben auch als Erwachsene dick.

Dabei handelt es sich nicht nur um ein kosmetisches Problem. Fettleibigkeit in der Kindheit führt unmittelbar und auch längerfristig zu Gesundheitsproblemen. Wenn Sie selbst Kinder haben, die fettleibig sind, sollte Ihnen bewusst sein, dass laut dem CDC folgende Risiken bestehen:

- Ein erhöhtes Risiko für Herz-Kreislauf-Erkrankungen wie ein zu hoher Cholesterinspiegel oder Bluthochdruck.

- Die Gefahr, Prädiabetes zu entwickeln, ein Stadium, in dem erhöhte Blutzuckerwerte bereits ein Hinweis auf ein erhöhtes Risiko einer voll entwickelten Diabetes sein können.
- Eine erhöhte Anfälligkeit für Knochen- und Gelenkprobleme, Schlafstörungen und ein geringes Selbstwertgefühl.

Wirksame Maßnahme gegen Fettleibigkeit bei Kindern und Jugendlichen einzuleiten, ist etwas, für das sich der Einsatz meiner Ansicht nach wirklich lohnt. Wenn Sie Ihre Kinder lieben – und ich weiß, dass Sie das tun – hoffe ich, dass Sie alles in Ihrer Macht Stehende tun werden, um ihnen ein langes, gesundes Leben zu ermöglichen. Ich bin davon überzeugt, dass die Minuskalorien-Diät, die vor allem auf Obst und Gemüse aus biologischem Anbau, mageren Eiweißquellen und gesunden Fetten basiert, für viele Familien ein Weg zu mehr Gesundheit sein kann.

DIE MINUSKALORIEN-DIÄT ALS FAMILIENPACKUNG

Wenn es Ihrer Familie gut täte, ein wenig abzunehmen und ihre Gesundheit zu verbessern, warum gehen Sie dann nicht gemeinsam auf Diät? Es ist sehr viel leichter, einzukaufen und zu kochen, wenn für alle der gleiche Ernährungsplan gilt – und es macht sehr viel mehr Spaß, wenn alle auf ein gemeinsames Ziel hinarbeiten.

Ein weiterer Vorteil der Familiendiät besteht darin, dass damit die Erfolgswahrscheinlichkeit steigt. Forscher der University of Pittsburgh School of Medicine teilten in einer Studie Diätwillige in zwei Gruppen: Die Teilnehmer der einen Gruppe mussten allein auf Diät gehen; die andere Gruppe sollte zusammen mit der Familie oder Freunden Diät halten. Nach 16 Wochen hatten die Teilnehmer, die Unterstützung erhalten hatten, mehr abgenommen als diejenigen, die allein auf Diät gewesen waren. Nach beinahe 10 Monaten hatten 66 Prozent der Teilnehmer, die unterstützt wurden ihr Gewicht gehalten, von den Teilnehmern, die

FÜHREN SIE DIE 10-TAGE-REINIGUNGSKUR MIT EINEM FREUND DURCH

Die 10-tägige Minuskalorien-Reinigung kann sehr viel mehr Spaß machen – und ist auch effektiver –, wenn Sie sie mit einem Partner durchführen. Ob Freund, Nachbar, Kollege oder Mitarbeiter, es ist großartig, wenn Sie nicht allein sind und jemanden haben, mit dem Sie die Erfahrung teilen können. Dazu einige Tipps:

- Haben Sie keine Angst, einen Bekannten oder auch zwei zu fragen, ob sie Lust haben, die Reinigungskur gemeinsam mit Ihnen durchzuführen. Ich bin mir sicher, dass Sie viele Menschen in Ihrem Umfeld finden werden, die das gern möchten – und die davon auch wirklich profitieren.

- Geben Sie anderen Teilnehmern ein Feedback und berichten Sie von Ihren Lieblings-Smoothies, -Salaten und -Suppen.

- Treffen Sie sich während dieser 10 Tage mehrmals, um gemeinsam zu essen oder Smoothies zu schlürfen.

- Sollte einer Ihrer Entschlackungspartner ein Mann sein und Sie sind eine Frau, dann seien Sie nicht zu wettbewerbsorientiert. Männer nehmen schneller ab als Frauen.

- Verabreden Sie sich mit Ihrem Bekannten zu leichten Work-outs wie Walking, Yoga oder Pilates.

- Vereinbaren Sie, dass Sie sich gegenseitig anrufen, wenn Sie Unterstützung benötigen, besonders dann, wenn einer von Ihnen am liebsten gleich eine ganze Eispackung verputzen würde.

- Führen Sie stets eine aktuelle Liste über alle positiven Auswirkungen der Entschlackungsphase wie zum Beispiel ein strahlender Teint, Gewichtsverlust, besserer Schlaf, mehr Energie und dergleichen – und teilen Sie Ihre Erfahrungen miteinander.

die Diät allein durchführten, waren es lediglich 24 Prozent.

Ich empfehle Ihnen auch, so oft wie möglich gemeinsam zu Abend zu essen. Auch wenn Sie während der Arbeitswoche keine Zeit für eine lange Mahlzeit haben, ist beinahe jedes Rezept in diesem Buch für Sie einfach genug, um es am Ende eines Tages zuzubereiten. Machen Sie es sich auf jeden Fall zur Priorität, mindestens einmal pro Woche gemeinsam zu Abend zu essen. In meiner Familie ist das schon seit Generationen der eigentliche Sinn eines Sonntags.

Zum Abendessen kamen immer 20 bis 30 Familienmitglieder zusammen. Die meiste Zeit wurde mit Kochen und Essen verbracht. Wir spielten Karten oder Boccia, während die Pasta vor sich hinköchelte, das Fleisch brutzelte oder Desserts im Backofen garten – alles nach Rezepten, die von Generation zu Generation weitergegeben worden waren und tief verbunden waren mit unserer Art zu leben. Jeder sorgte dafür, dass diese Treffen zu etwas wurden, bei dem sich alle gut fühlten, lebendig, wunderbar versorgt und geliebt.

Familienmahlzeiten müssen nicht unbedingt raffinierte, opulente Veranstaltungen sein. Das sollen sie gar nicht, vor allem nicht, wenn Sie es sind, der kocht. Sie selbst sollten in der Lage sein, sich zu entspannen und das Familienleben zu genießen.

Leider sind Familienmahlzeiten wie die, die ich als Kind erlebt habe, ebenso von der Bildfläche verschwunden wie der Handschneebesen – zum großen Nachteil für Kinder und Jugendliche. Eine Gruppe von Kinderärzten und Psychotherapeuten führte eine Studie zu diesem Thema durch, die 2015 im *Canadian Family Physician* veröffentlicht wurde. Dabei kamen sie zu dem Schluss, dass bei Jugendlichen ein Zusammenhang besteht zwischen selten stattfindenden gemeinsamen Mahlzeiten und Essstörungen, Alkohol- und Drogenmissbrauch, Depression oder Selbstmordgedanken, und sie fügten hinzu: „Es besteht ein positiver Zusammenhang zwischen häufig durchgeführten gemeinsamen Mahlzeiten und einem höheren Selbstwertgefühl und Schulerfolg."

Studien wie diese regen sicherlich zum Nachdenken an. Für mich ist das Zusammentreffen der Familie zu den Mahlzeiten ein einfacher, natürlicher, instinktiver Weg, Liebe und Familienwerte zum Ausdruck zu bringen, die Kinder heutzutage mehr denn je benötigen.

Wenn die Mitglieder Ihrer Familie Interesse daran bekunden, dieses Programm gemeinsam mit Ihnen durchzuführen, sollten Sie sich mit ihnen zusammensetzen und über Ihren Plan reden, bevor Sie starten. Achten Sie darauf, dass der Fokus – vor allem für Kinder – darauf liegt, gesünder zu werden, mehr Spaß zu haben und sich besser zu fühlen, und nicht darauf, Gewicht zu verlieren.

Hier nun einige Vorschläge, wie Sie die Minuskalorien-Diät zu einer positiven Familiensache machen können:

- Lassen Sie Ihre Kinder mitentscheiden, was in ihre Lunchbox kommt. Dabei werden Sie manchmal die Erfahrung machen, dass die Kids nichts anderes wollen als ein Sandwich mit Erdnussbutter und Marmelade – und das ist auch völlig in Ordnung. Wählen Sie dabei aber eher naturbelassene Erdnussbutter und zuckerfreie Marmelade, außerdem Vollkornbrot. Bereiten Sie die „Kindermahlzeiten" so gut und gesund wie nur irgendwie möglich zu.

Nebenbei bemerkt: Die Notwendigkeit, sich beim Lunch der Peergroup anzupassen, wird oft überschätzt. Meine Mom schickte mich immer mit ein paar Scheiben leckerem, selbst gebackenem Brot zur Schule, einem großen Stück Provolone-Käse und einem Apfel oder einer Banane als Dessert. Während alle anderen Schüler Sandwiches mit Erdnussbutter und Marmelade oder Cremeküchlein aßen, verputzte ich mein kleines, italienisches Frühstück, und alle starrten mich an, als ob ich ein Alien wäre. Aber wissen Sie was? Irgendwann ging auch das vorüber. Und diese Art zu essen hat mich gelehrt, Essen zu lieben und den Wert von Vollwertnahrung und Vollwertzutaten zu schätzen.

- Fügen Sie Schritt für Schritt einige der Suppen, Salate, Vorspeisen, Hauptmenüs und Desserts mit Minuskalorien als Mahlzeiten ein. Dies sind Nahrungsmittel, von denen sowieso jeder mehr essen sollte. Realistischerweise muss man jedoch davon ausgehen, dass nur wenige Kinder jede Art von Obst und Gemüse, das bei uns erhältlich ist, wirklich essen. Auch wenn Ihre Kinder anfangs nur zwei Früchte oder Gemüsesorten pro Tag verdrücken, ist das besser als gar nichts. Ihr Geschmack wird sich weiterentwickeln, wenn sie sich erst einmal an das Essen gewöhnt haben.

- Schauen Sie einmal, ob Ihre Kinder nicht den einen oder anderen Minuskalorien-Smoothie probieren möchten, zum Beispiel den Erdbeer-Shortcake-Smoothie (Seite 88) oder den würzigen Apfelkuchen-Smoothie (Seite 92). Wenn Ihre Kinder Milchshakes lieben, mögen sie höchstwahrscheinlich auch Smoothies. Darüber hinaus können Sie gemeinsam mit den Kindern mit Smoothies experimentieren, indem Sie eine oder zwei Portionen Gemüse (zum Beispiel Grünkohl, Rucola oder Spinat) zusammen mit süßen Früchten wie Beeren oder Äpfel mit Minuskalorien pürieren.

- Holen Sie die ganze Familie mit ins Boot, indem Sie einige lustige Projekte initiieren, zum Beispiel selbst Gemüse züchten. Wenn die anderen Ihnen beim Säen, Pflegen und Ernten von Pflanzen helfen, werden sie sich darauf freuen, die Nahrungsmittel zu essen, für die sie so hart gearbeitet haben.

- Nehmen Sie Ihre Kinder mit zum Lebensmittelhändler oder Bauernmarkt. Erlauben Sie Ihnen, neues Obst und Gemüse, das sie reizvoll finden, auszusuchen. Laden Sie sie ein, mit Ihnen in die Küche zu gehen und bei der Zubereitung der Mahlzeiten zu helfen. Ich habe es als Kind geliebt, meiner Mutter in der Küche zu helfen und dabei musste ich erst einmal viel durch Versuch und Irrtum lernen. Nicht bewusst war mir dabei, dass ich damit meinen Geschmackssinn schulte und weiterentwickelte. Als ich dann ein junger Teenager war, arbeitete meine Mutter bis fünf oder sechs Uhr abends, deshalb mussten mein Bruder und ich uns allein in der Küche zu helfen wissen. In dieser Zeit damals gemeinsam mit ihr, aber auch allein mit meinem Bruder habe ich unglaublich wertvolle Erkenntnisse über Lebensmittel und Ernährung gewonnen.

- Erinnern Sie sich gegenseitig immer wieder an Ihre Motivation. Abzunehmen ist Teil des Plans, gesund zu bleiben und als Familie gemeinsam ein langes Leben zu führen.

Es ist immer eine großartige Sache, eine Diät zu machen und Verantwortung für die eigene Gesundheit zu übernehmen, ob als Individuum oder als Familie. Als Familie gesund zu werden, zahlt sich in vielerlei Hinsicht aus. Wenn Sie erst einmal gemeinsam Ihren Lebensstil ändern, werden Sie feststellen, dass sich auch andere gesunde Gewohnheiten einschleichen – Sie werden vielleicht mehr zu Hause kochen, häufiger Sport treiben, mehr Zeit im Freien verbringen und neue Familientraditionen und -aktivitäten einführen. Und Sie werden definitiv eine glücklichere Familie sein, die stärker miteinander verbunden ist – das allein müsste schon reichen, um Sie für immer zu motivieren.

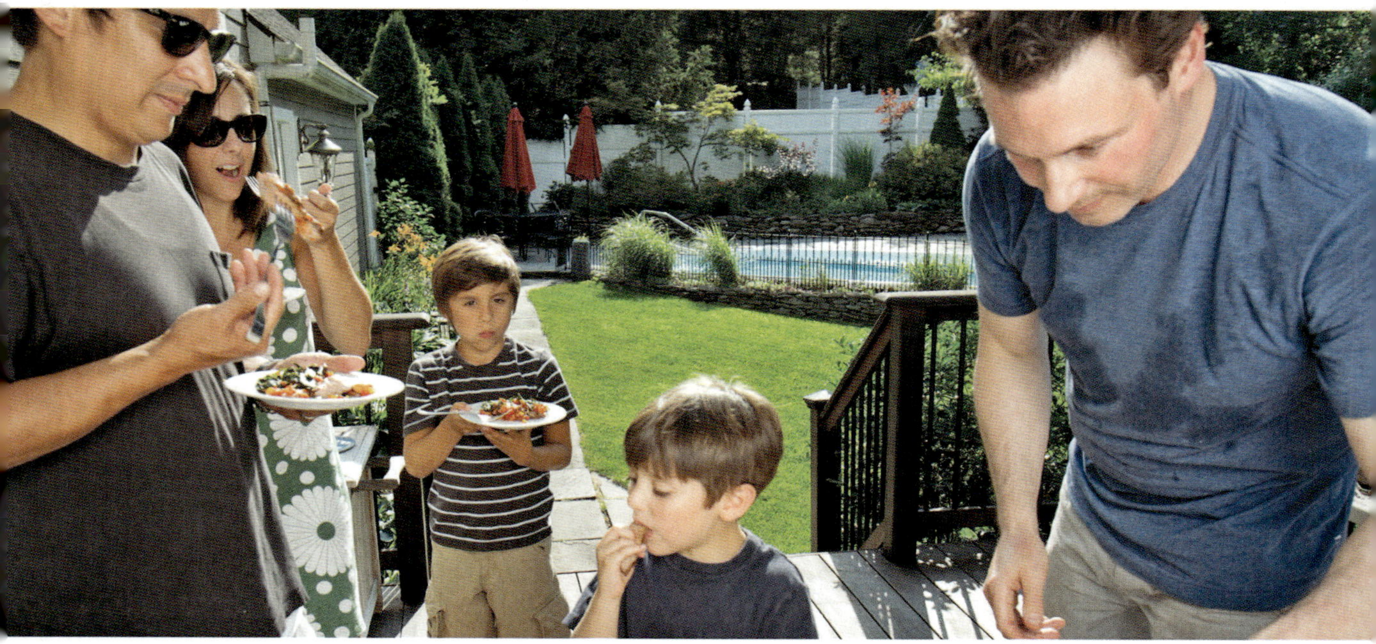

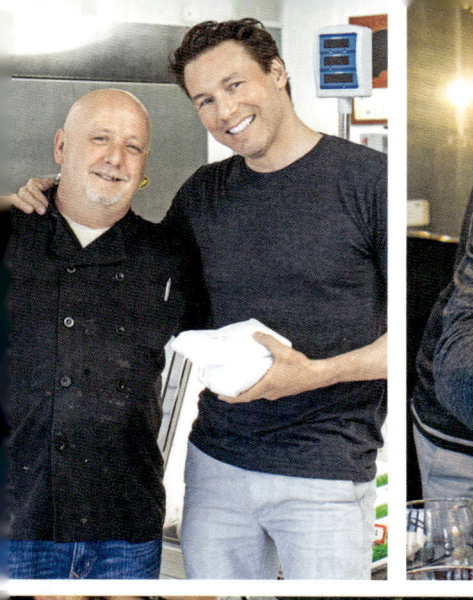
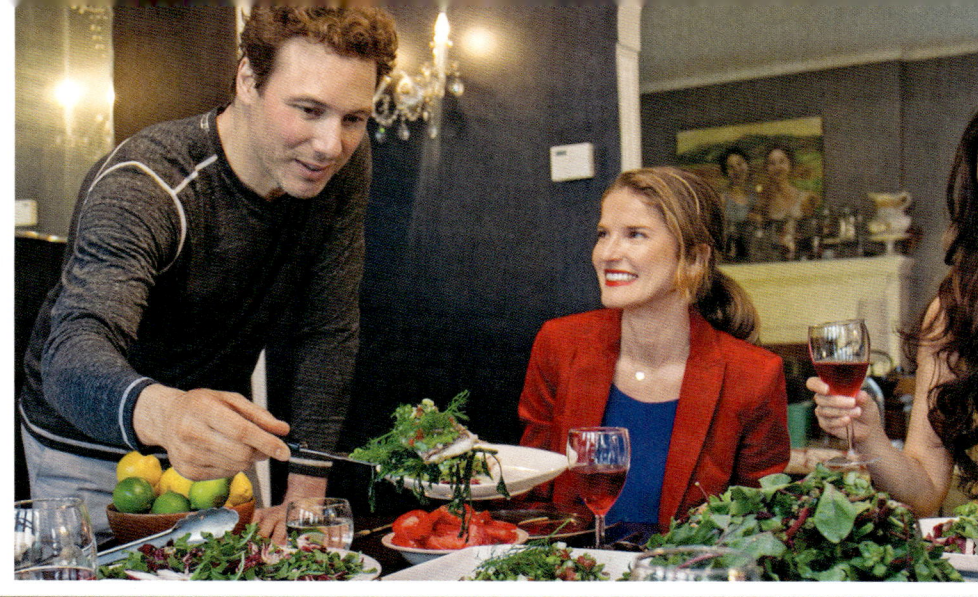
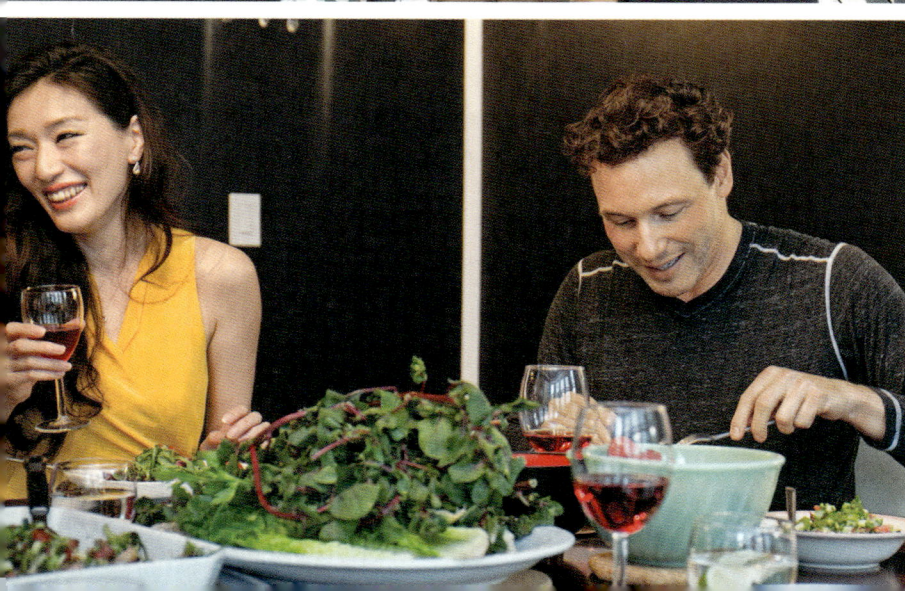
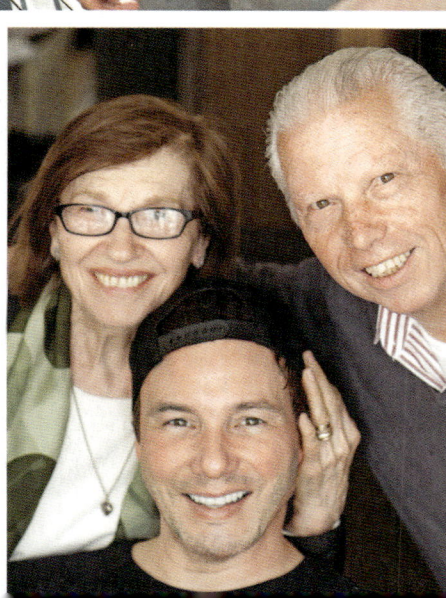

KAPITEL VIERZEHN

AUSWÄRTS UND UNTERWEGS ESSEN

Entscheidend ist nicht, wo Sie essen, sondern was Sie essen. Mit der Minuskalorien-Diät können Sie überall auswärts essen, auch auf Reisen, im Flughafen oder im Urlaub, denn so ungefähr jedes Lokal auf dieser Welt kocht und serviert Nahrungsmittel mit Minuskalorien. Richtig zu essen erfordert auch nicht die Disziplin einer Spezialeinheit der US-Navy – nur Kreativität und Selbstvertrauen. Seien Sie nicht schüchtern oder stumm, wenn es darum geht, die Bestellung diätfreundlich zu gestalten!

Wenn Sie sich im Restaurant ein Menü zusammenstellen, sollten Sie fettige Kost meiden und den folgenden Aufbau im Hinterkopf haben.

Frühstück: 1 magere Eiweißquelle (zum Beispiel Eiklar) + Gemüse mit Minuskalorien wie Spinat, Tomaten und Pilze *oder* 1 Getreide + 1 Frucht mit Minuskalorien *oder* 1 magere Eiweißquelle + 1 Frucht mit Minuskalorien.

Mittagessen: 1 magere Eiweißquelle + 2 oder mehrere Gemüsesorten mit Minuskalorien (einschließlich eines grünen Salats) + bei Bedarf 1 Frucht mit Minuskalorien.

Abendessen: 1 magere Eiweißquelle + 2 oder mehrere Gemüsesorten mit Minuskalorien (einschließlich eines grünen Salats) + bei Bedarf 1 Frucht mit Minuskalorien.

Snacks für unterwegs: Nehmen Sie Tütchen mit Nüssen und klein geschnittenem, rohem Minuskalorien-Gemüse mit und auch etwas frisches Obst mit Minuskalorien wie Äpfel oder Beeren.

Um Ihnen noch mehr Unterstützung für Ihre Bestellung im Lokal zu geben, habe ich eine Reihe von Empfehlungen für eine Vielzahl von Restaurants zusammengetragen. Für jede Art von Lokal habe ich eine Liste mit 10 Gerichten mit Minuskalorien erstellt, die Sie dort bestellen können, und ich sage Ihnen auch, was Sie meiden sollten. Nutzen Sie diese Information dazu, im Voraus gut zu planen und Gerichte mit Minuskalorien zu identifizieren, sodass Sie von einer umfangreichen Menükarte nicht komplett erschlagen werden und nicht unüberlegt bestellen.

KETTENRESTAURANTS NACH AMERIKANISCHEM STIL

(Zum Beispiel Subway, Vapiano oder Kaufhaus-Restaurants wie Le Buffet von Karstadt.)

Ich habe einmal geglaubt, dass solche Restaurants absolut tabu wären, aber nachdem einige von ihnen ihr Angebot geändert haben, habe auch ich meine Einstellung geändert – wenn Sie vernünftig bestellen, können Sie sie gewissermaßen als Notlösung betrachten. Das bedeutet aber, dass Sie sich an Vollwertnahrung – wenn möglich auf Biobasis - halten sollten, und zwar frisch zubereitet. Suchen Sie auf der Menükarte nach Angeboten, die als „leicht" oder „reueloser Genuss" bezeichnet werden. Hier einige typische Beispiele, die gut zu Ihrer Diät passen:

1. Gegrillte Lende mit Portobello-Pilzen
2. Geflügelsalat aus gegrilltem Hähnchenfleisch, dazu gesondert Essig und Öl fürs Dressing
3. Meeresfrüchtesalat (zum Beispiel frisches grünes Blattgemüse, garniert mit gegrillten Garnelen), dazu gesondert Essig und Öl fürs Dressing
4. Gegrillter Lachs mit Brokkoli oder ein anderes Gericht mit frischem Fisch zusammen mit Gemüse der Saison und einem Gartensalat, dazu gesondert Essig und Öl fürs Dressing
5. Gegrillte Lende mit gerösteten Tomaten und gemischtem grünen Blattgemüse, dazu gesondert Essig und Öl fürs Dressing
6. Grillhähnchen, gedünstetes Gemüse und ein Salat, dazu gesondert Essig und Öl fürs Dressing
7. Chili aus weißen Bohnen und Hähnchenfleisch
8. Salat aus Apfel, Cranberry und Spinat, dazu gesondert Essig und Öl fürs Dressing
9. Putenburger vom Grill mit gedünstetem Brokkoli
10. Veggie-Trio: Wählen Sie selbst drei Beilagen mit Minuskalorien, um eine fleischlose Mahlzeit zu erstellen, zum Beispiel gedünsteten Brokkoli, geröstete Tomaten und einen kleinen Salat.

WAS SIE MEIDEN SOLLTEN Frittierte Hauptgerichte, fettige Beefburger, Sandwiches und alles, was viel Soße enthält.

ASIATISCHE RESTAURANTS

Als Kind wuchs ich in Queens auf, und wir gingen manchmal zum Chinesen an der Ecke, um Essen zum Mitnehmen zu holen. Wir bestellten immer dasselbe: Wantan-Suppe, Garnelen mit Hummersoße und gebratenen Reis mit Schweinefleisch – natürlich alles mit Frühlingsrollen als Beilage. Das Menü schmeckte immer fantastisch, und für mich war das Essen eine Inspiration — ein Tor zur asiatischen Geschmackswelt, die später in meiner Zeit als Chefkoch in meinem Kochrepertoire stark vertreten war. Deshalb ist mir asiatisches Essen richtig ans Herz gewachsen. Mittlerweile liebe ich es sogar noch mehr als früher, weil vieles davon ziemlich gesund ist und sich leicht in einen Diätplan einfügen lässt. Was Sie beim Bestellen von asiatischem Essen immer bedenken sollten, ist die Tatsache, dass es häufig sehr soßenlastig ist. Versuchen Sie alles zu meiden, was Soße enthält, und begrenzen Sie den Verzehr von Sojasoße, da sie einen hohen Natriumgehalt besitzt (selbst die natriumarme Version ist sehr salzig). Hier einige Vorschläge, was Sie während der Diät bestellen können:

1. Kohlenhydratfreie Salat-Wraps oder Sommerrollen, die Zutaten wie Tofu, rote Zwiebeln, Nüsse, Wasserkastanie oder anderes enthalten, das im Wok scharf angebraten wurde
2. Suppe (zu einer gesunden Wahl zählen Suppen auf Brühebasis wie Eiersuppe, Miso oder scharfsaure Suppen) und Meeresalgensalat
3. Gedünstete Gerichte wie Chow mein, Lo mein oder Chop Suey mit gedämpftem Vollkornreis als Beilage
4. Sushi aus rohem Fisch, Gemüse und vorzugsweise Vollkornreis. Meiden Sie Sushi, das mit Mayonnaise oder irgendwelchen „würzigen" Soßen zubereitet wurde.

5. Sashimi und Meeresalgensalat, einen Gurkensalat oder einen einfachen Haussalat, dazu gesondert ein Karotten-Ingwer-Dressing

6. Tofu nach Szechuan-Art mit gedünstetem Gemüse

7. Gedämpfte Edamame (Sojabohnen in Schoten) und einen Seegrassalat, einen Gurkensalat oder einen einfachen Haussalat, dazu gesondert ein Karotten-Ingwer-Dressing

8. Teriyaki-Hähnchen oder -Rindfleisch mit gedünstetem Gemüse

9. Hauptgerichte auf Gemüsebasis, gedämpft oder in einer minimalen Menge an Öl gebraten

10. Moo Shi (gedünstetes Gemüse, Huhn und Garnelen)

WAS SIE MEIDEN SOLLTEN Spareribs, Ente, General Tsos Hühnchen, Frühlingsrollen, frittierte Wantans, Orangenhuhn, Sesamhähnchen, süßsaure Hauptgerichte, frittierte Hauptgerichte und alles, was mit einer dickflüssigen, schweren Soße bedeckt ist.

BARBECUE-RESTAURANTS

Wenn Sie an Barbecuefleisch denken, denken Sie wahrscheinlich an saftige, fleischige Rippchen. Leckerer geht es kaum, nicht wahr? Aber wenn Sie zu viele Rippchen essen, werden Sie bald nicht mehr in der Lage sein, die eigenen zu sehen oder zu spüren. Scheuen Sie sich dennoch nicht, auch einmal ein Barbecue-Restaurant zu besuchen. Eine Menükarte mit so viel gegrillten Proteinquellen hält für Sie eine Vielzahl an Auswahlmöglichkeiten bereit. Hier einige Vorschläge:

1. Gebratenes Hähnchen mit einer Beilage aus grünen Bohnen

2. Hähnchenbrustfilet vom Holzkohlegrill mit einer Beilage aus grünen Bohnen oder einem Krautsalat auf Essigbasis

3. Rinderbrust und ein einfacher Haussalat, dazu gesondert Essig und Öl fürs Dressing, oder ein Krautsalat auf Essigbasis

4. Gegrillte Garnelen und ein einfacher Haussalat, dazu gesondert Essig und Öl fürs Dressing

5. Geschwärzter Seewolf und ein einfacher Haussalat, dazu gesondert Essig und Öl fürs Dressing

6. Baby Back Ribs mit grünen Bohnen

7. Pute aus dem Barbecue-Smoker mit Krautsalat auf Essigbasis, Zwiebelstreifen und saurer Gurke

8. Pulled Pork mit einem Krautsalat auf Essigbasis, Zwiebelstreifen und saurer Gurke

9. Barbecue-Hühnchen mit grünem Blattgemüse, dazu gesondert Essig und Öl fürs Dressing

10. Gegrillter Lachs mit einer Beilage aus grünen Bohnen oder einem einfachen Haussalat, dazu gesondert Essig und Öl fürs Dressing

WAS SIE MEIDEN SOLLTEN Spareribs, Chicken Wings, frittierte Hauptgerichte, Sandwiches und alle Gerichte mit viel Barbecuesoße.

FRÜHSTÜCKSRESTAURANTS

Ich frühstücke unheimlich gern außer Haus. Wenn mir jemand einen heiß gebrühten Espresso serviert, dazu Rührei oder ein perfektes Omelett, dann bin ich im kulinarischen Himmel. Offensichtlich bin ich nicht der einzige Fan davon, morgens außer Haus zu essen. Einer Konsumforschungsgesellschaft namens NPD Group zufolge frühstücken circa 14 Prozent aller Amerikaner täglich woanders als daheim. Wenn Sie zu dieser Gruppe zählen und regelmäßig außer Haus frühstücken, suchen Sie sich Gerichte aus, die Ballaststoffe und mageres Eiweiß enthalten. Hier sind die 10 besten Optionen für ein Frühstück mit Minuskalorien:

1. Gemüseomelett mit Spinat, Tomaten und Pilzen

2. Rührei aus Eiklar mit Gemüse (zum Beispiel Spinat, Tomaten und Pilze)

3. Putenspeck und frisches Obst je nach Saison

4. Haferflocken und frisches Obst je nach Saison

5. Grießbrei und frisches Obst je nach Saison

6. Putenwurst und frisches Obst je nach Saison

7. Griechischer Joghurt mit Nusssplittern und frisches Obst je nach Saison
8. Rührei mit Tomatenscheiben
9. Räucherlachs und frisches Obst je nach Saison
10. Smoothie, hergestellt aus einer Vielzahl an Früchten mit Minuskalorien und, wenn möglich, auch einigen grünen Blattgemüsen

WAS SIE MEIDEN SOLLTEN Rührei, Kartoffelpuffer, Pfannkuchen, Waffeln, Landschinken, Muffins und Pastetchen, Wurst, Schinkenspeck, Quiche und Crêpes.

FEINKOSTLOKALE

Ich liebe Feinkostrestaurants. Als New Yorker bin ich mit einigen der besten Feinkostläden der Welt direkt vor der Haustür aufgewachsen, und das einfache, preiswerte Essen, das dort serviert wurde, kommt nie aus der Mode. Auf der meist umfangreichen Speisekarte gibt es einiges davon, wobei zahlreiche Angebote genau zum Minuskalorien-Lifestyle passen.

1. Suppen auf Brühebasis wie Hühner-, Gemüse- und Gerstensuppe
2. Gemüsesalat mit Gemüse nach freier Wahl; Sie wählen als Grundlage Blattgemüse und stapeln darauf ganz frisch Ihre Lieblingsgemüsesorten so hoch, wie Sie wollen.
3. Gegrilltes Hähnchen auf frischem grünem Blattgemüse, dazu extra Essig und Öl fürs Dressing
4. Räucherlachs und ein grüner Salat, dazu gesondert Essig und Öl fürs Dressing
5. Einen griechischen Salat (halten Sie sich beim Feta zurück), dazu gesondert Essig und Öl fürs Dressing
6. Frisches Obst und fettarmer griechischer Joghurt (verzichten Sie auf Müsli)
7. Hähnchenbrustfilet oder Hähnchen vom Grillspieß
8. Veggie- oder Putenburger (ohne Brötchen) mit Salat, Tomate und Essiggurken
9. Eine Schüssel Hähnchen- oder Puten-Chili

10. Ein Salat-Wrap mit Feinkostfleisch (beispielsweise frische Pute oder Hähnchen), Senf und eingelegten Gurken

WAS SIE MEIDEN SOLLTEN Sandwiches, Pasta, Salate mit Mayonnaise, fettes Fleisch wie Pastrami oder Corned Beef, Reuben-Sandwiches und Pommes frites.

FAST FOOD

Ich komme vermutlich bereits dafür in die Kochhölle, dass ich Fast-Food-Restaurants überhaupt erwähne, aber es gibt doch einige Möglichkeiten, Fast Food zu essen und dabei der Diät treu zu bleiben. Behalten Sie nur im Auge, dass viele Fast-Food-Mahlzeiten eine so große Menge an Essen enthalten, dass es für eine ganze Armee reichen würde, auch wenn sie vorgeben, „eine Portion" zu sein. Halten Sie sich fern von den extrem beworbenen XXL-Mahlzeiten, deren Wert allein nach der Größe bemessen ist, und suchen Sie sich die kleinste Portion aus – selbst wenn es notfalls eine Kinderportion ist. Eine bessere Wahl wäre:

1. Southwest-Salat (ohne Tortillaschalen oder -streifen)
2. Caesar-Salat mit Huhn
3. Gegrilltes Hähnchenbrustfilet, grüne Bohnen und Krautsalat (in einem Fried-Chicken-Restaurant)
4. Gegrilltes Hähnchen mit einem Salat als Beilage
5. Hähnchen vom Grillspieß mit gedünstetem Gemüse
6. Alle gegrillten Hamburger (lassen Sie das Brötchen weg) mit einem Salat als Beilage
7. Salat von der Salatbar als Hauptmenü, wobei Sie überwiegend Gemüse mit Minuskalorien und magere Eiweißquellen wählen sollten
8. Roastbeef (ohne Brötchen) mit einem Salat als Beilage
9. Putenburger vom Holzkohlegrill (ohne Brötchen) mit einem Salat als Beilage
10. Backfisch mit gedünstetem Gemüse

FRANZÖSISCHE RESTAURANTS

Wäre ich zum Tode verurteilt und müsste meine letzte Mahlzeit bestellen, wäre dies ein französisches Gericht, das in Käsesoße schwimmen würde. Aber bevor mir zu sehr das Wasser im Mund zusammenläuft, lassen Sie mich Ihnen versichern, dass Ihnen französisches Essen keine Angst einjagen muss, und Sie brauchen auch nicht vor Käse oder cremigen Soßen zu kapitulieren. Viele französische Gerichte sind gar nicht mal so schwer und fettreich und lassen sich jederzeit gut in die Minuskalorien-Diät einbauen. Schauen Sie einmal:

1. Bouillabaisse, ein Fischeintopf auf Brühebasis
2. Lachstatar und ein Salat mit einem leichten Dressing auf Essigbasis
3. Navarin, ein Eintopf aus Lamm und Gemüse
4. Jede Art von gebratenem roten Fleisch oder Geflügel und ein Gemüsesalat mit einem leichten Dressing auf Essigbasis
5. Jede Art von geschmortem rotem Fleisch oder Geflügel und ein Gemüsesalat mit einem leichten Dressing auf Essigbasis
6. Gegrillter Fisch und ein Gemüsesalat mit einem leichten Dressing auf Essigbasis
7. Pfeffersteak und ein Gemüsesalat mit einem leichten Dressing auf Essigbasis
8. Salade Niçoise – lassen Sie die Kartoffeln weg
9. Gegrillte Froschschenkel und ein Gemüsesalat mit einem leichten Dressing auf Essigbasis
10. Boeuf Bourguignon mit sautiertem Gemüse

WAS SIE MEIDEN SOLLTEN Alle Hauptgerichte, die frittiert sind oder in einer schweren Soße serviert werden, und natürlich sollten Sie auf den Käse und das Dessert besser verzichten!

GRIECHISCHE RESTAURANTS

Ich liebe griechisches Essen – meiner Ansicht nach kann es gar nicht genug griechische Restaurants auf der Welt geben. Jedes Mal, wenn ich eine griechische Menükarte sehe und gesund essen möchte, verliebe ich mich mehr in diese gemüse- und eiweißreiche Küche. In einem griechischen Restaurant können Sie kaum etwas verkehrt machen. Hier einige meiner Favoriten:

1. Gemüsekebab
2. Souflaki (Kebab mit Hähnchenfleisch, Lamm oder Schwein)
3. Portobellos vom Holzkohlegrill, Zucchini, Paprika, Zwiebeln und Tomate, serviert mit einem kleinen griechischen Salat, dazu gesondert Essig und Öl fürs Dressing
4. Griechischer Salat als Hauptgericht
5. Quinoa-Salat
6. Eine Portion Hummus mit Gurken oder anderem Gemüse zum Dippen – Finger weg vom Pitabrot
7. Gefüllte Weinblätter (Dolmades) und ein kleiner griechischer Salat, dazu gesondert Essig und Öl fürs Dressing
8. Vegetarischer Teller mit Hummus, Baba Ganoush und rohem Gemüse zum Dippen sowie ein kleiner griechischer Salat, dazu gesondert Essig und Öl fürs Dressing
9. Kakavia: eine traditionell griechische Fischersuppe, typischerweise mit dem Tagesfang zubereitet oder dem, was gerade Saison hat, zum Beispiel Schnapper, Meeräsche oder Felchen
10. Alle Gerichte mit Meeresfrüchten, die nicht frittiert sind, die also in der Pfanne sautiert, auf dem Grill oder in der Pfanne gebraten werden, mit einer Beilage aus frischem Gemüse oder einem Salat

WAS SIE MEIDEN SOLLTEN Gyros, Moussaka, Spinatpastete und Baklava.

INDISCHE RESTAURANTS

Wenn ich mich nicht gerade in der eigenen Küche befinde und einen meiner seltenen freien Abende genieße, gehe ich gern einmal in ein indisches Restaurant. Wie die meisten internationalen Speisen verfügt auch indisches Essen über eine gute und eine schlechte Seite. Die gute Seite besteht darin, dass diese Küche viel Getreide enthält, ballaststoffreich ist und relativ wenig fettes, tierisches Eiweiß verwendet. Meist finden auch Hülsenfrüchte und Gemüse Einsatz – ein weiterer Pluspunkt, vor allem, wenn Sie Veganer oder Vegetarier sind. Die Kehrseite besteht darin, dass das Essen häufig frittiert oder sautiert ist. Es gibt dennoch viele gesunde Auswahlmöglichkeiten:

1. Hähnchenfleisch oder Garnelen nach Tandoori-Art
2. Dal: ein fettarmes Linsengericht, das zwei Gemüse mit Minuskalorien enthält, Tomaten und Blumenkohl. Wenn Sie Dal bestellen, sollten Sie den Reis weglassen.
3. Kichererbsen-Curry
4. Curryfisch, sofern der Fisch nicht frittiert ist
5. Linsensuppe
6. Chicken Tikka Masala oder Beef Tikka Masala (ein leicht scharfes Gericht mit gebratenem Hähnchen- oder Rindfleisch)
7. Gobhi Matar Tamatar (ein großartiges vegetarisches Gericht aus Blumenkohl, Erbsen und Tomaten – alle sehr hilfreich für die Fettverbrennung)
8. Currygemüse
9. Hähnchen Vindaloo
10. Lassi – das ist im Grunde ein Smoothie, in dem Früchte, Eis und Joghurt gemixt werden

WAS SIE MEIDEN SOLLTEN Gerichte, die mit Kokosmilch oder Sahne zubereitet werden; frittiertes oder stark fetthaltiges Brot (Papadam, Chapati, Naan, Kulcha oder Roti); stark frittierte Hauptgerichte.

ITALIENISCHE RESTAURANTS

Es ist Freitagabend und Ihre Freunde wollen sich in einem italienischen Restaurant treffen. Und schon entwickelt sich ein besorgter Monolog in Ihrem Kopf: *„Wie soll ich bei all der Pasta gesund essen?"* Ich zeige Ihnen, wie – Sie haben folgende Möglichkeiten:

1. Toskanisches Grillsteak mit einem Salat als Beilage, dazu gesondert Essig und Öl fürs Dressing
2. Pollo Cacciatore ohne Pasta (Fragen Sie stets nach, ob es möglich ist, die Pasta durch Spaghetti-Kürbis zu ersetzen.)
3. Minestrone und ein Beilagensalat, dazu gesondert Essig und Öl fürs Dressing
4. Caesar salad mit gegrilltem Hähnchenfleisch oder Garnelen, dazu gesondert ein Dressing
5. Kalte Gemüsesalate können eine köstliche Wahl sein; träufeln Sie ein wenig Olivenöl darüber
6. Grillhähnchen und ein Beilagensalat, dazu gesondert Essig und Öl fürs Dressing, oder ein Tomaten-Gurken-Salat
7. Gegrillter Fisch und ein Beilagensalat, dazu gesondert Essig und Öl fürs Dressing, oder ein Tomaten-Gurken-Salat
8. Gegrilltes Kalbfleisch und ein Beilagensalat, dazu gesondert Essig und Öl fürs Dressing, oder ein Tomaten-Gurken-Salat
9. Chicken Marsala oder Kalbfleisch Marsala und ein Beilagensalat, dazu gesondert Essig und Öl fürs Dressing, oder ein Tomaten-Gurken-Salat
10. Leicht sautierte Calamares (ohne Brot) mit einer Beilage aus italienischem Gemüse wie zum Beispiel gegrillten Zucchini oder Auberginen

WAS SIE MEIDEN SOLLTEN Antipasti, Hauptgerichte mit Soßen auf Sahne- oder Käsebasis, Parmesanhähnchen, Knoblauchbrot, Ravioli, Aubergine mit Parmesan, Fleisch-Lasagne, Spaghetti mit Fleischbällchen, Fettuccine Alfredo und Gnocchi.

MEINE 10 ALTBEWÄHRTEN TIPPS FÜR DEN BESUCH IM RESTAURANT, GANZ IM MINUSKALORIEN-STYLE

1. Wenn Sie einen Salat bestellen, bitten Sie darum, dass das Dressing separat serviert wird. Wählen Sie eine einfache Vinaigrette oder fragen Sie nach Essig und Öl.

2. Fragen Sie, ob Sie frittierte Produkte wie Pommes frites, Zwiebelringe oder Kartoffelpuffer gegen gesündere Ersatzprodukte wie etwa Beilagensalate, frisches Obst oder gedämpftes Gemüse austauschen können.

3. Essen Sie Ihr Hähnchen gebacken oder gegrillt statt frittiert. Das Gleiche gilt für Fisch, der gegrillt oder gebacken sein sollte, nicht frittiert.

4. Lernen Sie die Kennzeichnungssprache. Hauptgerichte, die als frittiert, im Teig gebacken, paniert, sahnig, knusprig, als Schnitzel oder ‚au gratin' bezeichnet werden, enthalten sehr viele Kalorien. Das Gleiche gilt für Gerichte, die in einer Butter- oder Sahnesoße serviert werden.

5. Seien Sie mutig und geben Sie Sonderbestellungen auf. Restaurants möchten Sie zufriedenstellen und Stammkunden gewinnen. Sie sind derjenige, der bezahlt – deshalb werden die Lokale im Allgemeinen Ihren Wünschen nachkommen und bereit sein, Ihr Gericht so zu ändern, dass es gesünder wird, oder auch Ersatzprodukte anbieten. Sie müssen nur den Mund aufmachen und danach fragen. Zum Beispiel könnten Sie darum bitten, dass die Soße weggelassen oder das Dressing extra serviert wird. Bitten Sie den Kellner, den Brotkorb oder die Dessertkarte gar nicht erst an den Tisch zu bringen.

6. Lernen Sie zu teilen. Portionen im Restaurant sind oft riesig. Teilen Sie Ihr Hauptgericht mit einem Freund oder lassen Sie die Hälfte davon für das Mittag- oder Abendessen am nächsten Tag einpacken.

7. Wasser marsch! Denken Sie daran: Wasser ist das ultimative Nahrungsmittel mit Minuskalorien. Wenn der Kellner Sie fragt: „Was möchten Sie trinken?", dann bitten Sie um Wasser mit Zitronenscheiben (die Fett verbrennen).

8. Planen Sie im Voraus. Sich ein wenig zu erkundigen, bringt sehr viel. Stellen Sie eine Liste Ihrer Lieblingsrestaurants zusammen, die großartige Speisen mit Minuskalorien anbieten, auch für die größeren und kleineren Städte, die Sie auf Ihren Reisen besuchen.

9. Reisen Sie mit leichtem Gepäck. Während einer Reise eine Diät zu machen, ist zunächst einmal so etwas wie diätetisches Niemandsland. Hierzu habe ich folgende Vorschläge: Bereiten Sie eine Tüte mit Snacks vor aus Nüssen, Studentenfutter und Obst, bevor Sie sich auf die Fahrt machen. Tragen Sie die Tüte immer bei sich, damit Sie auf Reisen keinen Müll essen und nicht in die Essensfallen am Flughafen stolpern. Wenden Sie in Restaurants die von mir vorgeschlagenen Techniken an und stellen Sie sich ein vernünftiges Gericht mit Minuskalorien zusammen.

10. Geben Sie den anderen Bescheid. Wenn Sie Gastgeber, Verwandte und Geschäftspartner im Voraus darüber informieren, dass Sie gerade auf Ihr Gewicht achten, lassen sich unangenehme Situationen leichter vermeiden.

MEXIKANISCHE RESTAURANTS

Mexikanische Restaurants haben ganz unverdienterweise einen zweifelhaften Ruf, aber nur wegen der omnipräsenten Riesenmengen an Tortillachips, Käse und kalorienreichen Margaritas. Tatsache ist jedoch, dass mexikanisches Essen während der Diät *erlaubt* ist. Geben Sie beim nächsten Besuch im mexikanischen Restaurant eine der folgenden Bestellungen auf:

1. Bitten Sie darum, dass Ihr Fisch gedünstet und/oder mit einer frischen Tomatillo-Soße serviert wird
2. Gegrillter Fisch mit einem Beilagensalat, dazu gesondert Essig und Öl fürs Dressing
3. Mexikanisch gewürztes Grillhähnchen mit einem Krautsalat auf Essigbasis als Beilage (keine Sahne) und Pico de gallo
4. Schwarze Bohnen mit einem Beilagensalat, dazu gesondert Essig und Öl fürs Dressing
5. Hähnchen- und Rindfleisch oder Garnelen nach Fajita-Art, verzichten Sie auf die Tortillas
6. Gemüse-Fajitas, verzichten Sie auf die Tortillas
7. Tacosalat – lassen Sie die saure Sahne und die gebackenen Tortillaschalen weg
8. Carnitas (marinierte, gegrillte Rindfleischstreifen) mit einer Salatbeilage, dazu gesondert Essig und Öl fürs Dressing, oder mit einem Krautsalat auf Essigbasis (ohne Sahne)
9. Grillhähnchen oder Gemüsetacos mit weichen (nicht frittierten) Maistortillas
10. Hähnchen-Mole – verzichten Sie auf Reis und Bohnenmus

WAS SIE MEIDEN SOLLTEN Hauptgerichte mit dem Zusatz *Riesen-, XXL- oder Kombi-;* frittierte Sachen wie Tortilla-Chips, Chimichangas, saure Sahne und Burritos.

STEAKHÄUSER

Es ist immer eine gute Idee, die von einem Restaurant veröffentlichten Ernährungsinformationen zu lesen, sofern dies möglich ist. Ich habe das einmal bei einem Steakhaus gemacht und war schockiert darüber, dass ein Rib-Eye-Steak vom Holzkohlegrill beinahe 800 Kalorien besaß. (Wir sind zwar keine Kalorienzähler, aber eine solche Menge an Kalorien für eine einzige Mahlzeit wird Ihre Diät gefährden.) Deshalb sollten Sie bei Steakhäusern vorsichtig sein. Achten Sie auch auf die Portionsgrößen. Sie müssen nicht das ganze Tier essen! Eine Portion Eiweiß sollte grundsätzlich nicht größer sein als Ihre Handfläche oder ein Kartendeck. Als Proteinquelle sollten Sie Filet Mignon vorziehen, Lendchen, Hähnchenfleisch oder Fisch und dazu Gemüse wählen. Zum Beispiel:

1. Filet Mignon oder ein kleines Lendensteak, eine Gemüsemischung und einen gemischten Beilagensalat, dazu gesondert Essig und Öl fürs Dressing
2. Gegrillte Hähnchenbrust, eine Gemüsemischung und einen gemischten Beilagensalat, dazu gesondert Essig und Öl fürs Dressing
3. Gegrillten Lachs oder Tilapia (Buntbarsch), eine Gemüsemischung und einen gemischten Beilagensalat, dazu gesondert Essig und Öl fürs Dressing
4. Hummerschwanz oder Krabbenbeine, eine Gemüsemischung und einen gemischten Beilagensalat, dazu gesondert Essig und Öl fürs Dressing
5. Gegrillte Garnelen, eine Gemüsemischung und einen gemischten Beilagensalat, dazu gesondert Essig und Öl fürs Dressing
6. Eine große Vorspeise aus Thunfisch und einen gemischten Beilagensalat, dazu gesondert Essig und Öl fürs Dressing
7. Eine beliebige Salathauptspeise oder einen Salat von der Salatbar, lassen Sie jedoch Croûtons, Käse und Schinkenspeck weg und wählen Sie ein Dressing auf Essigbasis

8. Gegrillter Kebab aus Hähnchen- oder Rindfleisch oder Garnelen, dazu Gemüse mit Minuskalorien wie Paprika, Tomaten und Pilze

9. Einen Gemüseteller mit verschiedenen Sorten an gedünstetem Gemüse, auch solche mit Minuskalorien

10. Einen Garnelencocktail und einen Beilagensalat, dazu gesondert Essig und Öl fürs Dressing

WAS SIE MEIDEN SOLLTEN Große Portionen fettigen Fleischs wie Rib-Eye-Steak, Steak aus der Hochrippe; frittiertes Essen; Essen mit viel Soße; Beilagen wie Kartoffelbrei, Rahmspinat oder Pommes frites.

Haben Sie erst einmal ein wenig Übung in der Auswahl von Gerichten mit Minuskalorien, werden Sie gesunde Gewohnheiten entwickeln, die sich dann beim Auswärtsessen automatisch einstellen. Denken Sie daran, dass Sie, wenn Sie selten ins Restaurant gehen und nur Ihr Gewicht halten möchten, den Besuch auch richtig genießen. Erlauben Sie sich ein besonderes, erinnerungswürdiges Mahl. Wenn Sie häufig auswärts essen und noch in der Abnehmphase sind, versuchen Sie, sich an die in diesem Kapitel gegebenen Richtlinien zu halten, um sicherzugehen, dass Sie Ihren Fortschritt nicht gefährden.

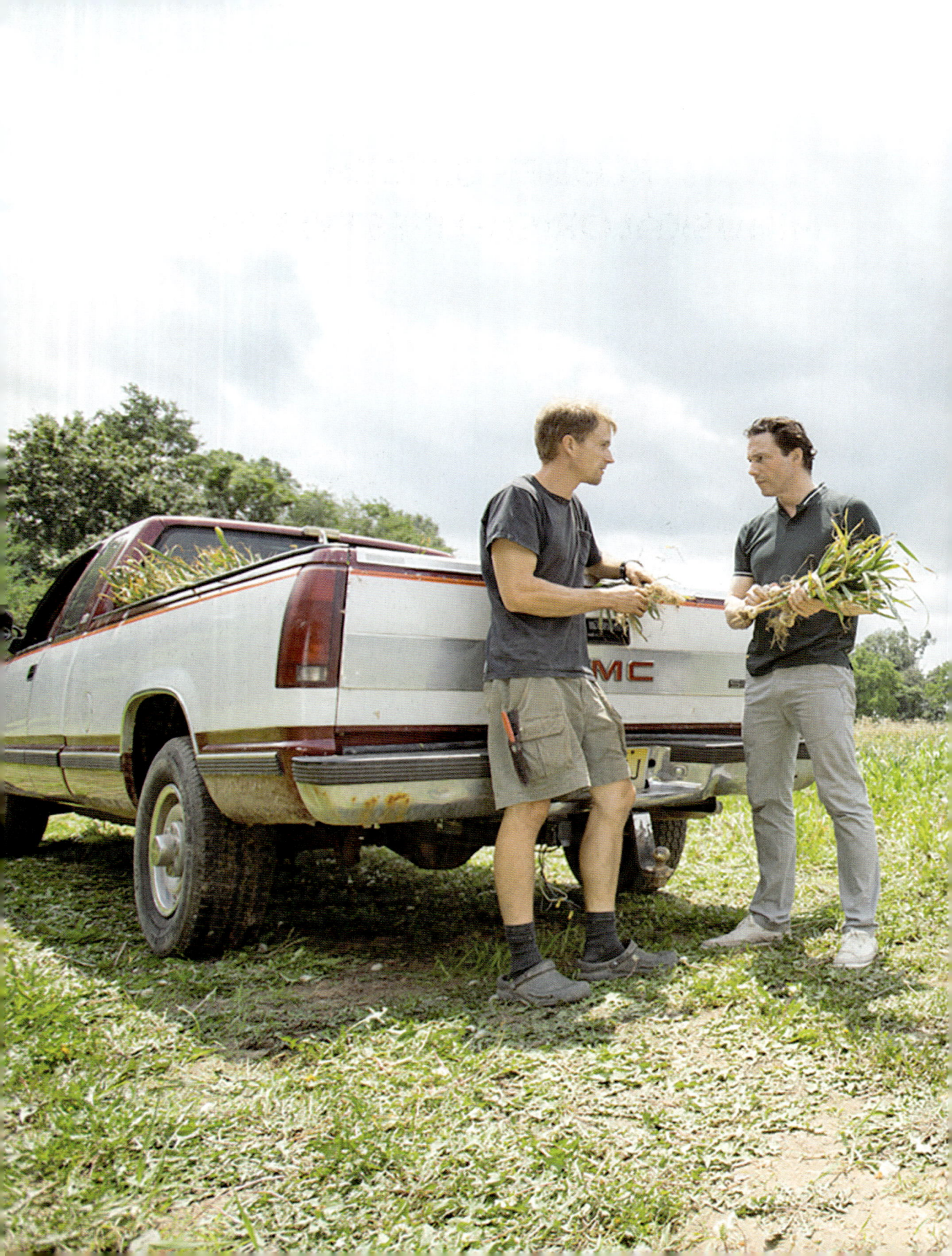

KAPITEL FÜNFZEHN

BLEIBEN SIE DEM MINUSKALORIEN-LIFESTYLE TREU

Gewicht zu verlieren, ist eine Sache. Das neue Gewicht zu halten eine ganz andere. Ich bin der Ansicht, dass die Bemühungen, das Gewicht zu halten, im Vergleich zur reinen Diät der eigentliche Kampf im Feldzug gegen das Problem Fettleibigkeit sind, das in den Vereinigten Staaten jährlich circa 300.000 Leben kostet und das Gesundheitssystem jedes Jahr mit 100 Milliarden Dollar belastet. Eine Diät kann in diesem Fall hilfreich sein, gewonnen wird der Feldzug jedoch dadurch, dass die Diätwilligen ihr Gewicht auch halten.

Eine Vielzahl an Experten behauptet, dass der härteste Teil beim Abnehmen darin bestehe, die Pfunde auch wirklich dauerhaft zu verlieren, und es stimmt, dass viele Menschen am Ende einer traditionellen „Diät" schwer zu kämpfen haben, die verlorenen Kilos nicht wieder zuzulegen.

Einer der großartigen Effekte der Minuskalorien-Diät besteht darin, dass sie ebenso nachhaltig wie ein Lebensstil ist. Das liegt daran, dass man keine größeren Nahrungsmittelgruppen oder die Zufuhr von Essen drastisch beschränken muss; man entscheidet sich künftig einfach nur für gesünderes – und dennoch köstliches – Essen. Nachdem sich meine Kunden 20 Tage lang an diesen Plan gehalten haben, sind sie wie umgewandelt; sie fühlen sich großartig, haben mehr Energie, ihr Heißhunger auf Zucker ist verschwunden und ihre Geschmacksknospen haben sich verändert. Sie wollen gar nicht zu ihren alten, ungesunden Gewohnheiten zurückkehren!

Gewichtserhaltung hängt ebenso wie die Gewichtsreduktion davon ab, wie nährstoffreich, thermogenisch und sättigend die zugeführten Nahrungsmittel sind – das heißt, wie stark der Fokus auf Obst, Gemüse und mageren Eiweißquellen liegt. Stolpern Sie nicht in die Falle, dass Sie nun, da Sie nicht länger einem offiziellen „Plan" folgen, anfangen, Kalorien zu zählen – Sie haben vorher keine Zahlen benötigt, Sie benötigen auch jetzt keine. Es ist so verflixt einfach, sich bei der Ernährung nur auf die Kalorien zu konzentrieren und dabei den Blick für das große Ganze zu verlieren. Es kann auch verführerisch sein, in Bezug auf das Essen mit sich selbst zu verhandeln: „Hmmm … Ich könnte ein Stück Käsekuchen mit 350 Kalorien essen oder aber 170 g Hähnchenbrust mit 320 Kalorien." Denken Sie daran: Eine Kalorie ist nicht einfach nur eine Kalorie. Sie wollen Qualität beim Essen, nicht Quantität.

DER MINUSKALORIEN-PLAN ZUR GEWICHTSERHALTUNG

Doch wie vermeiden Sie es nun, da Sie Ihr Ziel erreicht haben, die verlorenen Pfunde wieder zuzulegen? Der Minuskalorien-Plan zur Gewichtserhaltung baut ganz einfach auf Ihren neuen gesunden Gewohnheiten auf. Damit ist keine Riesenveränderung verbunden, Sie müssen Ihr Leben nicht komplett umkrempeln. Lassen Sie sich auch durch Ihren gesunden Menschenverstand leiten und wählen Sie in erster Linie Vollwertkost.

Mit der Gewichtserhaltungsphase kommt auch wieder mehr Abwechslung in die Ernährung, da Ihnen nun wieder eine breitere Palette an stärkehaltigem, hochwertigem Gemüse zur Verfügung steht, unter anderem Süßkartoffeln, Rote Bete, Steckrüben, Winterkürbis und weitere Arten von Bohnen und Hülsenfrüchten. Achten Sie darauf, dass Sie die Portionsgrößen richtig in Erinnerung behalten – 1 Portion entspricht im Durchschnitt 1 gebackenen Kartoffel, 1 Süßkartoffel, 1 Roten Bete oder Steckrübe, ½ Tasse Bohnen oder Hülsenfrüchte oder 1 Tasse Winterkürbis. Wenn Sie wollen, dürfen Sie sich 1 Portion pro Tag erlauben.

BOHNEN, ANDERE HÜLSENFRÜCHTE UND STÄRKEHALTIGES GEMÜSE

- Adzukibohnen
- Artischocken
- Borlottibohnen
- Dicke Bohnen
- Erbsen
- Great-Northern-Bohnen
- Karotten
- Kartoffeln
- Kichererbsen
- Kohlrüben
- Kürbis
- Limabohnen
- Linsen
- Mais
- Pastinaken
- Pintobohnen
- Römische Bohnen (Cranberrybohnen)
- Rote Bete
- Rote Kidneybohnen
- Saubohnen
- Schälerbsen, gelb oder grün
- Schwarzaugenbohnen
- Schwarze Bohnen
- Steckrüben
- Süßkartoffeln
- Weiße Bohnen
- Weiße Kidneybohnen
- Winterkürbis

Sie dürfen auch wieder mehr Vollkornnahrung wie Pasta, braunen Reis, Brot und Getreide essen. Eine Portion entspricht ½ Tasse Pasta, Reis oder gekochtem Getreide, 1 oder 2 Scheiben Brot, 1 Brötchen oder 4 bis 6 Vollkorncrackern. Wenn Sie möchten, dürfen Sie sich davon 1 Portion pro Tag gönnen.

VOLLKORNNAHRUNGSMITTEL

- Brauner Reis
- Bulgur
- Couscous
- Gerste
- Glutenfreies Vollkornbrot oder -brötchen aus gekeimtem Getreide
- Hafer
- Haferkleie
- Pasta (halten Sie sich an glutenfreie Vollkornpastasorten, Quinoa oder Pasta aus Gemüse statt Pasta aus raffiniertem Mehl)
- Quinoa
- Shirataki-Nudeln und Shirataki-Reis
- Wildreis

Als gesunde Fettquelle dürfen Sie nach dem Gewichtserhaltungsplan nun mehr Avocado essen: wenn Sie mögen, eine ¼ bis ½ Frucht pro Tag. Außerdem können Sie bei Bedarf weitere Käsesorten verzehren, zum Beispiel Ziegenkäse, Feta, Mozzarella, Cheddar oder andere Hartkäsesorten – Sie sollten davon aber nicht mehr als 55 g täglich essen und von Hüttenkäse oder Ricotta nicht mehr als ½ Tasse pro Tag.

Sobald Sie Ihr Zielgewicht erreicht haben, dürfen Sie sich auch ein paar Leckereien gönnen, sofern es Ihnen sicher gelingt, diese moderat und nicht gleich im Übermaß zu konsumieren. Ich würde auch vorschlagen, dass Sie unter der Woche planmäßig essen und sich die Naschereien für das Wochenende aufsparen.

Natürlich muss man vorsichtig sein mit den leckeren Sachen. Wenn Sie weiter dem Prinzip der Minuskalorien folgen, dürfte eigentlich kein Heißhunger aufkommen, aber Nahrungsmittel mit einem hohen Zucker- oder Kohlenhydratgehalt können knifflig bleiben, da sie dazu verleiten, zu viel zu essen. Hier sind einige Vorschläge, wie man mit speziellen Gaumenfreuden umgeht:

- **Alkohol.** Wenn Sie sich ein Glas Wein, Bier oder einen Cocktail zum Abendessen genehmigen möchten, ist das okay. Vermeiden Sie jedoch jegliche Art von Zuckergebräu und wählen Sie einen einfachen Wodka, Tequila, Rum, Gin, Whisky on the Rocks oder Whisky Soda. Bei Wein sollten Sie nicht dem Verlangen nachgeben, gleich eine ganze Flasche zu bestellen. Nehmen Sie nur ein Glas, nippen Sie langsam daran und trinken Sie abwechselnd einen Schluck Wein und einen Schluck Wasser. Wenn Sie sich in Gesellschaft befinden, jedoch nicht trinken möchten in Situationen, in denen der Alkohol nur so fließt, machen Sie es wie ich: Ich habe ein Glas mit sprudelndem oder stillem Mineralwasser, das mit einem Zitronen- oder Limettenschnitz versehen oder durch einen Spritzer Cranberry-Saft blass-rosa gefärbt ist.

- **Schokolade.** Wählen Sie dunkle Schokolade, vorzugsweise in Bioqualität, die mindestens 60 Prozent Kakao enthält, wobei 70 Prozent oder mehr ideal wären. Diese Art von Schokolade enthält Antioxidantien, Magnesium und Eisen. Wenn Sie wollen, dürfen Sie sich zwei kleine Stückchen pro Tag gönnen.

- **Desserts.** Erlauben Sie sich gelegentlich mal ein Dessert. Ich wäre damit jedoch vorsichtig, da man schnell wieder auf die Zuckerschiene geraten kann. Sie sollten sich nicht mehr als zwei (kleine) Desserts pro Woche gönnen, wenn überhaupt. Wählen Sie möglichst solche Desserts, die aus gesunden Zutaten bestehen, zum Beispiel aus Bio-Eiern, Vollkornmehl oder Mehl aus Hülsenfrüchten, und aus weniger ungesunder Süßungsmitteln wie Ahornsirup oder Agavendicksaft und Ähnlichem. Auf diese Weise erhalten Sie Eisen, Ballaststoffe, B-Vitamine, Magnesium und andere Nährstoffe. Wenn Sie 90 Prozent der Zeit gesund essen, können Sie sich gelegentlich mal Naschereien erlauben.

BEISPIELE FÜR DIE ZUSAMMENSTELLUNG VON MAHLZEITEN NACH DEM MINUSKALORIENPLAN ZUR GEWICHTSERHALTUNG

Das Essen, das Sie nach dem Gewichtserhaltungsprogramm zu sich nehmen, unterscheidet sich gar nicht so sehr von dem, was Sie während der letzten 20 Tage verspeist haben. Nehmen wir zum Beispiel das Frühstück zur Gewichtserhaltung. Der entscheidende Unterschied besteht darin, dass es nun Getreide oder einen ballaststoffreichen Muffin enthalten darf. Das Mittagessen ähnelt stark dem, was Sie während der Diät zu sich nehmen durften, und auch das Abendessen gleicht dem, was Sie während der Diät gegessen haben, mit der Ausnahme, dass die Fleischportionen ein bisschen größer sind. Es beinhaltet auch fast immer eine Stärke- oder Kohlenhydratquelle und gelegentlich ein Dessert, wenn Sie mögen.

Gehen wir das Ganze einmal Mahlzeit für Mahlzeit durch – dabei werden Sie sehen, wie das Gewichtserhaltungsprogramm mit Minuskalorien im Alltagsleben funktioniert.

Frühstück – so halten Sie Ihr Gewicht

Das Frühstück kann Folgendes umfassen:

- **MINUSKALORIEN-SMOOTHIE** Dieser eignet sich perfekt als leichtes Mitnahmefrühstück. Ich lege Ihnen wirklich ans Herz, Smoothies zur Erhaltung des Gewichts einzuplanen. Auf diese Weise starten Sie den Tag auf einen Schlag mit einer großen Menge an Minuskalorien aus Obst, Gemüse und Eiweiß, und Sie nehmen dabei auch noch Vitamine, Mineralstoffe, Antioxidantien und Ballaststoffe zu sich, alles mit einem einfachen Druck auf den Mixerknopf.

- **STARK PROTEINREICHES FRÜHSTÜCK** Dies kann Rührei aus mehreren Eiklar sein oder Rührei aus zwei ganzen Eiern, vielleicht etwas Putenschinken und Wurst, dazu eine Scheibe Vollkorntoast. Essen Sie auch immer eine Portion frisches Obst, vor allem solches mit Minuskalorien. Ich mag gern etwas Abwechslung und esse jeden Morgen eine andere Obstsorte mit Minuskalorien. Aber auch wenn Sie jeden Tag die gleiche Lieblingsfrucht essen, können Sie damit Ihr Gewicht halten.

- **GETREIDE UND OBST** Das könnte zum Beispiel eine Schüssel Haferflocken sein, Quinoa oder ein Vollkornmüsli mit Beeren oder Bananenscheiben. Fügen Sie ein wenig ungesüßte, pflanzliche Milch hinzu wie Mandelmilch, Kokosmilch, Hanfmilch, Lupinenmilch oder auch Cashewmilch, um so zusätzliches Aroma und Eiweiß zu erhalten.

- **MINUSKALORIEN-FRÜHSTÜCKSREZEPTE** Essen Sie weiterhin die von Ihnen favorisierten Frühstücksgerichte aus dem Buch. Vergessen Sie diese Rezepte nicht einfach, nur weil der „Diätteil" jetzt vorbei ist. Diese Gerichte werden Ihnen helfen, das neue Gewicht zu halten, und was die Zubereitung angeht, sind Sie ja bereits Profi!

Wählen Sie zum Frühstück entweder Tee (grüner ist am besten) oder Kaffee. Fügen Sie bei Bedarf einen Spritzer pflanzliche Milch hinzu.

Mittagessen – so halten Sie Ihr Gewicht

Hier ist die Auswahl groß für Sie:

- **SALATE** Mit grünem Blattgemüse können Sie nichts verkehrt machen. Wenn Sie sich einen Salat zusammenstellen, wählen Sie so viele Gemüsesorten mit Minuskalorien wie möglich, und krönen Sie das Ganze mit einer mageren Eiweißquelle (tierisch oder pflanzlich). Fügen Sie einige gesunde Fettsäuren hinzu wie zum Beispiel Avocadoscheiben und ein einfaches Dressing aus Olivenöl und frisch gepresstem Zitronensaft, und schon haben Sie einen Salat, der Sie den ganzen Tag satt macht.

- **SUPPE** Hier ein weiterer Tipp für ein herzhaftes Essen mit Fettverbrennungspotenzial. Halten Sie sich an Suppen auf Brühebasis wie Gemüsesuppe oder auch proteinreiche Suppen wie Linsen- oder Erbsensuppe. Vermeiden Sie cremige Suppen wie „XY-Cremesuppe", Fischcremesuppe oder dicke Muschelsuppen. Um eine vollwertige Mahlzeit zu erhalten, kombinieren Sie einen Teller Suppe mit einem kleinen Salat.

- **SANDWICHES** Genießen Sie nun, da Sie in der Gewichtserhaltungsphase sind, auch wieder Sandwiches. Platzieren Sie zwischen zwei Scheiben Vollkornbrot oder Brot aus gekeimtem Getreide Gemüse, Thunfisch, Hähnchenfleischreste, Avocadopüree, Hummus oder was immer Sie mögen.

- **FLÜSSIGES MITTAGESSEN** An manchen Tagen, wenn die Zeit extrem knapp wird, ist es für mich günstiger, mein Mittagessen zu trinken, und damit meine ich einen Minuskalorien-Smoothie, zu Haus zubereitet und dann in eine Thermoskanne gepackt. Meine Minuskalorien-Smoothies eignen sich großartig als Ersatz für eine Mittagsmahlzeit.

- **MINUSKALORIEN-MITTAGSGERICHTE** Halten Sie weiter daran fest als Mahlzeiten, die Sie bereits kennen und lieben und die immer passen!

Abendessen – so halten Sie Ihr Gewicht

Zum Abendessen empfehle ich Ihnen eine magere Proteinquelle wie gegrillten, gebratenen oder gebackenen Fisch, Krustentiere, Hähnchen, Pute, mageres Rindfleisch oder eine vegetarische Eiweißquelle. Fügen Sie der von Ihnen gewählten Proteinquelle eine riesige Menge an Gemüse mit Minuskalorien hinzu und einen grünen Salat. Sie dürfen sich auch eine mittelgroße Portion eines stärkehaltigen Nahrungsmittels erlauben, ½ Tasse braunen Reis zum Beispiel oder ½ Tasse Pasta aus Vollkornweizen oder Quinoa, 1 gebackene Kartoffel oder Süßkartoffel, ½ Tasse Bohnen oder anderer Hülsenfrüchte, 1 Tasse stärkehaltiger Gemüsesorten wie Winterkürbispüree, Steckrüben oder Pastinaken. Auch ein Dessert ist bis zu zweimal pro Woche erlaubt. Oder genießen Sie unbegrenzt eines meiner Desserts mit Minuskalorien.

Snacks – so halten Sie Ihr Gewicht

Wenn Sie den Minuskalorien-Prinzipien folgen, werden Sie in der Gewichtserhaltungsphase kaum hungrig sein; sollte aber doch einmal Hunger aufkommen, haben Sie viele Möglichkeiten, ihn zu bekämpfen:

- Minuskalorien-Smoothie
- Frisches Obst und Nüsse
- Eine Tasse Suppe auf Brühebasis, dazu zählen auch alle meine Suppen mit Minuskalorien
- Gurkenscheiben oder anderes rohes Gemüse als Dip für Hummus
- 56 g Käse und 4 bis 6 Vollkorncracker
- Frisches Obst und 1/2 Tasse Hüttenkäse
- 2 Tassen Heißluft-Popcorn
- 2 kleine Stückchen dunkle Schokolade
- Einen beliebigen Snack mit Minuskalorien aus meiner Rezeptliste

Vergessen Sie nicht zu trinken

In der Gewichtserhaltungsphase ist es ganz wichtig, dass Sie während des gesamten Tages viel Wasser trinken – ich empfehle 8 bis 10 Gläser. Wasser trägt dazu bei, dass der Stoffwechsel auf vollen Touren läuft, es verbessert die Verdauung, versorgt den Körper mit Flüssigkeit und hält den Hunger und Essensgelüste in Schach, da der Magen bereits teilweise gefüllt ist.

NUTZEN SIE DIE MINUS-KALORIEN-REINIGUNG ZUR GEWICHTSERHALTUNG

Wer sein Gewicht halten möchte, geht keine Risiken ein und tut alles, um sich die Pfunde weiter vom Leibe zu halten. Sollten Sie dennoch wieder ein paar Kilo zugelegt haben oder die Kleider anfangen, eng zu werden, unternehmen Sie sofort etwas dagegen. Das ist ganz einfach: Sie müssen nur erneut 3 bis 5 Tage lang die Entschlackungskur mit Minuskalorien durchführen. Erhält Ihr Körper nichts anderes als nahrhafte Vollwertkost, wird er auf natürliche Weise Schadstoffe ausspülen – und Fett verbrennen, worin sich Toxine oft ansammeln. Wenn Sie die Reinigungskur auch nur eine kurze Zeit durchführen, können Sie damit bereits 3 bis 5 Pfund – vielleicht auch mehr – abspecken. Führen Sie die Entschlackungskur so oft durch, wie Sie wollen, um zugelegte Pfunde wieder loszuwerden, und setzen Sie die Kur als Mittel zur Gewichtskontrolle ein.

DER FAKTOR SPORT

Eine weitere entscheidende Rolle für die Gewichtskontrolle spielt der Faktor Sport; körperliche Aktivität hilft Ihnen, eine negative Kalorienbilanz zu erzielen.

Durch sportliche Bestätigung bildet sich magere Muskelmasse. Je mehr Muskeln Sie haben, desto schneller arbeitet Ihr Stoffwechsel und umso effizienter verbrennt Ihr Körper die gespeicherte Energie. Neben der Tatsache, dass durch sportliche Aktivitäten Fett verbrannt und der Stoffwechsel angekurbelt wird, hilft körperliche Betätigung auch, die Energie zu steigern, das Immunsystem zu verbessern und Stress zu reduzieren – und all das kann für die Kontrolle und Erhaltung des Gewichts nur von Vorteil sein.

Ich bin kein Trainer, aber ich glaube, es ist wichtig ist, dass der Trainingsplan sowohl Herz-Kreislauf- als auch Krafttraining enthält, wenn Sie schlank bleiben wollen. Herz-Kreislauf-Training ist ein echter Fatburner. Wählen Sie also eine

Aktivität, die Ihnen Spaß macht, oder führen Sie verschiedene Aktivitäten im Wechsel durch. Wenn Sie Gewicht abbauen wollen, sollten Sie ungefähr viermal pro Woche trainieren. Forschungen zufolge können viele Menschen ihr Gewicht erfolgreich halten, wenn sie an jedem Tag der Woche eine Strecke von durchschnittlich 6,5 Kilometern zu Fuß zurücklegen. Andere führen zur Gewichtskontrolle anstrengendere Sportaktivitäten durch wie Joggen, Laufen oder Aerobic. Möchten Sie noch mehr Fett ab- und Muskeln aufbauen, machen Sie zusätzlich ein Krafttraining und nutzen Sie dafür Gewichte, Fitnessbänder oder auch den eigenen Körper.

Eine weitere Möglichkeit, die Stoffwechselrate zu erhöhen, besteht darin, den Tagesverlauf so aktiv wie möglich zu gestalten. Parken Sie einige Blocks vom Arbeitsplatz entfernt und nehmen Sie die Stufen statt den Aufzug oder die Rolltreppe. Falls Sie den ganzen Tag über in einem Büro sitzen, dann unterbrechen Sie Ihren Tagesablauf dadurch, dass Sie einmal eine Weile stehen. Wenn es Ihnen gelingt, täglich durch einfache Aktivitäten Energie zu verbrauchen, schlägt Ihre Energiebilanzwaage aus in Richtung Fettverbrennung.

Ein letzter Vorschlag zum Thema Sport: Timen Sie einen Minuskalorien-Smoothie so, dass er in eine Trainingsphase fällt. Wenn Sie einen meiner Smoothies etwa 30 bis 60 Minuten nach dem Training zu sich nehmen (das gilt insbesondere für Krafttraining), trägt dies dazu bei, das Muskelwachstum zu maximieren und verbrauchte Energievorräte wieder aufzufüllen.

Und das funktioniert so: Der Smoothie enthält Eiweiß und Kohlenhydrate, die beide für sie typische Aufgaben zu erfüllen haben. Eiweiß liefert Aminosäuren, insbesondere die Bausteine, die für den Muskelaufbau benötigt werden. Durch sportliche Tätigkeiten werden die Muskelfasern leicht geschädigt, das Muskelwachstum fängt aber erst nach dem Work-out an. An dieser Stelle kommt Protein ins Spiel. Wenn Sie Ihrem Körper kurz nach dem Training Eiweiß zuführen, wandern Aminosäuren in den Muskel und bereiten ihn nach einer harten Runde im Fitnessstudio darauf vor, mit der Reparatur- und Aufbauarbeit zu beginnen.

Die Kohlenhydrate hingegen stocken die Muskelglykogenvorräte wieder auf (gespeicherte Kohlenhydrate, die für Energie sorgen). Dieser Prozess wird durch Eiweiß unterstützt. Wie Sie sehen, arbeiten beide Nährstoffe bei der Erholung und dem Aufbau von Muskeln zusammen.

SO FÜHREN SIE EIN KÖSTLICHES, GESUNDES LEBEN

So lange zu leben wie möglich, bedeutet für mich, so gut zu leben wie möglich, weit bis ins hohe Alter hinein über einen lebendigen Geist und einen gesunden Körper zu verfügen. Ich weiß, dass meine Chancen dafür größer sind, wenn ich mich gesund ernähre, mir ein gesundes Gewicht bewahre und regelmäßig Sport treibe. Forscher berichten beinahe im Wochenturnus von den langfristig positiven Auswirkungen eines gesunden Lebensstils. Hier nur einige Gründe, warum es sich lohnt, gesünder zu essen:

Senkung des Krebsrisikos

Die American Cancer Society (ACS) veröffentlichte kürzlich einen Beitrag mit dem Titel „Body Weight and Cancer Risk", in dem sie die verschiedenen Arten von Krebs aufzählt, die mit Übergewicht und Fettleibigkeit in Verbindung gebracht werden. Hierzu gehören:

- Brustkrebs (vor allem bei Frauen in der Postmenophase)
- Gebärmutterhalskrebs
- Dickdarm- und Mastdarmkrebs
- Gebärmutterschleimhautkrebs (Endometriumkarzinom)
- Speiseröhrenkrebs
- Gallenblasenkrebs
- Nierenkrebs
- Leberkrebs
- Multiples Myelom

- Non-Hodgkin-Lymphom
- Eierstockkrebs
- Bauchspeicheldrüsenkrebs
- Prostatakrebs (aggressive Formen)

Der ACS zufolge erhöht Übergewicht das Krebsrisiko gleich in mehrfacher Hinsicht, indem es das Immunsystem schwächt und zu mehr Entzündungen im Körper führt; es kann den Hormonhaushalt (zum Beispiel von Insulin und Östrogen) stören und zu einer Fehlregulation im Zellzyklus führen; außerdem wirkt es sich auf bestimmte Proteine aus, die Einfluss darauf nehmen, wie der Körper manche Hormone nutzt.

Die Forschungen zum Thema, wie sich ein Gewichtsverlust auf das Krebsrisiko auswirken kann, sind noch nicht beendet, aber bereits jetzt häufen sich die Hinweise darauf, dass für viele Krebsarten das Risiko durch eine Gewichtsreduktion reduziert wird. Abnehmen, indem Sie nährstoffreiches Essen zu sich nehmen, kann also präventiv sein. Wer wollte nicht sein Krebsrisiko senken, indem er einfach nur gesunde Vollwertnahrung isst? Die meisten brauchen da nicht lange zu überlegen.

Verbesserung der Herzgesundheit

Ich weiß aus eigener Erfahrung, wie sich ein Gewichtsverlust auf die Herzgesundheit auswirkt. Vor circa zehn Jahren sah sich mein Arzt meinen Blutdruck und den Cholesterinwert an und fragte mich, ob ich mir in nächster Zeit eine Parzelle auf dem Friedhof kaufen wolle. Ich war schockiert. Damals arbeitete ich als Restaurantchef, ich aß und testete den ganzen Tag großartiges, aber auch dick machendes Essen, und dabei legte ich ein Pfund nach dem anderen zu, vor allem um die Körpermitte herum. Ich hatte also diesen wirklich dicken Bauch. Das war angsteinflößend, denn ich wusste, dass Übergewicht, das sich besonders um die Körpermitte herum zeigt, für die Gesundheit am gefährlichsten ist. Unnötig zu erwähnen, dass ich meine Ernährung änderte und anfing, Sport zu treiben. Ich nahm sogar an einigen Marathonläufen teil. Das Gewicht ging herunter, und die Werte für Blutdruck und Cholesterin ebenfalls.

Wenn Sie an Gewicht verlieren – selbst wenn es nur 5 bis 10 Prozent sind – wirkt sich das in mehrfacher Hinsicht günstig aufs Herz aus. Zunächst einmal reduziert eine Gewichtsreduktion die Belastung des Herzens, sodass weniger Druck auf die Blutgefäße ausgeübt wird. Wenn bei Ihnen die Pfunde purzeln, purzelt auch der Blutdruck zurück in einen gesunden Bereich.

Dann ist da noch das Thema der Blutfette: Triglyceride, LDL-Cholesterin (der „lausige" Typ) und HDL (der „herzensgute" Typ). Ein Gewichtsverlust kann die Triglyceride sowie das LDL senken und das HDL erhöhen. Wenn all dies gleichzeitig passiert, dann verfügen Sie über mehr gutes als schlechtes Cholesterin oder im Blut herumschwirrendes Fett. Damit sinkt auch die Wahrscheinlichkeit, dass sich im Körper Ablagerungen bilden, die die Herzkranzgefäße verstopfen.

Auch die Bildung von anormalen Blutgerinnseln, die bei einer Verlangsamung des Blutflusses unter Umständen im Körper entstehen, kann durch eine Gewichtsreduktion verhindert werden. Blutgerinnsel sind eine tödliche Gefahr, da sie zum Herzen, zu den Lungen oder ins Gehirn wandern und einen Herzinfarkt oder Schlaganfall auslösen können. Wenn Sie über ein gesundes Gewicht und einen normalen Blutdruck verfügen, reduzieren Sie damit Ihr Risiko für ein Blutgerinnsel.

Als ich damals vor all den Jahren anfing, mich in Form zu bringen, war das erste Positive, was ich bemerkte, die Tatsache, dass mein Bauchfett schmolz. In einer Studie aus dem Jahr 2013 im *Internal Medicine News* wird berichtet, dass es nicht Fettleibigkeit an sich ist, die das Herz-Kreislauf-Risiko erhöht; vielmehr kommt es darauf an, wo das überschüssige Fett gespeichert ist. Und der schlechteste Speicher überhaupt ist inneres Bauchfett („viszerales Fettgewebe"), das sich tief im Innern der Bauchhöhle befindet – genau die Art, die ich hatte. In der Studie wurde festgestellt, dass für Menschen, die sehr viel Bauchfett hatten und jünger als 40 Jahre waren (ich!), ein größeres Risiko für eine Herz-Kreislauf-Erkrankung bestand als für welche über 40. Das sagt mir, dass Bauchfett für jüngere Menschen besonders gefährlich ist. Die Lektion daraus: Je früher Sie den Bierbauch beziehungsweise Rettungsring verlieren, umso besser!

Bleiben Sie gescheit

Sammeln sich um die Taille herum Pfunde an, ist damit auch Ärger fürs Gehirn verbunden. Übergewicht oder Fettleibigkeit können die geistigen Fähigkeiten beeinträchtigen, vor allem dann, wenn man älter wird. Die gute Nachricht dabei ist, dass es Hinweise gibt, die darauf hindeuten, dass sich einige dieser negativen Effekte durch eine Reduktion des Gewichts rückgängig machen lassen.

In einer Studie, die 2012 im *Journal of the American College of Nutrition* veröffentlicht wurde, bewerteten Forscher 50 fettleibige Männer und Frauen vor und nach einer Diät in einer Abnehmklinik. Die Wissenschaftler führten Tests zur Messung der kognitiven Funktion durch und stellten fest, dass die Diäthalter, nachdem sie acht bis zwölf Prozent ihres Körpergewichts verloren hatten, anschließend in den kognitiven Tests deutlich besser abschnitten. Die Forscher kamen zu dem Schluss, dass „ein Gewichtsverlust von signifikanter Bedeutung für die vom öffentlichen Gesundheitswesen verfolgten Strategien zur Vorbeugung von Demenz sein kann."

Warum ist Fettleibigkeit schädlich fürs Gehirn? Den Forschern zufolge ist ein Grund dafür die Tatsache, dass Fettleibigkeit Entzündungen verursacht, die sich mit einer Verschlechterung der Blutgefäße im Gehirn in Verbindung bringen lassen.

Bestimmte Nahrungsmittel mit Minuskalorien helfen Ihnen also nicht nur beim Abnehmen, sondern können auch Ihr Gehirn schützen. Zu diesen Nahrungsmitteln zählen unter anderem Kreuzblütler und grünes Blattgemüse oder auch Obstsorten wie Beeren und Orangen. All diese Nahrungsmittel sind reich an Antioxidantien, die im Körper nachweislich zu einer Verringerung von Entzündungen führen. Zu den weiteren Nahrungsmitteln, die das Gehirn schützen, gehören Fisch mit seinen Omega-3-Fettsäuren sowie Nüsse, die gleichzeitig eine großartige Vitamin-E-Quelle sind (ein weiteres Antioxidans).

Sorgen Sie für gute Laune

Die Forscher sind sich nicht sicher, ob Fettleibigkeit Depressionen verursacht oder Depressionen Fettleibigkeit. Allerdings legt eine in *Diabetes Care* veröffentlichte Studie aus dem Jahr 2014 nahe, dass eine Gewichtsreduktion die Stimmung aufhellen kann.

Die Wissenschaftler untersuchten, ob ein Gewichtsverlust sowohl kurz- als auch langfristige Auswirkungen auf eine Depression zeigte. Sie schätzten den Depressionsgrad von Teilnehmern, die fettleibig und gleichzeitig diabetisch waren, vor der Studie ein, danach einmal jährlich in den acht Folgejahren sowie am Ende der Studie. Zu Beginn wurden die Teilnehmer auf eine Diät gesetzt, bei der sie täglich nur 1.200 bis 1.800 Kalorien zu sich nehmen durften, damit sie im Laufe des ersten Jahres sieben Prozent oder mehr an Körpergewicht verloren.

Am Ende des Jahres wurde festgestellt, dass die Diät und der damit verbundene Gewichtsverlust eine leichte bis mittelschwere Depression signifikant verbessert hatte. In den acht Folgejahren zeigte sich, dass die Gewichtsreduktion auch eine Depression verhindern und das Risiko einer schwereren Depression bei Menschen senken konnte, die bereits die Symptome einer leichten Depression zeigten.

Nach Meinung vieler Ernährungswissenschaftler und Ärzte kann das, was der Mensch isst, die Stimmung beeinflussen. Es gibt zum Beispiel Nahrungsmittel, die die Ausschüttung von Serotonin ankurbeln – der „Wohlfühlsubstanz" im Gehirn. Kiwis, Bananen, Pflaumen, Ananas, Kirschen, Tomaten und Walnüsse können alle zu einem Anstieg der Serotoninproduktion beitragen.

Auch eine tryptophanhaltigere Ernährung kann die Stimmung verbessern, da sich dadurch ebenfalls die Ausschüttung von Serotonin im Gehirn erhöht. Zu den tryptophanhaltigen Nahrungsmitteln zählen Geflügel, Fisch, Hüttenkäse, Nüsse, Eier und Hülsenfrüchte.

Und dann sollten Sie auch noch große Mengen an Nahrungsmitteln zu sich nehmen, die viel Vitamin B_6 enthalten. Dieses Vitamin spielt eine entscheidende Rolle für die Bildung der Hirnchemikalien Dopamin und Serotonin. Zu den Nahrungsmitteln, die dieses Vitamin in großer Menge enthalten, zählen brauner Reis, Hähnchenfleisch, Eier, grünes Blattgemüse, Hülsenfrüchte, Nüsse und Erbsen.

Es ist offensichtlich, dass Übergewicht zu einer höheren Anfälligkeit für lebensverkürzende Krankheiten führen kann, zu kognitiven Beeinträchtigungen, Stimmungsproblemen und anderen Störungen. Doch ich möchte mich nicht zu arg auf die Risiken einschießen. Ich möchte lieber darauf eingehen, wie sehr ein dauerhaft gesundes Gewicht und der Konsum von Vollwertnahrung dazu beitragen können, Herz, Gehirn und andere Organe gesund zu halten und Ihnen ein langes, glückliches Leben zu schenken.

Für mich persönlich gilt, dass sich mein Leben durch meine Arbeit in einem Business, das sich mit gesundem Essen und einem gesunden Lebensstil beschäftigt, wirklich verändert hat; ich bin gesünder als je zuvor, und ich lerne jeden Tag etwas Neues über Ernährung und die Möglichkeit, die mit Vollwertkost einhergehende Wirkung zu nutzen, um besser zu leben. Es ist auch unglaublich bereichernd für mich, bei meinen Kunden, die verarbeiteten Lebensmitteln den Rücken gekehrt und sich einer Vollwerternährung mit frischen Bioprodukten zugewandt haben, die damit verbundenen positiven Veränderungen wahrzunehmen. Sie sind der lebende und sprechende Beweis dafür, dass auch Sie Ihr Leben ändern können, wenn Sie sich die Mühe machen, auf Ihren Körper zu achten.

Dabei geht es vor allem darum, mit köstlichem Essen einen gesunden Lebensstil zu führen – kluge Ernährungsentscheidungen zu treffen, die qualitativ besten Nahrungsmittel zu kaufen, die Sie finden und sich leisten können, und – wann immer möglich – viel Sport zu treiben. Wenn Sie auf diese Weise leben, ist das für Sie Inspiration genug, auf Kurs zu bleiben, und dann verfügen Sie über die notwendige Energie und Vitalität, all das, was Sie lieben und wovon Sie träumen, wirklich umzusetzen.

Ich hoffe, dass die Minuskalorien-Diät für Sie und Ihre Familie zu einer positiven Veränderung Ihres Lebensstils führt. Mein größter Wunsch wäre, dass Sie die Informationen aus diesem Buch nutzen können, um so gesund und glücklich zu werden wie irgend möglich – sodass Sie Ihr gesundes, köstliches Leben noch mehr lieben, als Sie dies je für denkbar gehalten hätten.

Alles Gute für Sie,
Rocco DiSpirito

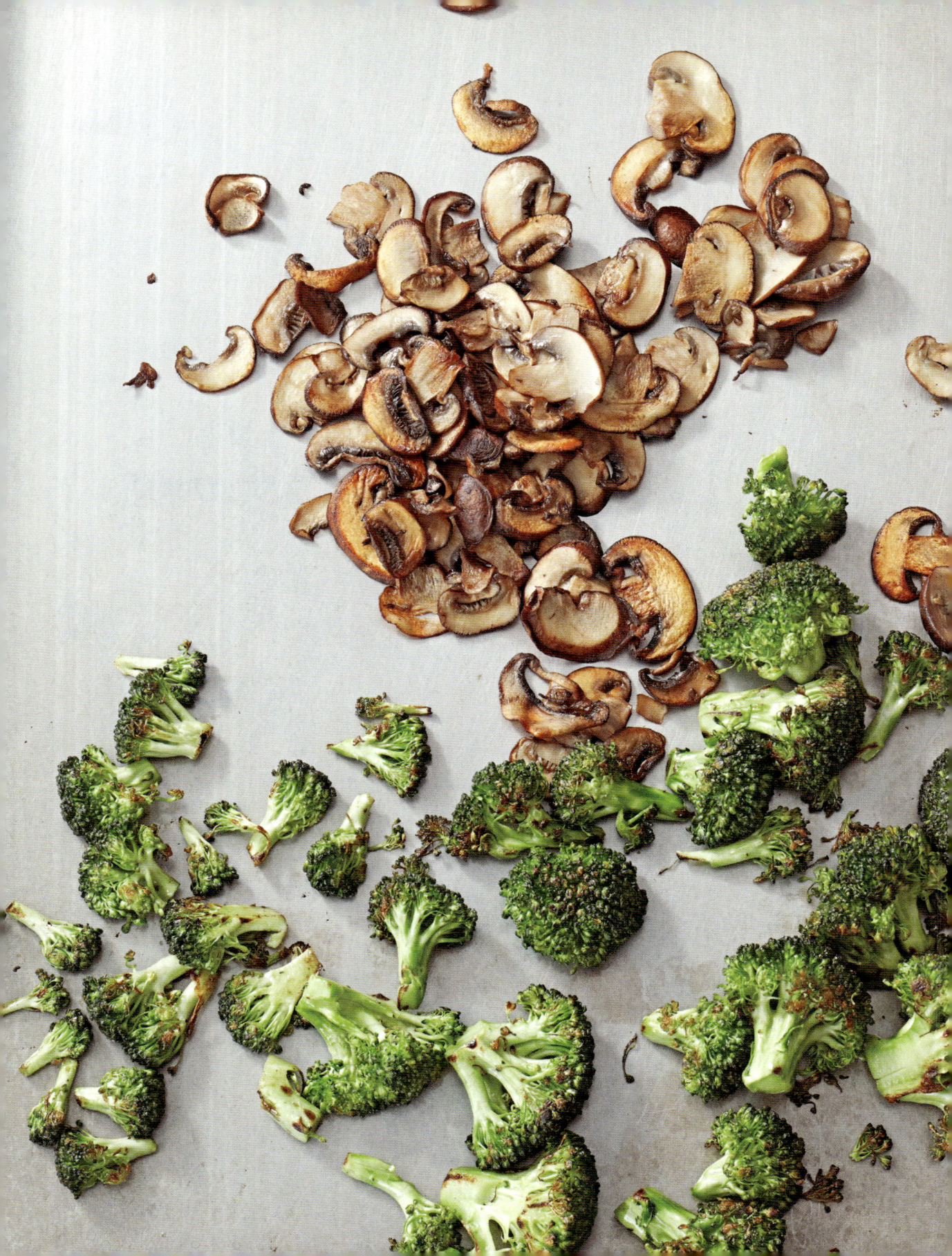

REGISTER*

A

Abendessen, 50, 238
    Gewichtserhaltung, 259, 260–61
    Restaurant, 247
    vegetarisch, 237–39
    20-tägiger Essensplan, 52–59,
      60–61
    Siehe auch Hauptgerichte
Akazienfaser, 69
Alkohol, 7, 8, 35, 36, 37, 259
Allergie, 18, 35–36
Alphalinolensäure (ALA), 236
Aminosäuren, 8, 16, 23, 159, 208,
    232, 234, 235, 262
Anfangstermin festlegen, 47
Antibiotika in Nahrungsmitteln,
    9, 21, 26–27
Antihaftpfannen, 61
Apfel, 12
    als Nahrungsmittel mit
      Minuskalorien, 12
    Apfel-Cranberry-Mandel-Riegel,
      210, *211*
    Apfel-Limette-Protein-Smoothie
      mit Koriander, 72, 73
    Apfel-Zimt-Frühstück „Risotto"
      mit Haferkleien und Mandeln,
      100, *101*
    Blumenkohl und Äpfel mit
      Mandelbuttersoße nach
      Thai-Art, 202, *203*
    Erdnuss-Apfel-Scheiben,
      206, *207*
    Flankensteaksalat mit
      Meerrettich und Apfel, 128, *129*
    Großer Raspelsalat mit
      Chiasamen-Dressing, 144, *145*

    Krabbensalat mit Apfel, Sellerie
      und grünem Blattgemüse,
      122, *123*
    Roccos rohes Apfelmus, 212, *213*
    Würziger Apfelkuchen-
      Smoothie, 92, *93*
    Zitronen-Ingwer-Smoothie,
      80, *81*
Apfel-Cranberry-Mandel-Riegel,
    210, *211*
Apfel-Limette-Protein-Smoothie
    mit Koriander, 72, 73
Apfel-Zimt-Frühstück „Risotto"
    mit Haferkleien und Mandeln,
    100, *101*
Arthritis, 30
Asiatische Curry-Muschel-Suppe,
    136, *137*
Asiatisches Essen, 248–49
Aubergine, 18, 20
    Auberginen-Mandel-Dip
      mit Sellerie, 204, *205*
    Auberginenrollen, 164, *165*, 166
    Asiatische Curry-Muschel-
      Suppe, 136, *137*
    Flunder „à la plancha" mit
      katalanischer Auberginen-
      Würzsoße , 170–71, *171*
Auberginen-Mandel-Dip mit
    Sellerie, 204, *205*
Auberginenrollen, 164, *165*, 166
Aufbau der Diät, 62
Auswärts essen,
    siehe Restaurants
Avocado, 30, 62, 258–59, 260
    Avocado-Toast mit Spinat und
      Tomaten, 110, *111*

B

Baharat-Gewürzmischung, 172
Bakterien, Magen-Darm-Trakt, 15
Ballaststoffe, 4, 7, 12–18, 33–34, 36,
    47, 61, 231–35, 241, 249,
    259–60
    Akazienfaser, 69
    unlöslich, 15
    in der vegetarischen Diät,
      231–39
Barbecue-Restaurants, 249
Basilikum
    Erdbeer-Spinat-Salat mit Mandeln
      und Basilikum, 140, *141*
    Heidelbeer-Basilikum-Smoothie,
      94, *95*
    „Pappardelle" aus Hähnchen-
      fleisch mit Winter-Pesto,
      177–78, *179*
    Spinat-Pesto-Pasta mit Tomaten,
      191–92, *193–95*
    Zitrussalat-Frühstück mit Gurken
      und Basilikum, 104, *105*
Bauchfett, 12, 20, 36, 263 264
BCAA, 232, 234
Beeren, 12–13
    als Lebensmittel mit
      Minuskalorien, 12–13
    Blitzschneller Mandelkuchen
      mit gemischten Beeren,
      222, *223*
    Breakfast Bowl mit Quinoa und
      Beeren, 114, *115*
    Zitrus-Beeren-Mix-Smoothie,
      96, *97*
    Zitrus-Beeren-Schüssel mit
      Schlagcreme, 226, *227*

* Kursiv gedruckte Seitenzahlen beziehen sich auf Abbildungen

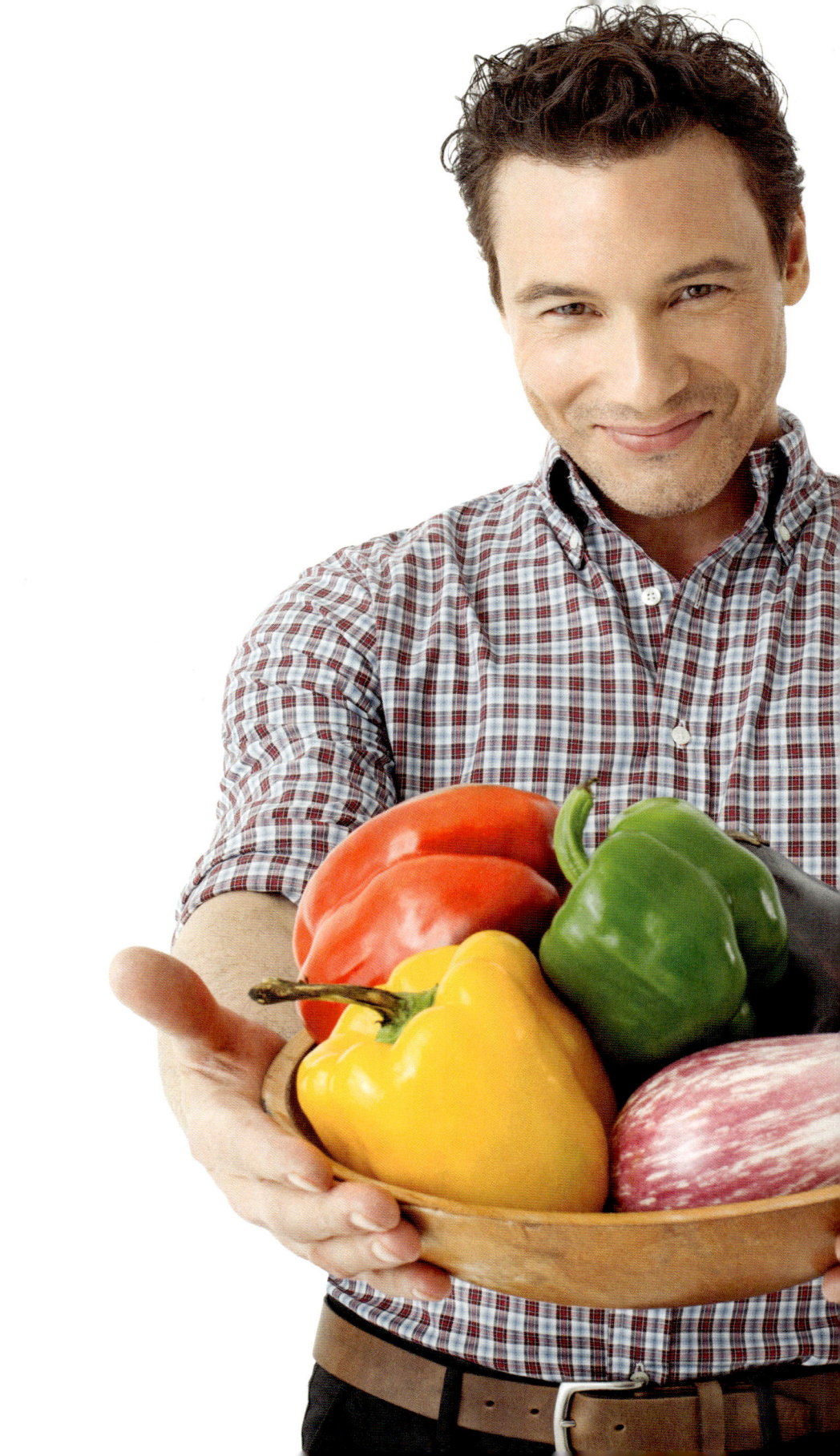

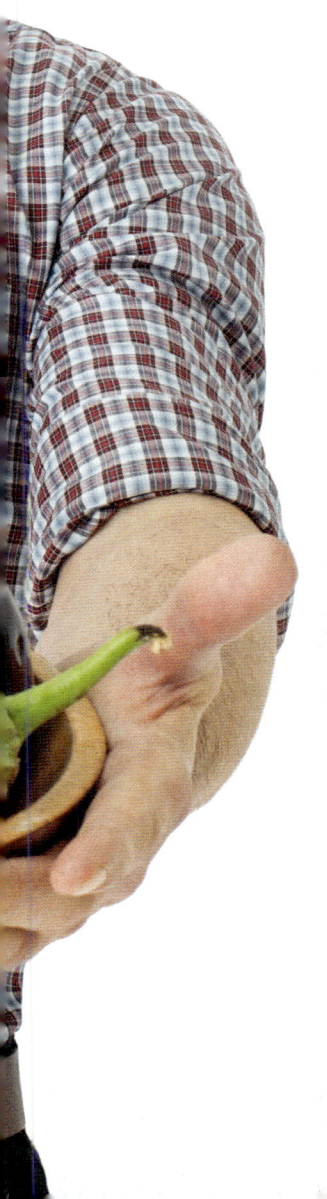

ÜBER DEN AUTOR

Starkoch Rocco DiSpirito wurde mit dem James Beard Award für herausragende Köche ausgezeichnet und ist Autor von elf hochgelobten Büchern sowie drei *New York Times*-Bestsellern, zu denen auch *The Pound a Day Diet* gehört. Rocco war Stargast verschiedener Fernsehshows und ist von den Print- und Onlinemedien bereits vielfach als Experte für Ernährungs- und Diätfragen gepriesen worden. Er ist der Begründer des Bringservices *The Pound a Day Diet*, der täglich frisches Essen liefert; als überzeugter Gesundheitsaktivist kocht er persönlich für Hunderte von Kunden und coacht sie auf ihrem Weg zu größerem Wohlbefinden. Er lebt in New York City.

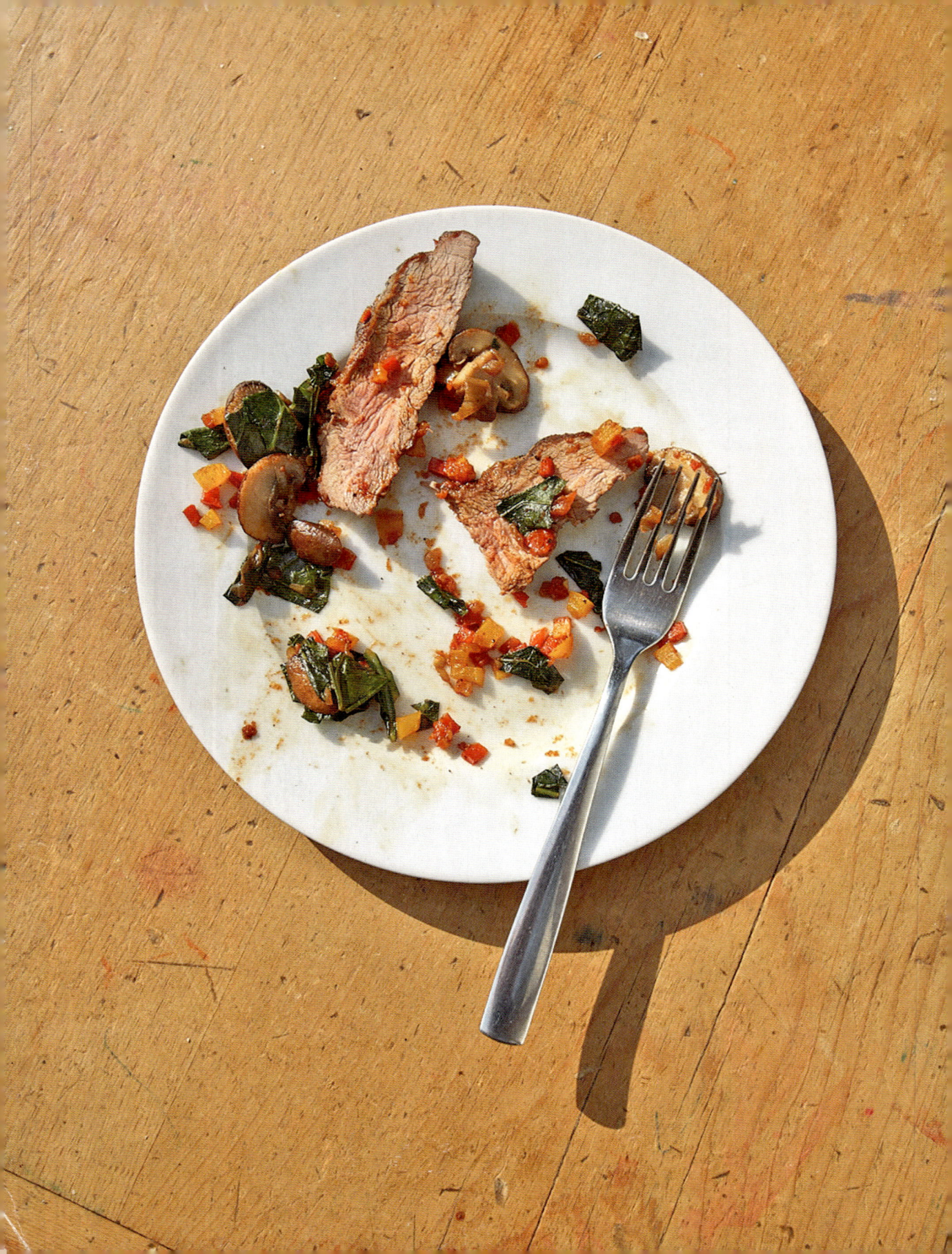